基层卫生人员成人大专学历教育全科思维创新型规划教材

供临床医学专业用

眼耳鼻喉口腔科学

主　编　马国武

军事医学科学出版社

·北　京·

图书在版编目(CIP)数据

眼耳鼻喉口腔科学/马国武主编.
-北京:军事医学科学出版社,2012.10
ISBN 978-7-5163-0065-7

Ⅰ.①眼… Ⅱ.①马… Ⅲ.①眼科学-教材
②耳鼻咽喉科学-教材 ③口腔科学-教材
Ⅳ.①R77 ②R76 ③R78

中国版本图书馆CIP数据核字(2012)第235287号

策划编辑:盛 立 张 淙 责任编辑:张 淙
出 版 人:孙 宇
出 版:军事医学科学出版社
地 址:北京市海淀区太平路27号
邮 编:100850
联系电话:发行部:(010)66931049
编辑部:(010)66931127,66931039,66931038
传 真:(010)63801284
网 址:http://www.mmsp.cn
印 装:中煤涿州制图印刷厂北京分厂
发 行:新华书店

开 本:787mm×1092mm 1/16
印 张:20
字 数:491千字
版 次:2012年11月第1版
印 次:2012年11月第1次
定 价:40.00元

《眼耳鼻喉口腔科学》编委会

主　　编　马国武

副 主 编　马　翔　于文贞　牛卫东
　　　　　付　敏　赵　萍　柳忠豪

编　　者　马　翔(大连医科大学附属第一医院眼科)
　　　　　田　蓓(首都医科大学附属北京同仁医院同仁眼科中心)
　　　　　于文贞(北京大学人民医院人民眼科中心)
　　　　　卢建民(大连医科大学附属第一医院眼科)
　　　　　秦秀虹(大连医科大学附属第一医院眼科)
　　　　　方石峰(大连医科大学附属第一医院眼科)
　　　　　张延凤(大连医科大学附属第一医院眼科)
　　　　　赵　萍(大连医科大学附属第二医院耳鼻咽喉科)
　　　　　付　敏(大连医科大学附属第二医院耳鼻咽喉科)
　　　　　邬　旭(大连医科大学附属第二医院耳鼻咽喉科)
　　　　　岳玉秋(大连医科大学附属第二医院耳鼻咽喉科)
　　　　　甘晓玲(抚顺市中心医院耳鼻咽喉科)
　　　　　侯玉凡(大连大学附属中山医院耳鼻咽喉科)
　　　　　周轶群(赤峰市人民医院耳鼻咽喉科)
　　　　　曾宪海(深圳市龙岗中心医院耳鼻咽喉科)
　　　　　马国武(大连医科大学口腔医学院)
　　　　　牛卫东(大连医科大学口腔医学院)
　　　　　柳忠豪(烟台市口腔医院)
　　　　　李武伟(大连医科大学口腔医学院)
　　　　　刘慧颖(大连医科大学口腔医学院)
　　　　　尹　伟(大连医科大学口腔医学院)
　　　　　史　春(大连医科大学口腔医学院)
　　　　　王丽娜(大连医科大学口腔医学院)

编写秘书　刘慧颖

前　言

本书是全科思维创新型规划教材之一，是华医网与军事医学科学出版社整合医学教育专家资源，以全科思维与任务引领为核心理念，在汲取国外优秀医学教材出版经验的基础上，策划出版的一本很有创意的教材。

“全科思维”是华医网提出的医学教育新理念，包括了以全科医生职业需求为目标，在教学中实现基础理论知识与临床实践相结合，以常见病多发病为教学重点，拓展学生关联思维和逻辑分析能力等要求，着重突出“实用为本，够用为度”的特点。所以，本书根据这一要求，打破了传统教材的编写规律，在理念、方式及模式等方面都进行了全新的尝试。本书首先提出目标与任务，明确学习的目的；在书的每一章节，都尽量选用临床典型案例，通过案例的描述和分析，增加学生对理论知识的理解；同时通过知识链接和课堂互动调动学生的自学兴趣，提高教学效果；更有达标与评价环节，检验学生的学习成效。

本书在编委组成上打破了传统教材的选择方式，编委不仅有来自大专院校和知名专科医院的知名专家，也有来自基层医院临床经验丰富的医生，几乎所有专家都有深入基层开展教育的经验。其中眼科部分由马翔与于文贞两位教授主要负责，耳鼻喉部分由付敏与赵萍两位教授主要负责，口腔部分由马国武、牛卫东及柳忠豪三位教授主要负责，共有来自11个单位24位不同层次的作者参加编写工作。

本书的出版凝聚了专家多年的教学经验和医学教育改革的新成果，是一次勇敢的创新和大胆的尝试。由于是初次尝试这种风格的教材编写，经验不足，书中不妥之处恳请同行和读者批评指正，以便再版修正。

眼耳鼻喉口腔科学编写组

2012年9月

目　录

第一篇　眼科学

第二篇　耳科学

第三篇　鼻科学

第四篇　咽科学

第五篇　喉科学

第六篇　气管、食管科学

第七篇　口腔内科学

第八篇 口腔颌面外科学

第一篇

眼科学

第一章 眼的应用解剖与生理

目标与任务

目标

1. 掌握:眼球和眼附属器的解剖结构与生理功能。

2. 熟悉和了解:眼球内容物、视路的解剖结构与生理,瞳孔反射的神经传导通路,眼的神经支配,眼球的血液循环和神经分布。

任务

1. 在教师指导下,同学之间进行外眼结构的基本检查。

2. 阅读眼球断面图,掌握眼球及附属器的基本解剖结构。

第一节 眼 球

眼球为视觉器官,由眼球、视路、眼附属器三部分组成。眼球和视路完成视觉功能,眼附属器使眼球运动,对眼球起保护作用。眼球近似球形,由眼球壁和眼球内容物组成。眼球位于眼眶内,前有眼睑,后与视神经相连,周围有眶脂肪垫衬(图 1-1-1)。眼球向前平视时突出于外眶缘 12.0~14.0 mm,双眼相差通常不超过 2.0 mm。成年人眼球前后径平均为 24.0 mm,水平径平均为 23.5 mm,垂直径平均为 23.0 mm。

一、眼球壁

眼球壁分为外、中、内三层。

(一)外层

质地坚韧,主要由纤维结缔组织构成,起保护眼球内组织、维护眼球形状的作用。前 1/6 为透明的角膜,后 5/6 为瓷白色的巩膜,两者移行区为角巩膜缘。

1. 角膜 为眼球前 1/6 的透明部分,横径 11.5~12.0 mm,垂直径 10.5~11 mm。角膜中央区厚度为 0.5~0.55 mm,周边部厚度约为 1.0 mm。前曲率半径 7.8 mm,后曲率半径 6.8 mm。组织学上角膜由外向内分为五层(图 1-1-2):角膜上皮细胞层、前弹力层、基质层、后弹力层、内皮细胞层。①上皮细胞层:与球结膜上皮相延续,由 5~6 层鳞状上皮细胞组成。对细菌抵抗力强,损伤后再生较快,不遗留瘢痕。②前弹力层:为一层透明膜,损伤后不能再生,而留下薄翳。③基质层:由与角膜表面平行行的胶原纤维束组成,占角膜厚度的 90%,抵抗张力较强,损伤后不可再生。④后弹力层:为坚韧的透明薄膜,抵抗张力较强,损伤后可再生。⑤内皮细胞层:由六角形扁平细胞构成,与虹膜表面内皮相连,具有角膜-房水屏障功能,受损后不可再生,依靠邻近细胞扩展和移行覆盖缺损区。

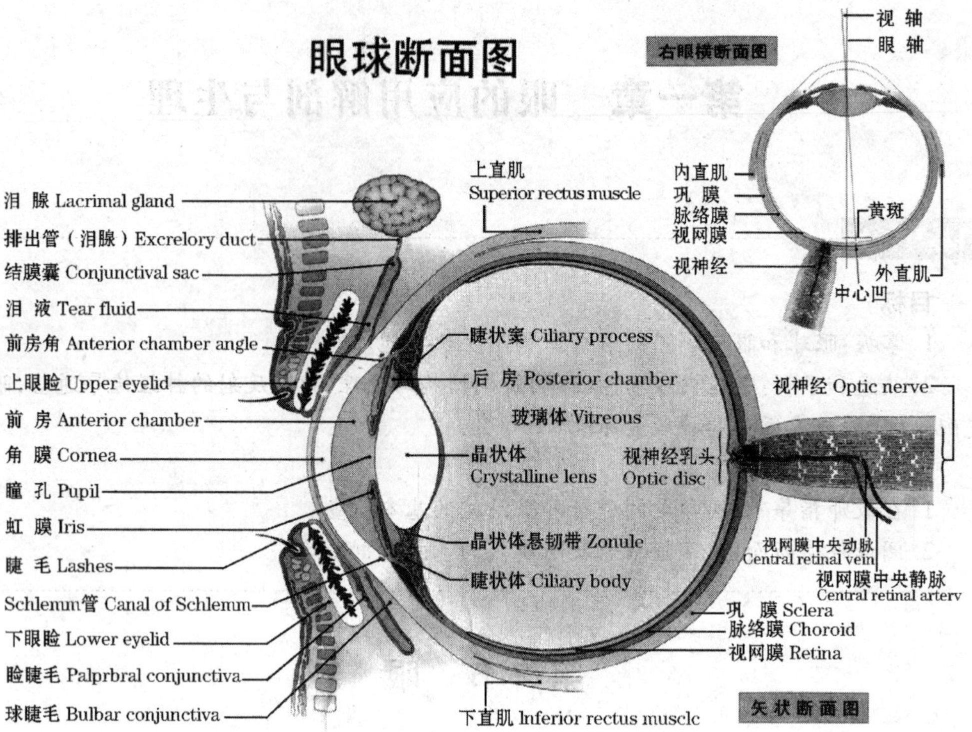

图 1-1-1 眼球解剖示意图

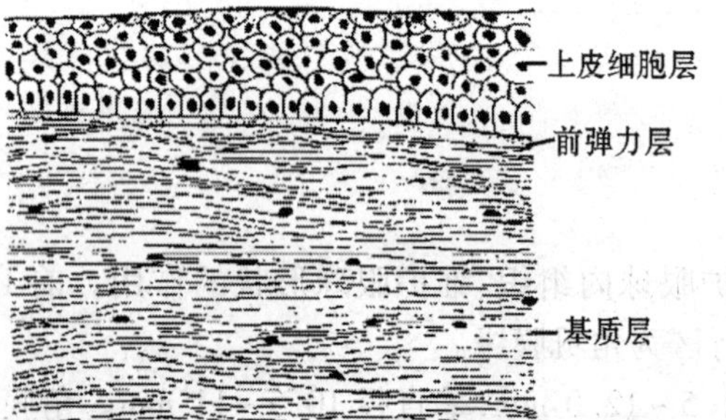

图 1-1-2 角膜组织学

角膜是眼球屈光间质的重要组成部分，本身无血管，营养主要来自角膜缘的血管网和房水，因其有丰富的神经末梢，故感觉十分敏锐。

2. 巩膜　由瓷白色坚韧而致密的纤维组织构成，分为表层巩膜、巩膜实质层、棕黑板层。巩膜前接角膜，后联至视盘部。视盘部的巩膜分内、外两层，外 2/3 移行于视神经鞘膜，内 1/3 为较薄的网状结构，称为筛板。巩膜的表面有四条直肌和两条斜肌附着。肌肉附着处的巩膜较薄，厚约 0.3 mm，视神经周围的巩膜厚约 1.0 mm。

巩膜的血液供应：直肌附着点以前由睫状前动脉供应，附着点以后由睫状后短动脉与睫状后长动脉分支供应。赤道后有 4～

6 条斜向穿行的涡静脉，是眼内静脉回流的主要途径。

3. 角巩膜缘　是角膜与巩膜的半透明移行区，宽 1.5～2.5 mm，此区有角巩膜缘后面与虹膜根部前面构成的隐窝，称为前房角。巩膜内沟内有小梁网和 Schlemm 管，角巩膜缘是内眼手术常用的切口部位（图 1-1-3）。

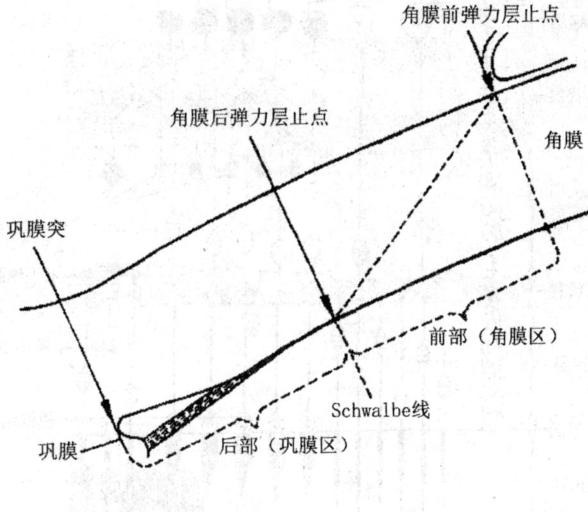

图 1-1-3　角膜缘界限

（二）中层

葡萄膜有丰富的血管和黑色素，故又称血管膜、色素膜。从前到后由虹膜、睫状体、脉络膜组成，具有营养、遮光、调节屈光的功能。

1. 虹膜　位于角膜之后，晶状体之前，中央有一个直径 2.5～4.0 mm 的圆孔称瞳孔，表面有辐射状的、凹凸不平的皱褶，称虹膜纹理和隐窝。角膜后面与晶状体前面之间有一空隙，虹膜将之分隔为前、后两腔，称为前房与后房，内充满房水。虹膜厚薄不均，周边与睫状体连接较薄处为虹膜根部，近瞳孔缘处的虹膜最厚。虹膜内有瞳孔括约肌和瞳孔开大肌，前者由副交感神经支配，司缩瞳；后者由交感神经支配，司散瞳；虹膜内含有丰富的三叉神经末梢，司感觉。虹膜的功能是调节进入眼内光线的多少，保证视野清晰。

2. 睫状体　宽 6.0～7.0 mm，呈带状环绕晶状体赤道部，矢状面呈三角形，前接虹膜，后续脉络膜。睫状体与晶状体赤道部间有晶状体悬韧带相连。睫状体前 1/3 称为睫状冠，约 2.0 mm 宽，内表面有 70～80 条纵行放射状突起，称睫状突。后 2/3 为睫状体扁平部，与脉络膜连续处称锯齿缘，位于角膜缘后约 8.5 mm 处。睫状体内含有丰富的血管和三叉神经末梢，实质内有纵形、放射状和环形平滑肌，称睫状肌，受副交感神经支配，调节晶状体的曲度，使物像清晰。睫状突的无色素上皮细胞产生房水，营养眼内组织，维持眼内压。

3. 脉络膜　前起锯齿缘，后止于视盘周围，位于视网膜与巩膜之间，是一层含有大量血管及色素细胞的薄膜，具有遮光的作用。脉络膜有丰富的血管，血容量占眼球血液总量的 65%。

（三）内层

内层为视网膜，是一层透明的薄膜，前起锯齿缘，向后止于视盘周围。视网膜自外而内有十层,分别为:①色素上皮层;②视锥、视杆细胞层;③外界膜;④外核层;⑤外丛状层;⑥内核层;⑦内丛状层;⑧神经节细胞层;⑨神经纤维层;⑩内界膜。外五层由脉络膜血管供应,内五层由视网膜血管供应(图 1-1-4)。

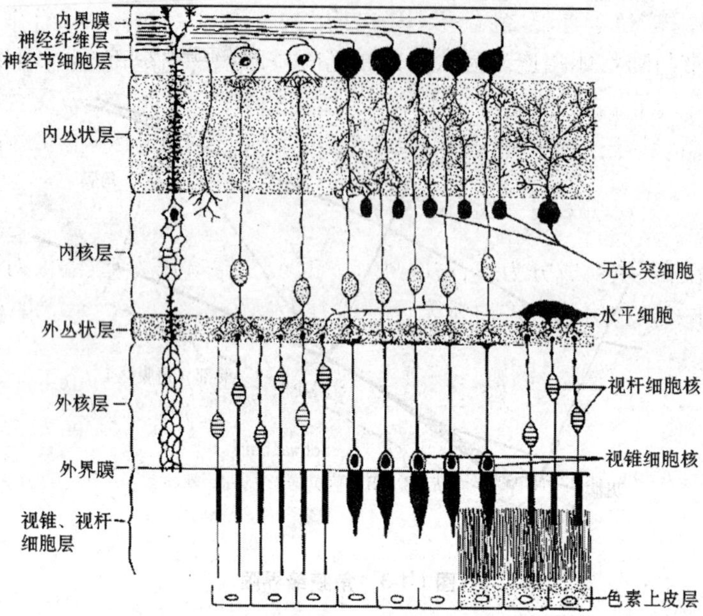

图 1-1-4　视网膜分层和细胞组成

知识链接

视盘与黄斑

视神经纤维汇集眼球后部穿出眼球,该处为边界清晰的圆形淡红色结构,称为视盘,视盘中央凹陷区称为生理凹陷(视杯)。视盘颞侧 3.0~4.0 mm 处为黄斑区,是视网膜上视觉最敏锐的部位,该区含有较多色素,无血管,中央有一小凹,称为黄斑中心凹,此处视网膜最薄,只有视锥细胞。视锥细胞感强光(明视觉)与色觉,视杆细胞感弱光(暗视觉)与无色视觉。视网膜内有三级神经元,视杆、视锥细胞受光刺激产生的神经冲动经双极细胞、神经节细胞,通过视路传至枕叶视中枢,形成视觉。视盘仅有神经纤维而没有视细胞,故视盘不感光,在视野中形成生理盲点。

二、眼球内容物

眼球内容物包括房水、晶状体、玻璃体,均为无血管、无神经的透明体,具有屈光作用。

(一)房水

由睫状突的无色素上皮细胞产生,充满前房和后房,水是主要成分,占 98.5%,还含有乳酸、葡萄糖、维生素C、谷胱甘肽、肌醇、尿素及微量蛋白质等。房水不断循环，保持眼内压的稳定，并将眼内代谢产物运输到眼外。房水具有屈光作用，还有营养角膜、晶状体和玻璃体的作用。

（二）晶状体

为双凸面透明体，位于虹膜之后，玻璃体之前。由晶状体囊和晶状体纤维组成，富有弹性，其周边部有悬韧带与睫状体相连。晶状体是屈光间质的重要组成部分，可折射进入眼内的光线，并完成眼的调节功能。随着年龄的不断增加，晶状体的皮质增厚，核变大、变硬，调节力下降而出现老视。晶状体还能滤去部分紫外线，对视网膜起保护作用。晶状体的营养主要来自房水。

（三）玻璃体

为透明的胶质体，主要成分为水，占眼球容积的4/5，除有屈光功能外，对眼内组织有支撑作用，营养来自脉络膜和房水。玻璃体无再生能力。

第二节　眼附属器

眼附属器是指保护、运动和支持眼球的组织结构。包括眼睑、结膜、泪器、眼外肌和眼眶。

一、眼睑

遮盖于眼球前方，由外至内分为五层：皮肤层、皮下组织层、肌层、睑板层、睑结膜层。

眼睑分为上睑和下睑，其游离缘称为睑缘。上、下睑缘间的裂隙称睑裂。正常平视时睑裂高度约8.0 mm，上睑遮盖角膜1.0～2.0 mm，上、下睑缘之内、外侧相连接处称为内眦和外眦。

内眦处有一小肉状隆起称泪阜。上、下睑缘的内1/6与外5/6交界处有上、下泪点与眼球紧贴，是泪道的入口。眼睑有保护眼球的功能。

二、结膜

按其所在部位分为睑结膜、球结膜和穹窿结膜三部分（图1-1-5）。结膜是半透明、光滑而富有血管的薄膜。睑结膜起于睑缘，覆盖于上、下眼睑的内面，与睑板紧密相连。球结膜覆盖于巩膜前表面，止于角巩膜缘，并疏松地与巩膜连接，易于推动。穹窿结膜较为疏松。内眦部泪阜外侧的结膜形成一皱襞呈垂直半月状，称结膜半月皱襞。球结膜、睑结膜和穹窿部结膜所围成的囊状腔隙称为结膜囊，通过睑裂与外界相通。

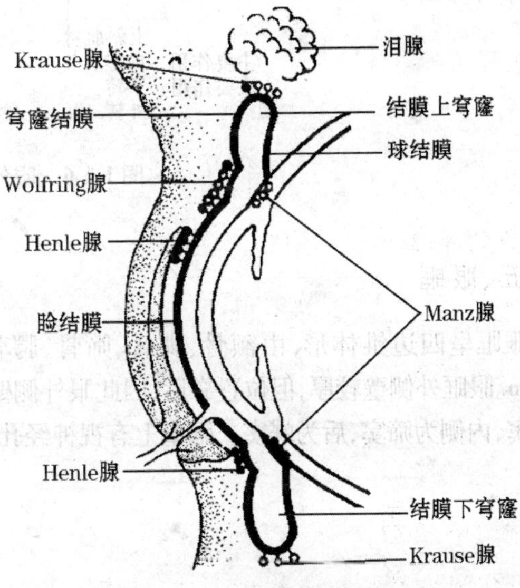

图1-1-5　结膜结构图

三、泪器

包括泪腺和泪道两部分。

(一)泪腺

位于眼眶外上方的泪腺窝内,分泌泪液。提上睑肌肌腱将其分成较大的眶部泪腺和较小的睑部泪腺。泪腺有10~12根排出管,开口于上穹窿外侧结膜。

(二)泪道

为泪液排泄通道,由泪点、泪小管、泪囊和鼻泪管构成。泪腺产生泪液后,在结膜囊内随瞬目运动分布于眼球的前表面,然后逐渐汇集于内眦部,经泪点和泪小管的虹吸作用进入泪道。

四、眼外肌

眼外肌包括四条直肌和两条斜肌。四条直肌为上直肌、下直肌、内直肌和外直肌,均起于眶尖部总腱环,止于巩膜表面。内、外,上、下四条直肌的作用分别使眼球内转、外转,上转和下转;上直肌还有内转与内旋作用,下直肌有内转与外旋的作用。

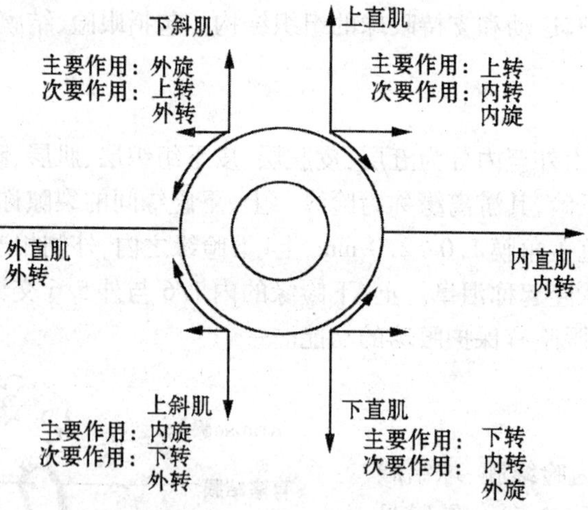

图1-1-6 眼外肌的作用

五、眼眶

眼眶呈四边锥体形,由额骨、蝶骨、筛骨、腭骨、肋骨、上颌骨和颧骨构成。成人眶深4.0~5.0 cm。眼眶外侧壁较厚,但位置靠后,因此眼外侧壁容易受损伤。眶周与鼻窦相邻,上为额窦,下为上颌窦,内侧为筛窦,后为蝶窦。眶壁上有视神经孔、眶上裂、眶下裂等,是神经与血管的通道。

第三节　眼球的血管与神经

一、血管

（一）动脉

眼动脉来自颈内动脉，经视神经孔进入眶内，途中发出分支供应眼球、眼外肌、泪腺和眼睑等（图 1-1-7）。主要分支有：视网膜中央动脉，营养视网膜内层；睫状后动脉，在视神经周围穿入巩膜，营养脉络膜、虹膜、睫状体及视网膜外层；睫状前动脉，来自眼动脉的肌动脉，分布于角膜、球结膜及虹膜睫状体；泪腺动脉，分布于泪腺。

（二）静脉

视网膜中央静脉与同名动脉伴行，经眼上静脉或直接汇入海绵窦（图 1-1-7）。在眼球赤道后方有 4～6 条涡静脉，收集脉络膜及部分虹膜睫状体的血液，经眼上、下静脉汇入海绵窦。睫状前静脉收集前部葡萄膜的血液，经眶上裂汇入海绵窦。

二、神经

视神经传导视觉神经冲动。三叉神经的第一、二分支司眼球及眼睑的感觉；滑车神经支配上斜肌，展神经支配外直肌，动眼神经支配其他眼外肌；副交感神经支配瞳孔括约肌和睫状肌，交感神经支配瞳孔开大肌（图 1-1-7）。睫状神经节位于视神经外侧视神经孔前 1.0 cm 左右，眼内手术施行球后麻醉，即阻断此神经节。

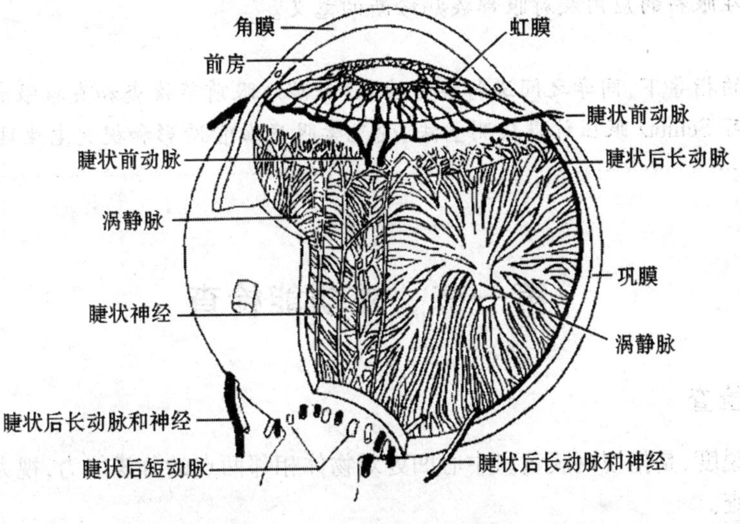

图 1-1-7　眼球的血管与神经

达标与评价

简答题

1. 眼球分几部分？简述其功能。

2. 角膜分几层？创伤后不能再生的是哪一层？

3. 简述房水的生成与作用。

4. 睫状肌有几种走行的纤维？受什么神经支配？如何起调节作用？

5. 动眼神经、展神经、滑车神经各支配哪些眼外肌？

6. 简述眼球的血液供应。

答案

略

（方石峰　马　翔）

第二章　眼科常用检查法

目标与任务

目标

1. 掌握：视力检查，普通视野计视野检查法，裂隙灯直接焦点照明法，直接检眼镜眼底检查法，Schiotz 眼压计眼压测量法。

2. 熟悉和了解：色觉检查、暗适应检查、眼球以及眼附属器检查、荧光素眼底血管造影、视觉电生理检查在眼科的应用及对眼部疾病诊断的意义。

任务

1. 在教师的指导下，同学之间进行视力检查、裂隙灯眼前节检查和直接眼底镜检查。

2. 门诊见习 Schiotz 眼压计眼压测量法、荧光素眼底血管造影和视觉电生理检查。

第一节　视功能检查

一、视力检查

视力即视锐度，是指视网膜黄斑中心凹处对物体相邻两点的分辨能力，视力检查分为远视力和近视力检查。

（一）远视力检查

常用国际标准视力表，以小数法记录视力。视力表置于受检者前方5.0 m处，以充足光照照明，受检者面对视力表，受检眼与1.0行同高。先检查右眼，从0.1向下逐行检查，读出或指出视标开口方向，记录能辨认出最小一行视标的视力。如在5.0 m距离能辨认1.0全部视标，对下一行辨认出两个视标，记录为1.0^{+2}。若在1.2行仅认错3个视标，记录为1.2^{-3}。视力低于0.1者，令其向视力表走近直到认出0.1为止，此时再根据$V=d/D$的公式计算，V为实际视力,d 为实际看见 0.1 行字符的距离,D 为正常人应当看清该行字符的距离(50 m)。如在 4.0 m 处看清 0.1 视标者,记录为 0.08 (4/50 =0.08)。当视力低于 0.02 时,则令受检者辨认手指数,从眼前 1.0 m 开始,逐渐接近,直到能正确辨认指数为止,并记录距离,如"数指/40 cm"、"数指/20 cm"等。若在 5.0 cm 处还不能辨认手指者,则改用手动检查,如眼前 30 cm 处辨出手动时,记录为手动/30 cm。在受检眼不能辨出手动时,于暗室内检查光感,双眼分别进行。记录出可辨光源的距离,如"光感/3 cm";不能辨认光源时记录为无光感。有光感者需检查光定位,将光源置于受检者眼前 1.0 m 处,检查上、下、左、右、左上、左下、右下、右上及中央九个方位,按方位记录,能辨认处记录为"+",不能辨认处记录为"-"。

(二)近视力检查

常用标准近视力表,在充足的光线照明下,放在距眼前 30 cm 处检查,从上向下逐行辨认。在 30 cm 处看不清 0.1 者,可移近距离,并记录视力和检查距离,如"0.8/20 cm"。

检查远、近视力后,在记录时应注明裸眼视力或矫正视力。如为矫正视力,注明矫正镜片的屈光性质与度数,有散光者还应记录散光轴向。在实际工作中要重视矫正视力,目前国际卫生组织规定,最好矫正视力低于 0.3 为低视力,低于 0.05 为盲。

幼儿时期如视力发育发生障碍,则有形成弱视的危险。所以婴幼儿的视力检查对早期发现疾病与及时治疗有重要意义。虽不能得到小儿的合作,仍可检查注视和跟随反射是否存在,以大致了解其视力情况。将手电灯光或不同大小色泽鲜亮的物体置于被检小儿的前方,观察其是否注视灯光或该物体,在目标移动时,其眼球或头部是否跟随目标移动。如有一眼失明,则在遮盖盲眼时小儿安静如常,在遮盖健眼时则躁动不安,并试图移去或避开遮盖物。

二、视野检查

视野指眼球固视正前方不动时所能见到的空间范围。相对于视力的中心视锐度而言,它反映了周边视力。视野检查可诊断早期青光眼,也是诊断和监测视网膜及中枢神经系统疾病的重要方法。视野检查分为周边视野和中心视野检查。

(一)周边视野检查即注视点 30°以外的视野

1. 对比检查法　检查者与受检者对视,距离 0.5 m,眼位等高,检查右眼时,受检者右眼注视检查者左眼并遮盖另一眼。检查者用手指在各方向从外周逐渐向中央移动,如受检者与检查者同时看到手指,则视野大致正常。

2. 弧形视野计检查法　弧形视野计是动态检查周边视野的仪器。受检眼水平注视视野计固视点,遮盖另一眼,通常用 3.0~5.0 mm 的视标,视力较差者选用 10.0~20.0 mm 的视标。沿弧弓的内侧面将视标由周边逐渐向中央缓慢移动,至看见视标为止,记录弧上所标记的角度。再依上法检查转动视野弧 30°,共查 12 个径线,将视野记录纸上各记录点连接,即为受检眼的周边视野范围。正常白色视标的视野范围为颞侧 90°,鼻侧 60°,上方 55°,下方 70°。蓝、红、绿色视野范围依次递减 10°左右。

(二)中心视野检查

中心视野是指注视点 30°范围内的视野,受检眼面对视屏中心注视点,距离为 1.0 m,遮盖一眼,检查者用 1.0~5.0 mm 直径的视标,沿径线缓慢移动,将检查结果描绘于平面视野图上。在中心视野里有一生理盲点,为视盘在视野屏上的投影,其垂直径 7.5°±2°,横径 5.5°±2°,中心位于固视点外侧 15.5°,水平线下 1.5°处。除生理盲点外的任何暗点都是病理性暗点。

Amsler 方格表为 10 cm 见方的黑底白线方格表,检查距离为 33 cm,相当于 10°范围的中心视野。此图表主要用于检查黄斑功能或测定中心、旁中心点。黄斑病变会感到中心暗影遮盖,方格大小不等,直线扭曲。

(三)自动化视野计检查

计算机控制的静态视定量视野计、能自动按照程序在视野的各个点显示由弱到强的光刺激,并根据受检查者应答(以按钮的方式表示看见与否),以图形、记号及数字形式在检查后打印报告。

三、色觉检查

色觉是视网膜黄斑区的辨色功能,常见的色觉障碍是性连锁隐性遗传疾病,临床上分为色弱与色盲两种类型。色弱是指对颜色的辨别能力降低。色盲是指不能辨别颜色,分为红色盲、绿色盲及全色盲三种。发病率男性约占 5%,女性约占 0.5%。色觉障碍者不能从事运输、化学、美术、医药学等职业。我国常用色盲本进行检查。

知识链接

色觉检查方法

(1)自然光线下距离 5 m 处识读,每图不得超过 5 秒。辨认困难、读错或不能读出者,属色觉障碍,可按照盲本的说明确认属于何种色觉异常。

(2)FM-100 色彩试验及 D-15 色盘试验:嘱患者按色调将有色棋子依次排列,并根据其排列顺序正常与否来判断有无色觉障碍及其性质和程度。

(3)色觉镜:利用红光与绿光适当混合形成黄光的原理,根据受试者调配红光与绿光的比例是否合适来判断其有否色觉障碍及其性质和程度。

四、暗适应检查

主要用于检查视网膜视杆细胞的功能。眼睛对光的感受性随照明强度变化而变化,当从明处进入暗处,最初一无所见,随着眼敏感度的增强逐渐看清周围的物体,这一过程称暗适应。暗适应检查对诊断视网膜色素变性等疾病具有一定意义。

检查暗适应常用 Hartinger 计或 Goldmann-Weeker 计。通过光刺激与记录装置相关联的旋钮和活动标尺,在记录纸上绘成暗适应曲线。亦可用简易的对比法进行检查,检查时将夜光表放在暗室桌上,打开光源,暗适应正常的检查者与受检查同时注视桌面 5 分钟,然后关灯,注视夜光表的发光。若检查者与受检者同时发现亮光为正常;若受检查看不见光亮,可向前移动至看见光亮为止。根据受检者与检查者的距离比较计算受检者的光敏感度。

第二节 眼部检查

一、眼附属器检查

（一）眼睑

在自然光线下望诊，必要时触诊。注意有无红、肿、淤血、肿瘤、气肿；有无内、外翻及先天异常；注意睫毛有无脱落、乱生，睑缘和睑板有无异常，睑裂开闭是否自如等。

（二）泪器

泪点位置大小有无异常，泪囊区有无红肿、压痛及波动感，挤压时有无分泌物溢出，且泪道冲洗是否通畅。泪腺可否触及，有无压痛。

（三）结膜

将上、下睑翻转，检查穹窿和结膜颜色、透明程度及光滑度，并注意有无充血、乳头肥大、滤泡增生、瘢痕及睑球粘连。分开上、下睑，让被检查者转动眼球，检查球结膜有无充血、充血部位，有无疱疹、色素沉着或新生物。

（四）眼球位置及运动

注意眼球大小有无异常，有无突出或内陷，两眼是否对称，是否处于同一水平，有无眼球震颤和斜视。检查眼球运动时，嘱受检者向各方向注视，了解眼球向各方向转动有无障碍。

（五）眼眶

观察两眼眶是否对称，触摸眶缘，检查有无缺损、压痛或肿物。眼眶深部损伤或病变时需要进行 X 线、CT 扫描、磁共振或超声波检查。

二、眼球检查

（一）角膜

注意角膜大小、透明度、光滑度、弯曲度，角膜后有无沉着物（KP）。

1. 角膜知觉检查　用消毒的纤细棉丝尖端从受检眼侧面触及角膜，立即发生瞬目反射者为正常，疱疹病毒所致角膜炎或三叉神经受损者可引起角膜感觉减退或消失。

2. 角膜染色法　检查角膜上皮有无缺损，可用消毒的 1%~2% 荧光素钠液滴至结膜囊内，1~2 分钟后用生理盐水冲洗结膜囊，角膜上皮缺损区可留下黄色着色区。

（二）巩膜

在自然光下检查，注意有无黄染或其他颜色的异常，并让受检者转动眼球，检查眼前各部分巩膜有无结节、局限性隆起、压痛、溃疡、葡萄肿或肿物等。

（三）前房

注意前房深浅，房水是否混浊，前房有无积脓、积血或异物。

（四）虹膜

注意虹膜颜色有无异常、纹理是否清晰，有无水肿、新生血管、色素脱落、结节、萎缩、根部离断及震颤，有无与角膜或晶状体粘连，有无囊肿或肿瘤等。

（五）瞳孔

是否为圆形，位置是否居中，边缘是否整齐，两侧瞳孔等大与否。正常成人瞳孔在自然光线下直径为2.5～4.0 mm，幼儿及老年人瞳孔略小，远视眼较近视眼者瞳孔小。检查瞳孔光反射与集合反射对了解眼部与中枢神经系统损害有重要意义。

1. 光反射　在光线略暗时，一眼被光源直接照射，该眼瞳孔迅速缩小，称直接光反射。另一未被照射眼的瞳孔也缩小称间接光反射。

2. 集合反射　当受检眼视近物时瞳孔缩小，双眼球向内侧集合。

（六）晶状体

注意晶状体是否透明，有无混浊、脱位。必要时散瞳做进一步检查。

（七）玻璃体

散瞳后在裂隙灯下可检查前1/3玻璃体病变，在受检眼前10～20 cm处用直接检眼镜将转盘拨到+8～+10屈光度处，观察橘红色瞳孔区内有无混浊飘动，当玻璃体内有大量出血时眼底镜不能窥见。

（八）眼底检查

检查须在暗室内进行，使用直接或间接眼底镜（图1-2-1）。不仅可检查眼内各部分组织，如视网膜、视神经、脉络膜、玻璃体等，并可检查中枢神经、心血管、内分泌及血液系统等身体其他器官疾病的眼底变化。间接眼底镜可放大4倍，所见眼底为倒像，优点是立体感强、眼底可见范围大、影像鲜明、晶状体和玻璃体欠透明者及高度近视眼均能较清晰地看清眼底，散瞳后能看到角膜缘外8～9 mm外的眼底周边部，配合巩膜加压，可看到锯齿缘和睫状体扁平部，术中可直视下封闭裂孔。直接眼底镜放大16倍，且为直像，使用方便，是普遍采用的一种检查方法。

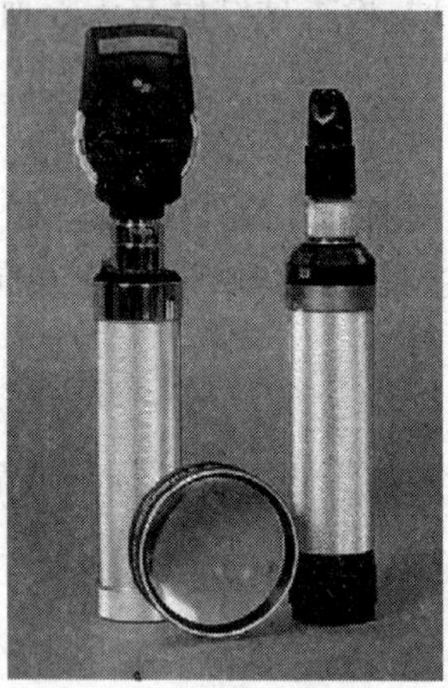

图1-2-1　眼底镜（直接眼底镜和间接眼底镜）

知识链接

直接眼底镜检查方法

检查右眼时，检查者位于受检者右侧，右手持检眼镜用右眼观察，检查左眼时相反。检查时先将检眼镜转盘拨到“0”处，从颞侧约15°处投入光线，可看清视网膜各部。若检查者与受检者有一方屈光不正，眼底看不清，可用示指拨动检眼镜转盘，直至看清为止。正常眼底呈现弥漫性橘红色，可见圆形或椭圆形视盘，颜色淡红，边界清晰，中央凹陷处有视网膜血管通过，动脉为鲜红色，静脉呈暗红色，动、静脉管径之比为2∶3。视盘颞侧约两个视盘直径（PD）略偏下处有一暗红色无血管区，称为黄斑，其中心有一针尖样反光点，为中心凹光反射。

第三节　特殊检查

一、裂隙灯显微镜检查

裂隙灯显微镜由投射照明和光学放大系统两部分组成（图 1-2-2）。检查需在暗室内进行，受检者颊部在裂灯下颌托上，调整眼位与光源保持一致。如检查晶状体、玻璃体，应降至30°以下，若减小至5°~13°时，加用接触镜或前置镜，对检查眼底和玻璃体后的肿瘤及房角异物等有重要意义。

1. 弥散照明法　将裂隙充分开大，检查眼睑、结膜和巩膜等组织。

2. 直接照明法　把光线直接投射到各透明组织上，因眼部透明度不同，直接照明法经过眼的不同组织时出现不同情况的光学切面。

3. 角膜缘照明法　把光线照射在角膜缘上，由于光线在角膜内屈折反射，于整个角巩膜缘上形成一光环，用于角膜细微检查。

4. 后部照明法　将灯光照在目标后方，适用于角膜、晶状体的检查。

5. 镜面反射照明法　检查角膜前、后表面及晶状体前、后囊膜。

6. 间接照明法　将灯光聚焦在目标旁，用显微镜观察目标，常用以检查瞳孔及虹膜的细小改变。

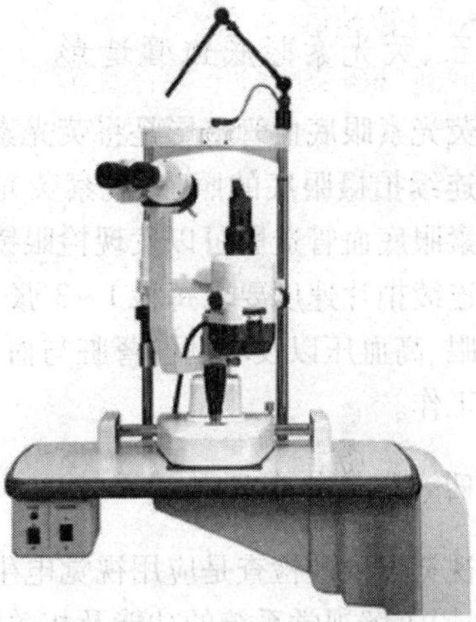

图 1-2-2　裂隙灯显微镜

裂隙灯附加压平眼压计、照相机、前房深度计等，用途更广。

二、眼压测量

（一）指触眼压测量法

指触眼压测量法是一种简单估测眼压的方法，测量时嘱受检查者双眼自然向下注视，检查者将两手示指尖放于上睑皮肤上，两手示指交替轻压眼球以感觉其软硬度，估计眼压的高低。记录：Tn 表示正常眼压；眼压偏高、很高、极高分别用 T+1、T+2、T+3 表示；反之以 T-1、T-2、T-3 表示眼压偏低、极低。此法检查结果不精确，但在临床上方便实用，必要时可进一步用眼压计测量。

（二）眼压计测量法

1. Schiotz 眼压计测量法　Schiotz 眼压计是目前广泛应用的一种压陷式眼压计。检查前将眼压计在试板上进行校验，指针应灵活准确地指向"0"度位置。用75%乙醇消毒底板，干后方可使用。受检者平卧，表面麻醉后，令受检者左手上举，伸出示指为注视点，使角膜保持在正中水平位置；检查者右手持眼压计，左手拇、示指分开受检者上、下眼睑，并固定于眶缘上，避免眼球受压，持眼压计底板垂直放于角膜中央，先用5.0 g砝码，迅速读出眼压计上的刻度数；如读数小于3.0，则应再加砝码测量，然后从刻度表上查出眼压计读数，即眼压 = 砝码重量/指针读数,如右眼的眼压:“5.5/4 = 2.75 kPa (20.55 mmHg)”。正常眼压平均值为:1.47 ~ 2.79 kPa(11.0~21.0 mmHg)。如用 Schiotz:眼压计内四种重量的砝码(5.0、7.5、10.0 和 15.0 g)各测量一次并连成一条线,即为弹力眼压曲线,当眼压最高值与最低值的差大于 8.0 mmHg 时,应考虑青光眼。

2. Goldmann 压平眼压计　是目前国际上较通用的眼压计,是一种压平眼压计,附在裂隙灯显微镜上,用显微镜观察,坐位测量。

3. 非接触眼压计　也是一种压平眼压计,其原理是利用可控的空气脉冲,压力具有线性增加的特性,使用膜压平到一定面积,通过监测系统感受角膜表面反射的光线,并记录角膜压平到某种程度的时间,换算为眼压值。

三、荧光素眼底血管造影

荧光素眼底血管造影是将荧光素钠从肘静脉注入体内,利用眼底照相机通过充分散大的瞳孔连续拍摄眼底的照片,观察荧光素在视网膜血管充盈的时间、形态,借以诊断眼底病变。荧光素眼底血管造影可以发现检眼镜下无法看到的眼底血管病变,拍摄角度通常使用45°角,自动连续拍片速度要求每秒1~3张。在做造影前应先了解受检者有无对造影剂过敏史,有无青光眼、高血压以及心、肝、肾脏与血液系统疾病,注射前作过敏试验,并做好抢救意外反应的准备工作。

四、视觉电生理检查

视觉电生理检查是应用视觉电生理仪测定视网膜受到光刺激时,在视觉系统中产生的电活动,以了解视觉系统的功能及相关疾病。视觉电生理检查有三种:眼电图(EOG)、视网膜电流图(ERG)、视觉诱发电位(VEP)。

达标与评价

简答题

1. 裂隙灯常用检查方法有哪些?
2. 眼压计大致分几类?正常平均值为多少?
3. 简述双目间接检眼镜的优点。
4. 简述 Schiotz 眼压计眼压测量法。

答案

略

（方石峰）

第三章　眼睑病与泪器病

目标与任务

目标

1. 掌握：睑腺炎、睑缘炎的诊断、鉴别诊断及治疗方法。

2. 熟悉和了解：睑内翻，上睑下垂，急性、慢性泪囊炎和新生儿泪囊炎的临床表现和治疗；眼睑良性、恶性肿瘤的临床表现和处理原则。

任务

1. 在教师指导下，门诊见习眼睑和泪器常见疾病患者，学习诊断和鉴别诊断。

2. 见习眼睑和泪器疾病的手术治疗方法，了解术后处理原则。

第一节　眼睑病

眼睑位于体表，易受微生物、风尘和化学物质侵袭发生炎症反应。眼睑各种腺体的开口大多位于睑缘和睫毛的毛囊根部，易发生细菌感染。睑缘是皮肤和黏膜的交汇处，眼睑皮肤和睑结膜的病变常可引起睑缘病变。由于眼睑皮肤菲薄、皮下组织疏松，炎症时眼睑充血、水肿等反应显著。

一、睑腺炎

睑腺炎（hordeolum）是化脓性细菌侵入眼睑腺体引起的一种急性炎症。如果是睫毛毛囊或其附属的皮脂腺（Zeis 腺）或变态汗腺（Moll 腺）感染，称为外睑腺炎，也称为麦粒肿（图 1-3-1）。如果是睑板腺感染，称为内睑腺炎。

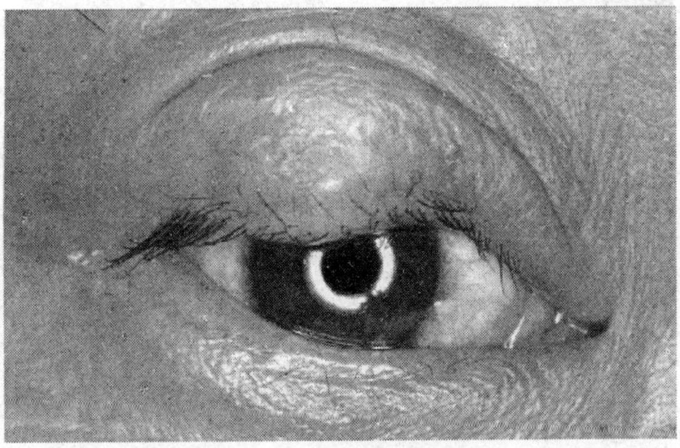

图 1-3-1　右眼上睑麦粒肿

（一）临床表现

患处有红、肿、热、痛等急性炎症的典型表现。疼痛常与水肿程度成正比。①外睑腺炎的炎症反应主要位于睫毛根部的睑缘处，开始时红肿范围较弥散，触诊可发现明显压痛的硬结；疼痛剧烈；同侧耳前淋巴结肿大，伴压痛。外睑腺炎邻近外眦角时，疼痛特别明显，还可引起反应性球结膜水肿。②内睑腺炎局限于睑板腺内，肿胀比较局限；疼痛明显；病变处有硬结，触之压痛；睑结膜面局限性充血、肿胀。

睑腺炎发生2~3天后，可形成黄色脓点。外睑腺炎向皮肤方向发展，局部皮肤出现脓点，硬结软化，可自行破溃。内睑腺炎常于睑结膜面形成黄色脓点，向结膜囊内破溃，少数患者也可向皮肤面破溃。睑腺炎破溃后炎症明显减轻，1~2天逐渐消退，多数在1周左右痊愈。亦可不经穿刺排脓自行吸收消退。

在儿童、老年人或患有糖尿病等慢性消耗性疾病的体弱、抵抗力差的患者中，若致病菌毒性强烈，睑腺炎可在眼睑皮下组织扩散，发展为眼睑蜂窝织炎。整个眼睑红肿，可波及同侧面部。眼睑不能睁开，触之硬，压痛明显，球结膜反应性水肿剧烈，可暴露于睑裂之外，伴有发热、寒战、头痛等全身症状。如不及时处理，有时可引起败血症或海绵窦血栓形成而危及生命。

(二)诊断

根据患者的症状和眼睑改变，容易作出诊断。很少需要进行细菌培养来确定致病细菌。

(三)治疗

1. 早期睑腺炎应局部热敷，每次10~15分钟，每日3~4次，以促进眼睑血液循环，缓解症状，促进炎症消退。每日滴用抗生素滴眼液4~6次，反复发作及伴有全身反应者，可口服抗生素类药物，以控制感染。

2. 当脓肿形成后，应切开排脓。外睑腺炎的切口应在皮肤面，切口应与睑缘平行，使其与眼睑皮纹相一致，以尽量减少瘢痕。如果脓肿较大，应放置引流条。内睑腺炎的切口常在睑结膜面，切口与睑缘垂直，以免过多损伤睑板腺管。

3. 当脓肿尚未形成时不宜切开，不能挤压排脓，否则会使感染扩散，导致眼睑蜂窝织炎，甚至海绵窦脓毒血栓或败血症而危及生命。一旦发生这种情况，应尽早全身使用足量以抑制金黄色葡萄球菌为主的广谱抗生素，并对脓液或血液进行细菌培养和药敏试验，以选择敏感的抗生素。同时密切观察病情，早期发现眼眶与颅内扩散和败血症的症状，进行适当处理。

二、睑板腺囊肿

睑板腺囊肿(chalazion)是睑板腺特发性、无菌性、慢性肉芽肿性炎症，以前也称为霰粒肿(图1-3-2)。它有纤维结缔组织包囊，囊内含有睑板腺分泌物及包括巨细胞在内的慢性炎症细胞浸润。病理形态上类似结核结节，但不形成干酪样坏死。

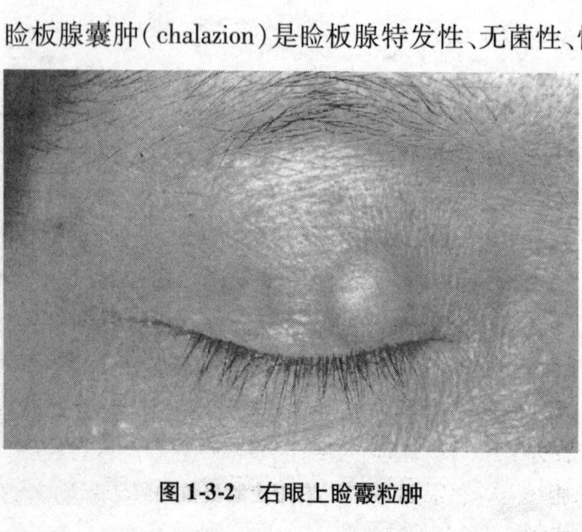

图1-3-2 右眼上睑霰粒肿

(一)临床表现

多见于青少年或中年人，可能与睑板腺分泌功能旺盛有关。一般发生于上睑，也可上、下眼睑或双眼同时发生单个或多个，亦有反复发作者。病程进展缓慢。表现为眼睑皮下圆形肿块，大小不一。

小的囊肿仔细触摸才能发现。较大者可使皮肤隆起,但与皮肤无粘连。大的肿块可压迫眼球,产生散光而使视力下降。与肿块对应的睑结膜面呈紫红色或灰红色病灶。一般无疼痛,肿块无明显压痛。一些患者开始时可有轻度炎症表现和触痛,没有睑腺炎的急性炎症表现。小囊肿可以自行吸收。但多数长期不变,或逐渐长大,质地变软。也可自行破溃,排出胶样内容物,在睑结膜面形成肉芽肿或在皮下形成暗紫红色的肉芽组织。睑板腺囊肿如有继发感染,则形成急性化脓性炎症,临床表现与内睑腺炎相同。

(二)诊断

根据患者无明显疼痛及眼睑硬结可以诊断。对于复发性或老年人的睑板腺囊肿,应将切除物进行病理检查,以除外睑板腺癌。当睑板腺囊肿继发感染时临床表现与内睑腺炎完全一样,鉴别要点是在发生内睑腺炎以前存在无痛性包块为睑板腺囊肿继发感染。

(三)治疗

1. 小而无症状的睑板腺囊肿不需治疗,可自行吸收。

2. 大者可行热敷,或向囊肿内注射糖皮质激素促其吸收。

3. 如不能消退,应在局部麻醉下手术切除。手术时用睑板腺囊肿夹子夹住翻转的眼睑,使囊肿位于夹子的环圈内,用尖刀切开囊肿,切口与睑缘垂直,用小锐匙将囊肿内容物刮干净,剪除分离后的囊壁以防复发。

第二节　眼睑位置、功能和先天异常

一、睑内翻

睑内翻(entropion)是指眼睑,特别是睑缘向眼球方向卷曲的位置异常。当睑内翻达一定程度时,睫毛也倒向眼球。因此,睑内翻和倒睫常同时存在。

分类与病因:睑内翻可分为三类。

(一)先天性睑内翻(congenital entropion)

多见于婴幼儿,女性多于男性,多由于内眦赘皮、睑缘部轮匝肌过度发育或睑板发育不全所引起。如婴幼儿较胖,鼻梁发育欠饱满,也可引起下睑内翻。

(二)痉挛性睑内翻(spastic entropion)

多发生于下睑,常见于老年人,故又称老年性睑内翻。是由于下睑缩肌无力,眶膈和下睑皮肤松弛失去牵制睑轮匝肌的收缩作用,以及老年人眶脂肪减少,眼睑后面缺少足够支撑所致。由于炎症刺激,引起睑轮匝肌,特别是近睑缘的轮匝肌反射性痉挛,导致睑缘向内倒卷形成的睑内翻,称为急性痉挛性睑内翻。

(三)瘢痕性睑内翻(cicatricial entropion)

上、下睑均可发生。由睑结膜及睑板瘢痕性收缩所致。沙眼引起者较常见。此外结膜烧伤、结膜天疱疮等病后也可发生。

1. 临床表现　先天性睑内翻常为双侧,痉挛性和瘢痕性睑内翻可为单侧。患者有畏光、流泪、异物感、刺痛、眼睑痉挛及摩擦感等症状。检查可见睑板,尤其是睑缘部向眼球方向卷曲,摩擦角膜,角膜上皮可脱落,荧光素弥漫性着染。如继发感染则可发展为角膜溃疡。如长期不愈,则角膜有新生血管,失去透明性,引起视力下降。

2. 诊断　根据患者年龄、有无沙眼、创伤、手术史等，以及临床表现，容易诊断。

3. 治疗　①先天性睑内翻随年龄增长、鼻梁发育，可自行消失，不必急于手术治疗。如果患儿已 5~6 岁，睫毛仍然内翻，严重刺激角膜，可考虑手术治疗，行穹窿部-眼睑皮肤穿线术，利用缝线牵拉的力量，将睑缘向外牵拉矫正内翻。②老年性睑内翻可行肉毒杆菌毒素局部注射。如无效可手术切除多余的松弛皮肤和切断部分眼轮匝肌纤维。对急性痉挛性睑内翻应积极控制炎症。③瘢痕性睑内翻必须手术治疗，可采用睑板楔形切除术或睑板切断术。

二、睑外翻

睑外翻(ectropion)是指睑缘向外翻转离开眼球，睑结膜常不同程度地暴露在外，常合并睑裂闭合不全。

睑外翻可分为三类。

(一)瘢痕性睑外翻(cicatricial ectropion)

眼睑皮肤面瘢痕性收缩所致。眼睑皮肤瘢痕可由创伤、烧伤、化学伤、眼睑溃疡、睑缘骨髓炎或睑部手术等原因引起。

(二)老年性睑外翻(senile ectropion)

仅限于下睑。由于老年人眼轮匝肌功能减弱，眼睑皮肤及外眦韧带也较松弛，而使睑缘不能紧贴眼球，并因下睑重量使之下坠而引起。

(三)麻痹性睑外翻(paralytic ectropion)

仅限于下睑。由于面神经麻痹，眼轮匝肌收缩功能丧失，因下睑重量使之下坠而发生。

1. 临床表现　①轻度：仅有睑缘离开眼球，但由于破坏了眼睑与眼球之间毛细管的作用而导致溢泪；②重度：睑缘外翻，部分或全部睑结膜暴露在外，使睑结膜失去泪液的滋润，最初局部充血、分泌物增加，久之干燥粗糙、高度肥厚，呈现角化。下睑外翻可使泪点离开泪湖，引起溢泪。更严重时，睑外翻常有眼睑闭合不全，使角膜失去保护，角膜上皮干燥脱落，易引起暴露性角膜炎或溃疡。

2. 诊断　根据患者的病史及临床表现容易诊断。

3. 治疗　①瘢痕性睑外翻须手术治疗，游离植皮术是最常用的手术方法，原则是增加眼睑前层的垂直长度，消除眼睑垂直方向的牵引力；②老年性睑外翻也可做整形手术，作“Z”形皮瓣矫正，或以“V-Y”成形术；③麻痹性睑外翻关键在于治疗面瘫，可用眼膏、牵拉眼睑保护角膜和结膜，或作暂时性睑缘缝合术。

三、上睑下垂

上睑下垂(ptosis)指提上睑肌和 Müller 平滑肌的功能不全或丧失，导致上睑部分或全部下垂。当向前方注视时，上睑缘遮盖角膜上部超过角膜 2 mm(图 1-3-3)。当上睑下垂眼向前注视时，上睑缘的位置异常降低。轻者不遮盖瞳孔，但影响外观。重者部分或全部遮盖瞳孔，影响视功能。

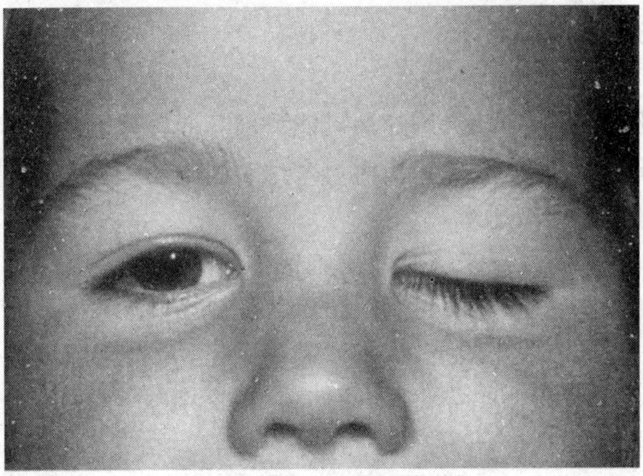

图 1-3-3　先天性上睑下垂

(一)临床表现

1. 先天性　常为双侧,两侧不一定对称,有时为单侧。常伴有眼球上转运动障碍。双眼上睑下垂较明显者眼睑皮肤平滑、薄且无皱纹。如瞳孔被眼睑遮盖,患者为克服视力障碍,额肌紧缩,形成较深横行皮肤皱纹,牵拉眉毛向上呈弓形凸起,以此提高上睑缘位置;或患者仰头视物。

2. 获得性　多有相关病史或伴其他症状,如动眼神经麻痹可能伴有其他眼外肌麻痹;提上睑肌损伤者有创伤史;交感神经损害者有 Horner 综合征;重症肌无力所致上睑下垂具有晨轻夜重的特点,注射新斯的明后明显减轻。

(二)诊断

根据病史和临床表现可作出诊断。

(三)治疗

1. 先天性　以手术治疗为主。如果遮盖瞳孔,为避免弱视应及早手术,尤其是单眼患儿。

2. 获得性　因神经系统疾病及其他眼部或全身性疾病所致的上睑下垂,应先进行病因治疗或药物治疗,如使用大量维生素 B 类药物、能量合剂、活血化瘀中药和理疗等,系统治疗半年以上无效后再考虑手术。

3. 其他　较为合乎生理和美容要求的手术方式为提上睑肌缩短术。

四、眼睑闭合不全

眼睑闭合不全又称兔眼(lagophthalmus),指上、下眼睑不能完全闭合,导致部分眼球暴露的情况。

(一)临床表现

1. 轻度　因闭眼时眼球反射性上转(Bell 现象),只有下方球结膜暴露,引起结膜充血、干燥、肥厚及过度角化。

2. 重度　因角膜暴露、表面无泪液湿润而干燥,导致暴露性角膜炎,甚至角膜溃疡。且大多数患者的眼睑不能紧贴眼球,泪点也不能与泪湖密切接触,引起溢泪。

(二)诊断

根据眼部临床表现,可明确诊断。

(三)治疗

1. 首先应针对病因进行治疗。针刺疗法可能对部分面神经麻痹患者有效。瘢痕性睑外翻者应手术矫正。甲状腺相关眼病眼球突出时可考虑对眼眶组织紧急放射治疗,减轻组织水肿,制止眼球突出;否则可考虑眶减压术。

2. 在病因未去除之前,应及早采取有效措施保护角膜。对轻度患者结膜囊内可涂抗生素眼膏,然后牵引上下睑使之互相靠拢,再用眼垫遮盖。或用“湿房”保护角膜,方法为用透明塑料片或胶片做成锥形空罩,覆盖于眼上,周围以黏膏固定密封,利用泪液蒸发保持眼球表面湿润。

第三节　泪器病

泪器由泪腺和泪道两部分构成。泪器病的主要症状包括流泪和溢泪。流泪是泪腺分泌增多所致,泪溢则是泪道阻塞的结果。泪道阻塞后可引起泪囊感染,是常见的泪器疾病。泪腺病相对较少,通常表现为炎症和肿瘤。

一、泪道阻塞或狭窄

泪道起始部(泪小点、泪小管、泪总管)管径窄细,位置表浅,并与结膜囊毗邻相通,容易受到炎症、创伤影响而发生阻塞。鼻泪管下端也是一个解剖学狭窄段,易受鼻腔病变影响出现阻塞。

(一)临床表现

泪道阻塞、狭窄的主要症状是溢泪。溢泪可见于婴儿。泪液排出部在胚胎成长中逐渐形成,其中鼻泪管的形成最迟,常常到出生时鼻泪管下端仍有一黏膜皱襞(Hasner 瓣)部分或全部遮盖鼻泪管的开口,其一般在出生数月内即可自行开通。鼻泪管下端发育不完全、未完成“管道化”或留有膜状物阻塞是婴儿溢泪的主要原因。婴儿溢泪可单眼或双眼发病,泪囊继发感染时,可出现黏液脓性分泌物,形成新生儿泪囊炎(neonatal dacryocystitis)。中老年人溢泪多与功能性或器质性泪道阻塞有关,在刮风和寒冷气候时症状加重。相当多的成人溢泪并无泪道阻塞,泪道冲洗通畅。溢泪的主要原因是眼轮匝肌松弛,泪液泵作用减弱或消失,泪液排出障碍,而出现溢泪。此为功能性溢泪。而上述列举的泪道阻塞或狭窄原因引起的泪溢均属于器质性溢泪。溢泪可造成眼部不适感,并带来美容上的缺陷。长期泪液浸渍,可引起慢性结膜炎、下睑或面颊部湿疹性皮炎。患者不断揩拭眼泪,长期可致下睑外翻,而加重泪溢症状。

(二)检查方法

器质性泪道阻塞或狭窄可发生在泪道的任何部位,故确定阻塞部位对于治疗方案的选择十分重要。泪道阻塞或狭窄的常用检查方法有:

1. 染料试验　于双眼结膜囊内滴入 1 滴 2% 荧光素钠溶液,5 分钟后观察双眼泪膜中荧光素消退情况,如一眼荧光素保留较多,则表明该眼可能有相对性泪道阻塞;或滴入 2% 荧光素钠 2 分钟后,用一湿棉棒擦拭下鼻道,若棉棒带绿黄色,则说明泪道通畅或没有完全阻塞。

2. 泪道冲洗术　泪道冲洗常可揭示泪道的阻塞部位。采用钝圆针头自泪小点注入生理盐水，根据冲洗液体流向判断有无阻塞及阻塞部位。

知识链接

泪道冲洗的诊断意义

(1)冲洗无阻力，液体顺利进入鼻腔或咽部，表明泪道通畅。

(2)冲洗液完全从原路返回，为泪小管阻塞。

(3)冲洗液自下泪点注入，由上泪点反流，为泪总管或鼻泪管阻塞。

(4)冲洗有阻力，部分自泪点返回，部分流入鼻腔，为鼻泪管狭窄。

(5)冲洗液自上泪点反流，同时有黏液脓性分泌物，为鼻泪管阻塞合并慢性泪囊炎。

3. 泪道探通术　诊断性泪道探通有助于确定泪道(泪小点、泪小管、泪囊)阻塞的部位。治疗性泪道探通主要用于婴幼儿泪道阻塞，对于成人鼻泪管阻塞，泪道探通多起不到根治效果。

4. X线碘油造影　可显示泪囊大小及泪道阻塞部位。

(三)治疗

1. 婴儿泪道阻塞或狭窄　可试用手指规律性地压迫泪囊区，自下睑眶下线内侧与眼球之间向下压迫，压迫数次后点抗生素眼液，每日3~4次，坚持数周，能够促使鼻泪管下端开放。大多数患儿可随着鼻泪管开口发育开通而自愈，或经过压迫痊愈。若保守治疗无效，半岁以后可行泪道探通术。

2. 泪小点狭窄、闭塞或缺如　可用泪小点扩张器或泪道探针探通。

3. 泪小管阻塞　可用泪道硅管留置治疗。近年开展了激光治疗泪小管阻塞，通过探针引导导光纤维至阻塞部位，利用脉冲YAG激光的气化效应打通阻塞物，术后配合插管或置线，可提高疗效。对于泪总管阻塞，可采用泪囊鼻腔吻合术，用Pyrex管或自身静脉建立人造泪液导管，将泪液直接从结膜囊引流到泪囊或鼻腔。

4. 鼻泪管狭窄　可行泪囊鼻腔吻合术。

二、慢性泪囊炎

慢性泪囊炎(chronic dacryocystitis)是泪囊病变中最常见者，继发于鼻泪管狭窄或阻塞后，泪液滞留于泪囊之内，并发细菌感染引起，多为单侧发病。常见致病菌为肺炎链球菌和白色念珠菌，一般不发生混合感染，泪小点反流的分泌物作涂片染色可鉴定病原微生物。本病多见于中老年女性。慢性泪囊炎的发病与沙眼、鼻中隔偏曲、鼻炎、泪道外伤、下鼻甲肥大等因素有关。

(一)临床表现

主要症状为泪溢。检查可见结膜充血，下睑皮肤湿疹，用手指挤压泪囊区有黏液或黏液脓性分泌物从泪点流出。泪道冲洗时，冲洗液自上、下泪点反流，同时有黏液脓性分泌物。因分泌物大量潴留，泪囊扩张，可形成泪囊黏液囊肿。慢性泪囊炎是眼部的感染病灶。由于常有黏液或脓液反流入结膜囊，使结膜囊长期处于有菌状态。如果发生眼外伤或施行内眼手术，极易引起化脓性感染,导致细菌性角膜溃疡或化脓性眼内炎。因此,必须高度重视慢性泪囊炎对眼球构成的潜在威胁,尤其在内眼手术前,必须首先治疗泪囊感染。

(二)治疗

1. *药物治疗* 抗生素滴眼液点眼,每日4~6次。滴眼前要挤出分泌物,也可在泪道冲洗后注入抗生素药液。药物治疗仅能暂时减轻症状。

2. *手术治疗* 开通阻塞的鼻泪管是治疗慢性泪囊炎的关键。常用术式是泪囊鼻腔吻合术,将泪囊通过一个骨孔与鼻腔黏膜相吻合,使泪液从吻合处直接流入中鼻道。鼻内窥镜下鼻腔泪囊造口术或鼻泪管支架植入术也可达到消除泪溢、根治慢性泪囊炎的目的。无法行吻合术或造口术时,如高龄患者,可考虑泪囊摘除术,以去除病灶,但术后泪溢症状依然存在。

三、急性泪囊炎

急性泪囊炎(acute dacryocystitis)多在慢性泪囊炎的基础上发生,与侵入细菌毒力强或机体抵抗力降低有关,最常见的致病菌为金黄色葡萄球菌或溶血性链球菌。新生儿急性泪囊炎并不多见,儿童患者常常为流行性感冒嗜血杆菌感染。

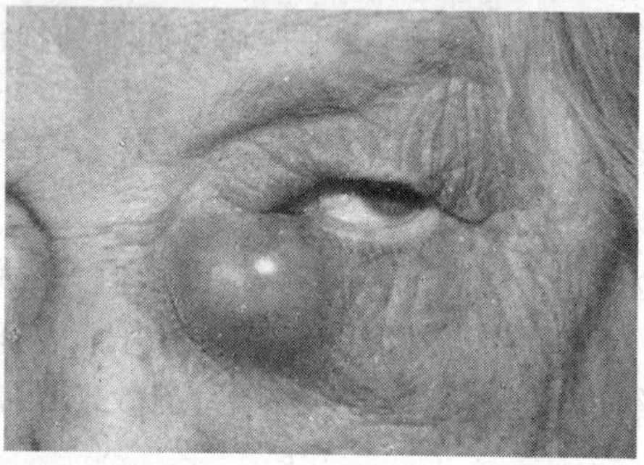

图1-3-4 左眼急性泪囊炎

(一)临床表现

患眼充血、流泪,泪囊区局部皮肤红肿、坚硬、疼痛、压痛明显(图1-3-4)。炎症可扩展到眼睑、鼻根和面颊部,甚至引起眶蜂窝织炎,严重时可出现畏寒、发热等全身不适。数日后红肿局限,出现脓点,可穿破皮肤,脓液排出,炎症减轻。但有时可形成泪囊瘘管,经久不愈,泪液长期经瘘管溢出。

(二)治疗

早期可行局部热敷,全身和局部使用足量抗生素控制炎症。炎症期切忌泪道探通或泪道冲洗,以免感染扩散,引起眶蜂窝织炎。如炎症未能控制,脓肿形成,则应切开排脓,放置引流条,待伤口愈合、炎症完全消退后按慢性泪囊炎处理。

四、新生儿泪囊炎

新生儿泪囊炎(neonatorum dacrocystitis)亦称先天性泪囊炎。因鼻泪管下端的先天性膜性阻塞所致。

(一)临床表现

单眼发病,婴儿出生后不久即泪溢,眼部分泌物多,压迫泪囊区有黏液或脓性分泌物自泪小点溢出。

(二)治疗

局部滴用抗生素滴眼液控制感染,每日向下按摩泪囊区,促使自身管道打开。无效者,加压泪道冲洗或行泪道探通术,均可取得良好的效果。

第四节 泪腺疾病

一、急性泪腺炎(acute dacryoadenitis)

临床上较少见,多单侧发病,常见于儿童,多并发于麻疹、流行性腮腺炎和流行性感冒。

1. 临床表现 急性泪腺炎可分别或同时累及泪腺的睑叶和眶叶,表现为眶外上方局部肿胀、疼痛,上睑水肿,耳前淋巴结肿大。触诊可扪及包块,有压痛,结膜充血、水肿,有黏性分泌物。提起上睑,可见泪腺组织充血肿大(图 1-3-5)。急性泪腺炎病程短暂,经治疗后可缓解,或转为亚急性或慢性。也可形成脓肿。

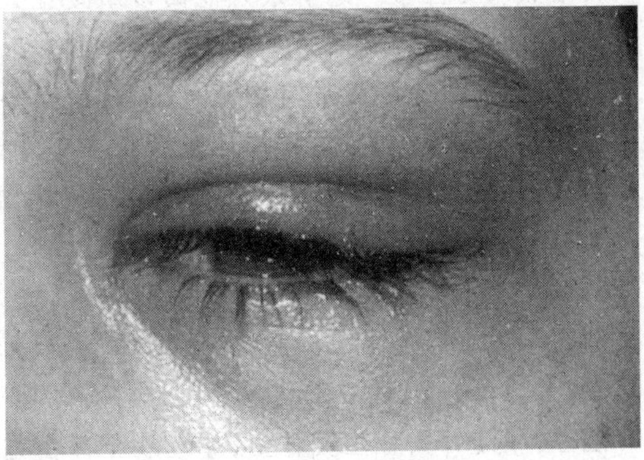

图 1-3-5 左眼急性泪腺炎

2. 治疗 根据病因和症状治疗。细菌、病毒感染应全身应用抗生素或抗病毒药物,局部热敷。脓肿形成时应及时切开引流,睑部泪腺炎可通过结膜切开,眶部泪腺脓肿可通过皮肤切开排脓。

二、慢性泪腺炎(chronic dacryoadenitis)

为病程进展缓慢的一种增殖性炎症,病变多为双侧性。

1. 临床表现 泪腺肿大,一般无疼痛,可伴有上睑下垂,在外上眶缘下可触及较硬的包块,多无压痛,眼球可向内下偏位,向上、外看时可有复视,但眼球突出少见。

2. 治疗 针对病因或原发疾病治疗。肉瘤样病和 Mikulicz 综合征局部或全身用糖皮质激素有效。对 Sjogren 综合征可予以免疫抑制、抗感染等治疗,辅以人工泪液。

案例分析

案例 1

患者,男性,17 岁,发现右上眼睑皮肤包块 1 周。查体:右眼睑皮肤色泽正常,上眼睑中外 1/3 处可扪及一皮下圆形包块,如黄豆大小,边界清,与皮肤无粘连,活动度好,无压痛,相应的睑结膜面呈暗紫色,角膜透明。可能的诊断是什么?如何治疗?

分析:诊断:睑板腺囊肿。青少年患者,右上眼睑皮下包块 1 周,局部皮肤无红肿,包块如黄豆大小,边界清,与皮肤无粘连,活动度好,无压痛,相应睑结膜呈暗紫色。符合睑板腺囊肿的临床表现。治疗:黄豆大小,较大,先采取热敷,如未消退,可行手术切除。

案例2

患者,男性,28岁,右眼痒、灼烧感20天。检查:右眼视力0.9,右眼睫毛根部可见散布小脓疱,有大量痂皮覆盖,去除痂皮后有脓液渗出,并露出小溃疡。睫毛粘连成束,数十根睫毛脱落,部分睫毛乱生。球结膜轻度充血,角膜上皮点状脱落。余检查未见异常。左眼视力1.0,眼前段及眼底未见异常。患者最可能的诊断是什么?患者目前的治疗方案是什么?

分析:诊断:溃疡性睑缘炎。患者右眼痒、灼烧感20天,检查右上睑睫毛根部有脓疱,提示患者为右睑缘炎,去除痂皮后有脓液渗出,并露出小溃疡。睫毛易脱落并可见乱睫。符合溃疡性睑缘炎的临床表现。治疗:溃疡性睑缘炎主要为金黄色葡萄球菌感染引起,比较顽固难治,应积极治疗,每天采用3%硼酸溶液或生理盐水清洁睑缘部,去除痂皮以及松落睫毛,使毛囊内的脓液引流,局部应用抗生素滴眼液和眼膏。

案例3

患者,女性,50岁,诉右眼迎风流泪偶伴分泌物3个月。查体:右眼视力正常,右侧泪道冲洗时有阻力,冲洗针头可碰及骨壁,冲洗液全部由另一泪点反流,伴有中等量脓性分泌物,余未见异常。该患者可能的诊断是什么?此病的好发年龄为多大?需如何治疗?若需手术,其术前最应做什么检查?

分析:诊断为慢性泪囊炎。老年女性,溢泪伴分泌物3个月,泪道冲洗时针头可碰及骨壁,冲洗液全部由另一泪点反流,伴黏性分泌物。符合慢性泪囊炎的临床表现。该病好发于中老年女性,因为女性的鼻泪管比男性细长,更容易阻塞伴发感染。治疗:最常见的治疗方式为泪囊鼻腔吻合术,手术前一般需要行泪囊造影,以评估泪囊大小,排除手术禁忌证。

达标与评价

(一)选择题

1. 引起眦部睑缘炎的病因为

A. 衣原体　　B. 肺炎双球菌　　C. 枯草杆菌
D. 莫-阿双杆菌　　E. 金黄色葡萄球菌

2. 急性泪囊炎多因哪种细菌引起

A. 摩-阿杆菌　　B. 肺炎双球菌　　C. 铜绿假单胞菌
D. 金黄色葡萄球菌　　E. 隐球菌

3. 泪腺混合瘤造成的突眼方向为

A. 外下　　B. 内下　　C. 正前　　D. 外上　　E. 内上

(二)简答题

1. 睑板腺炎和睑板腺囊肿有何异同?
2. 简述泪液的分泌和作用。
3. 简述上睑下垂的分类和治疗。

4. 简述慢性泪囊炎的临床表现。
5. 简述眼睑恶性瘤有几种？最常见的是哪种？

答案

(一)选择题
1. D　2. D　3. B
(二)简答题
略

(卢建民)

第四章　结膜病

目标与任务

目标

1. 掌握：沙眼的传染途径及其危害性、并发症、后遗症的防治原则，细菌性结膜炎、病毒性结膜炎、春季性结膜炎的临床表现、诊断与治疗方法，干眼症的临床表现、诊断与治疗方法。

2. 熟悉：球结膜各种充血的特点及其临床意义，结膜炎的治疗原则与预防。

3. 了解：包涵体性结膜炎、过敏性结膜炎、泡性结膜炎、翼状胬肉、结膜下出血的诊断与治疗原则。

任务

1. 分组讨论并总结球结膜各种充血特点及其临床意义。
2. 门诊见习结膜炎患者，学习诊治原则。

第一节　沙　眼

沙眼(trachoma)是由沙眼衣原体(chlamydia)感染导致的一种慢性传染性结膜炎症，因其在睑结膜表面形成粗糙不平的外观，形似沙粒，故名沙眼。可发生于任何人群，常见于卫生状况差的地区。在许多发展中国家仍是主要的致盲性眼病之一。全世界有 3 亿~6 亿人感染沙眼，感染率和严重程度同当地居住条件以及个人卫生习惯密切相关。于 20 世纪 50 年代以前沙眼曾在我国广泛流行，70 年代以后，发病率大大降低。

一、病因

我国汤飞凡、张晓楼于 1955 年用鸡胚培养法首次分离出沙眼衣原体。沙眼病原体为沙眼衣原体，其抗原型为A、B、C或Ba。通过接触污染的水、洗漱用具、手帕、毛巾等传染。

二、临床表现

（一）症状与体征

多发于儿童及少年时期，常双眼急性或亚急性发病，呈结膜炎表现，潜伏期5～14天，平均7天。婴幼儿初发较隐匿，呈慢性滤泡性结膜炎。

急性期表现为眼红、眼痛、异物感、畏光及黏液脓性分泌物，伴耳前淋巴结肿大。睑结膜乳头增生，上、下穹窿部结膜布满滤泡。角膜上皮灰白色点状浸润。急性期治愈后可不留瘢痕，如未治愈经过1～2个月后进入慢性期。

慢性期患者症状较轻。部分患者由于重复感染使病情加重，病情长达数年至数十年，晚期常出现后遗症而影响视功能。检查时可见睑结膜肥厚，滤泡大小不等，可融合而显得不透明，呈胶样。上睑结膜和上穹窿部结膜最为显著，下睑结膜则少而轻。滤泡可发生坏死，愈合后留下线状、星状或网状瘢痕（图1-4-1）。角膜则可发生角膜上皮炎、局灶性或多灶性基质浅层浸润。

沙眼早期即可出现角膜血管翳，常发生于角膜上方1/3，但可向中央瞳孔区发展成垂帘状，影响视力。

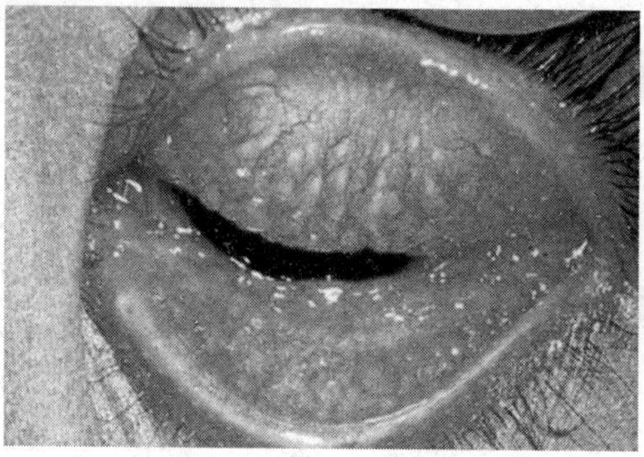

图1-4-1　沙眼

（二）后遗症和并发症

1. 睑内翻及倒睫　是沙眼常见并发症。因睑板肥厚变形，睑结膜瘢痕收缩使睑缘内翻，造成睑内翻。因睫毛根部附近瘢痕，改变睫毛方向，形成倒睫。

2. 上睑下垂　上睑因细胞浸润和组织增生，重量增加，Müller肌作用亦减弱，呈下垂状态。

3. 实质性角结膜干燥症　结膜瘢痕破坏结膜的杯状细胞和副泪腺的分泌功能，泪腺排出口堵塞，使角膜和结膜失去泪液湿润与保护而干燥混浊。

4. 慢性泪囊炎　病变累及泪道黏膜，使鼻泪管狭窄或阻塞导致。

5. 睑球粘连　穹窿部结膜瘢痕收缩使结膜囊变浅或完全消失，眼球运动可受限。

6. 角膜混浊　严重的角膜血管翳、睑内翻、倒睫、角膜溃疡及干燥角化，均可导致角膜混浊。

三、诊断

典型的沙眼可根据睑结膜乳头、滤泡，角膜血管翳和结膜瘢痕作出诊断。但是由于睑结膜的乳头和滤泡并非沙眼的特有病变，故早期诊断较困难。

1. 诊断依据　1979年我国制订的沙眼诊断依据为：

（1）上穹窿和上睑结膜血管模糊充血，乳头增生或滤泡形成，或两者兼有。

（2）用放大镜或裂隙灯显微镜检查可见角膜血管翳。

（3）上穹窿部和上睑结膜出现瘢痕。

（4）结膜刮片染色检查有沙眼衣原体的包涵体。

在第一项的基础上,有其他三项之一者可诊断为沙眼。如诊断有困难,可选用沙眼衣原体的检测方法,如荧光抗体染色、酶联免疫测定、PCR 等方法。

2. 分期　1979 年我国制订的分期法为:

(1)进行活动期:上睑结膜乳头与滤泡并存,上穹窿部结膜模糊不清,存在角膜血管翳。

(2)退行期:上睑结膜自瘢痕开始出现至大部分变为瘢痕,仅留少部分活动病变。

(3)完全瘢痕期:上睑结膜活动性病变完全消失,完全为瘢痕,无传染性。

3. 鉴别诊断

(1)慢性滤泡性结膜炎:常见于儿童及青少年,常为双侧。滤泡多见于下穹窿及下睑结膜,滤泡小而均匀,排列整齐,呈半透明状,无融合倾向。结膜充血,但不肥厚,有分泌物,数年后不留瘢痕而自愈,无角膜血管翳。一般不需要治疗。

(2)春季结膜炎:多见于青少年,有季节性发病或加重病史。自觉眼痒,有丝状分泌物,睑结膜乳头大而扁平,形如卵石,上穹窿部无病变,也无角膜血管翳。结膜分泌物中可见大量嗜酸性粒细胞。

(3)巨细胞性结膜炎:具有明确的角膜接触镜佩戴史。

四、治疗

1. 全身治疗　急性期或病情严重者全身应用抗生素治疗。一般疗程 3~4 周。可选用红霉素、螺旋霉素、多西环素或四环素。孕妇、哺乳期妇女、7 岁以下儿童忌用四环素。

2. 局部治疗　常用 0.1% 利福平、10%~30% 磺胺醋酞钠滴眼液点眼,红霉素眼膏涂眼,疗程 10~12 周。

3. 并发症的治疗　主要是针对沙眼的后遗症及并发症进行手术治疗。

五、预防及预后

沙眼是一种持续时间长的慢性疾病。相应治疗和改善卫生环境后,沙眼可缓解或症状减轻,并可避免严重并发症。在流行地区,再度感染十分常见,需要重复治疗。预防措施和重复治疗应结合进行。应培养良好的卫生习惯,避免接触传染,改善环境,加强对服务行业的卫生管理。

第二节　结膜炎

一、细菌性结膜炎(bacterial conjunctivitis)

当致病菌的侵害能力强于宿主的防御功能或宿主的防御功能受到破坏的情况下,如干眼、长期使用糖皮质激素等,即可发生感染。患者眼部有结膜炎症和脓性渗出物时,应怀疑细菌性结膜炎。按发病快慢可分为超急性(24 小时内)、急性或亚急性(几小时至几天)、慢性(数天至数周)。按病情的严重程度可分为轻、中、重度。急性结膜炎患者均有不同程度的结膜充血和结膜脓性、黏液性或黏液脓性分泌物。急性结膜炎通常有自限性,病程在 2 周左右,局部有效治疗可以减少发病率和疾病持续时间。慢性结膜炎无自限性,治疗较棘手。

急性结膜炎伴有卡他性或黏液脓性渗出物是多数细菌性结膜炎的特征性临床表现。单眼发病,而后通过手接触传播后波及双眼。患者眼部刺激感和充血,晨间醒来睑缘有分泌物,起初分泌物呈较稀的浆液性,随病情进展变成黏液性及脓性。偶有眼睑水肿,视力一般不受影响。

(一)急性或亚急性细菌性结膜炎(acute or subacute bacterial conjunctivitis)

又称"急性卡他性结膜炎",俗称"红眼病",传染性强,多见于春、秋季节,可散发感染,也可流行于学校、工厂等集体生活场所。发病急,潜伏期1~3天,发病3~4天时病情达到高潮,以后逐渐减轻,病程多少于3周。最常见的致病菌是肺炎双球菌、金黄色葡萄球菌和流感嗜血杆菌。

1.金黄色葡萄球菌　通过释放外毒素和激活生物活性物质引起急性化脓性结膜炎。患者多半有睑缘炎,任何年龄均可发病,晨起由于黏液脓性分泌物糊住眼睑而睁眼困难,较少累及角膜。

2.肺炎双球菌　具有自限性,儿童发病率高于成人。潜伏期大约2天,结膜充血、黏液脓性分泌物等症状在2~3天后达到顶点。上睑结膜和穹窿结膜可有结膜下出血,球结膜水肿。可伴有上呼吸道症状。

3.流感嗜血杆菌　儿童细菌性结膜炎的最常见病原体。流感嗜血杆菌属可引起两种不同临床表现的结膜炎。潜伏期约24小时,临床表现为结膜充血、水肿、球结膜下出血、脓性或黏液脓性分泌物,症状3~4天达到高峰,在开始抗生素治疗后7~10天症状消失,不治疗可复发。流感嗜血杆菌Ⅲ型感染还可并发角膜浸润或溃疡。儿童流感嗜血杆菌感染可引起眶周蜂窝织炎。

4.白喉杆菌　引起急性膜性或假膜性结膜炎,偶见于儿童咽白喉患者。最初,眼睑红、肿、热、痛,可有耳前淋巴结肿大,严重病例球结膜面可有膜和假膜形成,坏死脱落后形成瘢痕。眼外肌和调节麻痹,干眼、睑球粘连、倒睫和睑内翻是白喉杆菌性结膜炎的常见并发症。本病有强传染性,需全身使用抗生素。

(二)慢性细菌性结膜炎(chronic conjunctivitis)

可由急性结膜炎演变而来,也可由毒力较弱的病原菌感染所致。多见于鼻泪管阻塞、慢性泪囊炎和慢性睑缘炎或睑板腺功能异常者。金黄色葡萄球菌和摩拉克菌是慢性细菌性结膜炎最常见的病原体。

慢性结膜炎进展缓慢,持续时间长,单眼或双眼发病。症状多种多样,主要表现为眼痒、干涩感、烧灼感、眼刺痛及视力疲劳。结膜轻度充血,可有睑结膜增厚、乳头增生,分泌物为黏液性或白色泡沫样。摩拉克菌可引起眦部结膜炎,伴外眦角皮肤结痂、溃疡形成及睑结膜乳头和滤泡增生。金黄色葡萄球菌引起者常伴有溃疡性睑缘炎或角膜周边点状浸润。

(三)淋菌性结膜炎(gonococcal conjunctivitis)

又称脓漏眼,是一种传染性极强、破坏性很大的急性化脓性结膜炎症。病原体为淋病双球菌。成人多为自身感染。儿童主要通过患有淋病的父母的手、毛巾、洗涤用品和水等感染。新生儿则通过患有淋菌性阴道炎的母体产道分泌物直接传染。

潜伏期2~3天,双眼或单眼发病。病情急剧发展,有眼痛、畏光、流泪,眼睑高度水肿,眼球结膜充血,球结膜水肿,严重者水肿的球结膜突出于睑裂外。病初分泌物为浆液性或血性,不久变为脓性,自睑缘流出,故称脓漏眼,10天至数周后脓性分泌物逐渐减少。此外常有耳前淋巴结肿大及压痛。严重病例可并发角膜溃疡和穿孔。新生儿淋菌性结膜炎临床表现与成年人相似,但相对较重。

（四）诊断

根据临床表现、分泌物涂片或结膜刮片等检查可以诊断。结膜刮片和分泌物涂片可发现大量多形核白细胞和细菌。为明确病因和指导治疗，对于伴有大量脓性分泌物者、结膜炎严重的儿童和婴儿治疗无效者应进行细菌培养和药敏试验，有全身症状的还应进行血培养。

知识链接

结膜分泌物性状

水样分泌物：为稀薄稍带黏性的水样液体，这种分泌物增多往往提示病毒性角结膜炎、早期泪道阻塞、眼表异物、轻微创伤等。

黏性分泌物：常出现在干眼症和急性过敏性结膜炎患者，常表现为黏稠白色丝状物质，与常用的胶水性状十分相似，患者可能还会伴有异物感、眼痒等症状。尤其儿童过敏性结膜炎，清晨醒来时，孩子常说可以从眼睛里拉出丝来，常常就是黏性分泌物。

黏液脓性分泌物：较为黏稠的、略带淡黄色的物质，这类分泌物增多应考虑慢性过敏性结膜炎、沙眼的可能。

脓性分泌物：新生儿出生3～4天内，如果双眼发现大量脓性分泌物，高度提示淋球菌性结膜炎，俗称“脓漏眼”。化脓性泪囊炎的患者也常出现脓性分泌物，一般集中在内眼角。

血性分泌物：分泌物呈淡粉色或明显的血红色，应该考虑眼外伤。眼分泌物呈淡粉或略带血色，应考虑急性病毒性感染，这时患者同时会伴有眼睛红、耳前淋巴结肿大等表现。

（五）治疗

去除病因，抗感染治疗，局部使用广谱抗生素，在确定致病菌属后给予敏感抗生素。根据病情的轻重可选择结膜囊冲洗、局部用药、全身用药或联合用药。切勿包扎患眼。超急性细菌性结膜炎治疗应在诊断性标本收集后立即进行，以减少潜在的角膜及全身感染的发生。成人急性或亚急性细菌性结膜炎一般选择滴眼液。儿童则选择眼膏，避免哭泣时滴眼液随眼泪排出，而且其作用时间更长。慢性细菌性结膜炎治疗基本原则与急性结膜炎相似，需长期治疗。

1. *局部治疗*　当患眼分泌物较多时，可用无刺激性的冲洗剂如3%硼酸水或生理盐水冲洗结膜囊。冲洗时要小心操作，避免损伤角膜上皮，冲洗液勿流入健眼，以免造成交叉传染。局部充分滴用有效的抗生素滴眼液和眼膏。急性阶段每1～2小时1次。目前常使用广谱氨基苷类或喹诺酮类药物，如0.3%妥布霉素、0.3%环丙沙星、0.3%氧氟沙星、0.3%～0.5%左氧氟沙星滴眼液或眼膏。慢性葡萄球菌性结膜炎对杆菌肽和红霉素反应良好，还可适当应用收敛剂如0.25%硫酸锌滴眼液。

2. *全身治疗*　奈瑟菌性结膜炎应全身及时使用足量的抗生素，肌内注射或静脉给药。淋球菌性结膜炎角膜未波及，成人大剂量肌内注射青霉素或头孢曲松钠（菌必治），如果角膜也被感染，加大剂量。青霉素过敏者可用大观霉素（淋必治）。除此之外，还可联合口服阿奇霉素或多西环素，或喹诺酮类药物。新生儿用青霉素，静脉滴注或肌内注射。

（六）预防

急性期患者需隔离，避免传染，防止流行。患者用过的用具须隔离严格消毒，一眼患病应防止感染至另一眼。医生检查患者时，应戴保护眼镜。接触后，预防交叉感染。

二、病毒性结膜炎(viral conjunctivitis)

病毒性结膜炎是一种常见的结膜炎，可由多种病毒引起。临床常见流行性角结膜炎(epidemic keratoconjunctivitis)和流行性出血性结膜炎(epidemic hemorrhagic conjunctivitis)，两者均属传染性极强的结膜炎，且好发于春、夏季节。

(一)病因

流行性角结膜炎由腺病毒8、19、29、37型引起。流行性出血性结膜炎由肠道病毒70型引起，偶可由柯萨奇病毒A24型引起。传染性均极强，可迅速大面积流行。

(二)临床表现

流行性角结膜炎潜伏期5~7天，流行性出血性结膜炎潜伏期短，多在24小时内发病，两者可双眼同时或先后发病。

眼部症状明显，有异物感、疼痛、畏光、流泪，水样分泌物，眼睑水肿，眼球结膜重度充血，球结膜水肿，睑结膜及穹窿部结膜出现大量滤泡，伴有耳前淋巴结肿大(图1-4-2)。

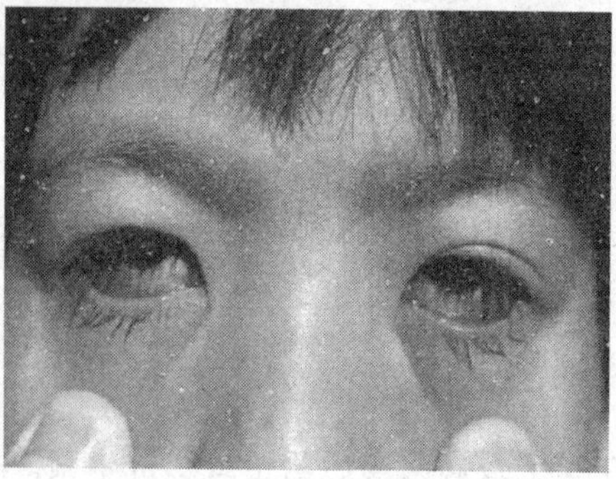

图1-4-2　流行性角结膜炎

流行性角结膜炎发病1周左右多症状再度出现及加重，且开始发生浅层点状角膜浸润，主要位于角膜中央区，视力可略受影响。2~3周后炎症消退，角膜混浊数月至数年吸收，视力多能恢复正常。儿童可伴有发热、咽痛等，且睑结膜可见假膜或真膜。

流行性出血性结膜炎常有球结膜点片状出血。早期角膜上皮有一过性的细小点状上皮性角膜炎。部分患者可有发热及全身肌肉疼痛。本病有自限性，一般持续10天左右或更短。

(三)诊断

根据临床表现可以作出诊断。病毒培养、PCR检测、血清学检查可协助病原学诊断。

(四)治疗

治疗无特殊方法，局部冷敷和使用血管收缩剂可减轻症状，急性期可使用抗病毒药物抑制病毒复制，如干扰素滴眼剂、阿昔洛韦、更昔洛韦等。合并细菌感染时加用抗生素治疗。出现严重的膜或假膜、上皮或上皮下角膜炎引起视力下降时可考虑使用糖皮质激素滴眼液，病情控制后应减少糖皮质激素滴眼液，并注意逐渐减药，不要突然停药，以免复发，注意激素的副作用。

(五)预防

控制传染源，切断传播途径。采取措施减少感染传播。所有接触感染者的器械必须仔细清洗消毒，告知患者避免接触眼睑和泪液，经常洗手。当出现感染时尽可能避免人群之间的接触。医生接触患者后，应常规洗手。

知识链接

结膜炎涂片镜检

细菌性结膜炎涂片多形核白细胞占多数；病毒性结膜炎则是单核细胞特别是淋巴细胞占多数；衣原体结膜炎涂片中性粒细胞和淋巴细胞各占一半；过敏性结膜炎活检标本中见嗜酸性或嗜碱性粒细胞，但结膜涂片中数量很少。

第三节　结膜变性疾病

一、睑裂斑(pinguecula)

睑裂斑是睑裂区角巩膜缘连接处水平性、三角形或椭圆形、隆起的、灰黄色的球结膜结节。

(一)临床表现

鼻侧发生多且早于颞侧，多为双侧性。睑裂部接近角膜缘处的球结膜出现三角形隆起的斑块，三角形基底朝向角膜。睑裂斑通常无症状。偶尔睑裂斑充血，表面粗糙。

(二)治疗

一般无需治疗。睑裂斑发生炎症时，给予作用较弱的激素或非甾体抗炎药局部点眼即可。严重影响外观、反复慢性炎症或干扰角膜接触镜的成功佩戴时可考虑予以切除。

二、翼状胬肉(pterygium)

翼状胬肉是睑裂区肥厚的球结膜及结膜下的纤维血管组织呈三角形侵入角膜，形态似翼状而得名。

(一)病因

发病机制不明。可能与环境因素有关，如紫外线照射、气候干燥、长年接触风尘等。多见于近地球赤道和户外工作的人群，如渔民、农民等。多在睑裂斑的基础上发展而成。

(二)临床表现

单眼或双眼发病。常发生于睑裂部鼻侧球结膜上。多无自觉症状。翼状胬肉伸展侵袭至角膜时，可因牵拉而引起逆规性散光；遮盖瞳孔区时，可影响视力。胬肉肥厚隆起，呈三角形，尖端为头部，角膜缘处为颈部，球结膜上为体部。进行期表现为充血、肥厚，头部前端角膜灰白色浸润(图 1-4-3)。静止期胬肉薄而不充血，颈部和体部血管纤细。

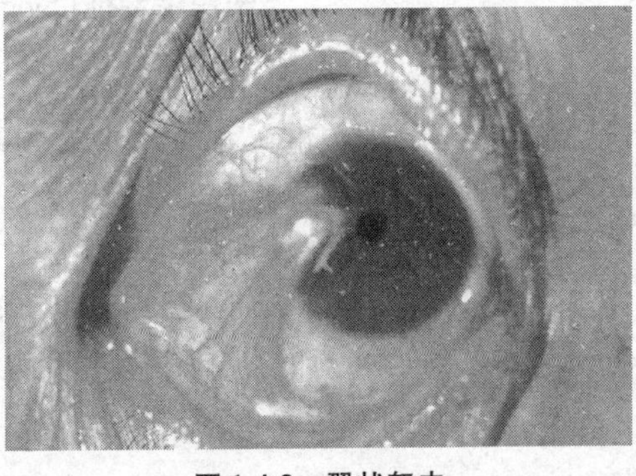

图 1-4-3　翼状胬肉

(三)诊断及鉴别诊断

睑裂区有呈翼状的纤维血管组织侵入角膜，即可诊断。

应与假性翳肉及睑裂斑相鉴别：

1. 假性翳肉　是因炎症或损伤而导致的球结膜与角膜间的粘连，可发生于角膜缘任何部位，没有翼状翳肉的特殊形态。

2. 睑裂斑　多位于鼻侧睑裂部的球结膜上，为三角形、黄白色、微隆起的斑块，其基底朝向角膜。

（四）治疗

小而静止的翳肉不需治疗。如翳肉发展至瞳孔区影响视力或影响美观有手术要者，可手术切除。但有一定的复发率。手术方式有单纯翳肉切除或结膜下转移术，翳肉切除＋球结膜瓣转移、移植或角膜移植术，联合角膜缘干细胞移植、自体结膜移植、局部使用丝裂霉素等可以减少翳肉复发率。

第四节　干眼症

角结膜干燥症（keratoconjunctivitis sicca）又称干眼（dry eye），是指任何原因引起的泪液质或量异常，或动力学异常导致的泪膜稳定性下降，并伴有眼部不适和（或）眼表组织病变为特征的多种疾病的总称。目前认为患者仅具有干眼的症状，但为一过性，只要经过休息或短暂应用人工泪液则恢复正常，且无干眼的各种体征，尤其是没有眼表的损害，亦无引起干眼的局部及全身性原因，这类情况均称之为干眼症。既有症状又有体征者则称为干眼病，合并全身免疫性疾病者则为干眼综合征。

一、临床表现

最常见症状是眼疲劳、异物感、干涩感，其他症状有眼红、烧灼感、眼胀感、眼痛、畏光等。如有上述症状，则应仔细询问病史，寻找可能导致干眼症的病因。对于严重的眼干，应询问是否伴有口干、关节痛。

体征包括球结膜血管扩张、球结膜失去光泽、增厚水肿、皱褶，泪河变窄或中断，有时在下穹窿见微黄色黏丝状分泌物，睑裂区角膜上皮不同程度点状脱落。角膜上皮缺损区荧光素着染，干眼病早期轻度影响视力。晚期出现角膜溃疡、角膜变薄、穿孔，偶有继发细菌感染。角膜瘢痕形成后，严重影响视力。

知识链接

干燥综合征（Sjögren Syndrome，SS）

一种全身外分泌腺（如泪腺、唾液腺等）受累的慢性炎症性自身免疫病，常见症状有眼干、口干、无汗、大便干等，也可以累及全身多个系统。早在1933年，Henrik Sjögren对本病有较详细的报道。因其表现以干燥为主，命名为干燥综合征。诊断标准：①主标准：a. 类风湿关节炎；b. 干燥性角膜炎；c. 涎腺肿大；②副标准：a. 类风湿关节炎病史；b. 腮腺、颌下腺肿胀病史；c. 口干（自觉或检查发现）；d. 眼干发红，异物感。在主标准中三个都具备者可确诊为Sjögren综合征，若只有两个则为可能；若主标准出现一个，副标准出现一个以上者为可疑Sjögren综合征。

二、相关检查

1. 泪液分泌试验　Schirmer 试验(Schirmer test)最为常用。无眼部表面麻醉情况下,测试的是主泪腺的分泌功能,表麻后检测的是副泪腺的分泌功能(基础分泌),观察时间为 5 分钟。正常值为 10～15 mm/5 min,＜10 mm/5 min 为低分泌,反复多次检查泪液分泌量＜5 mm/5 min 提示为干眼。Schirmer 泪液分泌试验相对敏感,操作简便,可重复性差,不能仅凭一次测量结果就确诊或排除干眼症,需多次反复测量,结果一致时则更具有诊断参考价值。

2. 泪膜稳定性检查　泪膜破裂时间(BUT)最为常用,方法是在结膜囊内滴入荧光素钠溶液,被检者瞬目几次后平视前方,测量者在裂隙灯的钴蓝光下用宽裂隙光带观察,从最后一次瞬目后睁眼至角膜出现第一个黑斑即干燥斑的时间,为泪膜破裂时间。正常值为 10～45 秒,＜10 秒为泪膜不稳定。此方法操作简单,易受年龄、种族、睑裂大小、温度、湿度影响。

3. 眼表上皮活性染色

(1)荧光素染色:荧光素钠溶液滴于结膜囊内,生理盐水冲洗后,裂隙灯钴蓝光下观察,阳性代表角膜上皮缺损,提示角膜上皮细胞层的完整性被破坏。干眼最早出现眼表上皮点状染色是发生于结膜,而不是角膜。

(2)虎红染色:角、结膜失活细胞着染为阳性细胞。虎红溶液有较大的刺激性,患者常有明显的眼痛,临床上较难推广。

4. 乳铁蛋白含量测定　泪腺分泌量减少,乳铁蛋白含量也下降,正常人泪液乳铁蛋白含量的正常值为 1.46 mg/ml ± 0.32 mg/ml,40 岁后开始下降,70 岁后明显下降。69 岁以前如低于 1.04 mg/ml,70 岁以后如低于 0.85 mg/ml 则可诊断为干眼。

5. 泪液渗透压的测定　微量泪液收集管从靠近泪阜的泪河处取泪液,用渗透压测量仪进行检测,渗透压≥312 mOsm/L 为阳性,提示有干眼的可能。

三、诊断

干眼检查如 Schirmer test、BUT、眼表上皮活性染色等可以为临床诊断提供一定程度的客观指标。确诊常将病史和几项诊断性检查加以结合。通常根据以下四个方面:①症状;②泪膜不稳定;③眼表面上皮细胞的损害;④泪液的渗透压增加,对干眼症患者作出诊断。

四、治疗

病因治疗:根据不同原因所致的干眼采取不同的治疗手段。

(1)按临床类型:

1)分泌减少型:补充泪液、保存泪液、减少蒸发、增加泪液分泌、抑制炎症和免疫反应。

2)蒸发过强型:主要针对睑板腺功能障碍治疗,抑制炎症、清洁眼睑、减少蒸发。

(2)按病情轻重

1)轻度患者:仅给予黏稠度较小的人工泪液。

2)中度患者:主要应用黏稠度较大、不含防腐剂的人工泪液,或进行泪小点栓塞。

3)重度患者:加用环孢素和泪小点栓塞,最后可考虑泪膜重建手术。

第五节 睑板腺功能障碍

睑板腺功能障碍(meibomian gland dysfunction,MGD)在油性皮肤及年老者中十分常见,是蒸发过强型干眼症的主要原因。

一、临床表现

MGD多见于老年,但是无明显性别差异。症状无特异性,包括眼红、眼部烧灼感、异物感、干燥感,刺激感、痒、视疲劳、视力波动、流泪等。睑缘常增厚,可伴有红斑、过度角化等体征,睑缘后层出现自后向前的血管扩张,睑板腺开口有白色角质蛋白堵塞而凸起变形,挤压后分泌物呈泡沫样、颗粒样或牙膏样。病变进展时睑板腺会有黄色的黏液样分泌物,睑板腺炎症持续多年后,睑板腺广泛萎缩。常见的伴随体征有睑板腺囊肿、结膜结石、结膜充血、乳头增生、角膜点状着色等,严重者出现角膜血管翳、角膜溃疡与睑外翻。

二、诊断

MGD尚没有统一的诊断标准,根据:①睑板腺体缺如;②睑缘及睑板腺开口异常;③睑板腺分泌物数量和质量改变,以上任何一种体征结合症状可诊断MGD。

三、治疗

1. 眼睑的物理清洁　注意眼睑卫生。睑板腺堵塞时可热敷眼睑5~10分钟,软化睑板腺分泌物,然后将手指放于眼睑皮肤面相对睑板腺的位置,边旋转边向睑缘方向推压,以排出分泌物。可用无刺激性的香波或专用药液如硼酸水溶液清洗局部眼睑缘和睫毛。由于夜晚鳞屑堆积,清晨清洗眼睑更有效。

2. 口服抗生素　多西环素口服。需连续服用数周才起效,而且需维持数月。常见副作用是对光敏感,以及引起牙釉质异常,因此8岁以下儿童、孕妇及哺乳期妇女慎用。

3. 局部药物的应用　包括治疗睑缘炎的抗生素滴眼液、短期糖皮质激素滴眼液、不含防腐剂的人工泪液。

案例分析

案例1

患者,女性,56岁,双眼异物感、灼烧感十余年,体检见上睑内翻及倒睫,睑结膜乳头及滤泡增生,以上睑结膜显著,睑板下沟处见白色线状瘢痕,角膜上方见垂帘状血管翳,角膜缘见滤泡瘢痕样改变。此患者最可能的诊断是什么?其诊断标准包括哪些方面?该病能引起哪些常见的并发症?

分析:诊断为沙眼。由阳性体征:睑板下沟处白色线状瘢痕(Arlt线),角膜上方见垂帘状血管翳,角膜缘见滤泡瘢痕样改变(Herbert小凹),可以得到沙眼的诊断。沙眼为常见结膜炎的一种,其诊断标准符合下述标准中的两条:上睑结膜五个以上滤泡,典型的睑结膜瘢痕,角膜缘滤泡或Herbert小凹,广泛的角膜血管翳。沙眼早期引起患者异物感、烧灼感等不适症状,晚期则发生睑内翻倒睫、上睑下垂、睑球粘连、角膜混浊、干眼、慢性泪囊炎等并发症。

案例 2

患者，男性，25 岁，双眼红、痛伴分泌物增多 3 天就诊。自诉无明显诱因出现左眼异物感，刺痛伴大量水样分泌物，1 天后右眼出现相同症状。体征：视力：1.0（双眼），结膜充血（+++），经穹窿部明显，睑裂区结膜可见小片出血，睑结膜表面可见膜状渗出物，剥离后少许渗血，角膜透明，荧光素染色可见散在点状上皮脱失。眼病起病前 2 天有咽喉肿痛史，耳前淋巴结重度肿大。该患者可能诊断是什么？正确的治疗方案是什么？为进一步明确诊断，进行分泌物涂片染色，可能见到的细胞类型是什么？如该患者治疗后眼部刺激症状减轻，水样分泌物减少，起病后 10 天突然眼部刺激症状加重，伴视力下降，角膜出现灶样分布圆点浸润，荧光素染色阳性，病灶之间隔有透明角膜，此时应在原治疗方案的基础上进行何种调整？

分析：依据该病例潜伏期短、起病急等病史，可以首先排除以慢性病程为特点的疾病，睑结膜病变以滤泡增生为主，且为成年人，并且其分泌物为水样液为主，结合患者起病前有咽喉疼痛前驱症状、耳前淋巴结肿大，以及结膜下小片状出血等症状和体征，基本可以诊断为病毒性角结膜炎。临床上基本可以根据结膜炎的基本症状和体征如结膜充血、分泌物增多等作出诊断，但确诊是何病因所致的结膜炎尚需依靠实验室检查。不同类型的结膜炎，其细胞反应也不同。滴眼液是治疗结膜炎最基本的给药途径。对于微生物致病性结膜炎，应选用敏感抗生素和抗病毒滴眼液。必要时可根据病原体培养和药敏试验选择有效药物。重症患者在未行药敏试验之前可用几种混合抗生素滴眼液点眼。腺病毒引起的急性结膜炎发病数天后，角膜可出现弥散的斑点状上皮损害，发病 3～4 周后，上皮下浸润加剧。上皮下浸润是由迟发超敏反应引起，是机体对病毒抗原的免疫反应，可考虑使用糖皮质激素滴眼液，频繁点眼，注意逐渐减量及激素的不良反应。

案例 3

患者，女性，55 岁，诉双眼干涩、异物感 2 年，伴口干及关节痛等全身症状。该患者可能诊断是什么？为进一步明确诊断，对该患者可进行的检查项目是什么？可采取的治疗方法是什么？

分析：Sjogren 综合征是 ATD 的代表类型，其典型的临床表现为眼干、口干和关节痛三联征，因此判断该患者为 Sjogren 综合征。在目前的检查方法中，脂质干涉成像是分析脂质层的技术，Schirmer test 评价的是水样液泪液的分泌量，泪液蕨类结晶则是体现黏蛋白含量的敏感指标。水样液泪液分泌不足的治疗是补充泪液，保存泪液，减少蒸发，减少暴露，减轻炎症。

达标与评价

（一）选择题

1. 属于沙眼并发症的是

A. 睑内翻及倒睫　　B. 慢性泪囊炎　　C. 角膜混浊
D. 睑球粘连　　E. 上睑下垂

2. 下列哪种结膜炎不易形成假膜

A. β溶血性链球菌性结膜炎　B. 单纯病毒性结膜炎　C. 白喉杆菌性结膜炎

D. 包涵体性结膜炎　E. 流行性结膜炎

3. 关于翼状胬肉的手术适应证,何者不对

A. 胬肉妨碍眼球运动　B. 静止期胬肉　C. 胬肉有碍美观

D. 做白内障或角膜移植术前　E. 胬肉遮盖部分或全部瞳孔

4. 关于泪膜破裂时间不正确的说法有

A. 短于5秒示泪液分泌不足　B. 所滴药物为荧光素钠　C. 可出现泪膜破损

D. 用钴蓝色滤光片观察　E. 从睁眼开始计时

(二)简答题

1. 简述沙眼的诊断标准和治疗原则。
2. 简述沙眼的并发症。
3. 简述细菌性结膜炎的治疗原则。
4. 简述病毒性结膜炎的诊断和治疗原则。
5. 如何鉴别翼状胬肉与假性胬肉及睑裂斑?
6. 什么是干眼症?
7. 简述干眼的检查方法。
8. 简述干眼症的治疗。

答案

(一)选择题

1. ABCDE　2. C　3. B　4. A

(二)简答题

略

(卢建民)

第五章　角膜病与巩膜病

目标与任务

目标

1. 掌握:角膜病的病理变化、临床症状及其发展规律,细菌性角膜炎、真菌性角膜炎、单纯疱疹病毒性角膜炎的病因、临床表现、诊断与治疗方法。

2. 熟悉:棘阿米巴角膜炎、角膜软化症的诊断与治疗原则。

3. 了解:巩膜外层炎和后巩膜炎的分类、诊断和治疗。

任务

1. 分组讨论并总结细菌性角膜炎、真菌性角膜炎、单纯疱疹病毒性角膜炎的特点及治疗。

2. 门诊见习角膜炎患者,学习诊治原则。

第一节 角膜病概述

角膜病包括炎症、创伤、变性、营养不良以及先天异常。角膜病是我国主要的致盲性眼病之一。角膜具有无血管、透明、含水成分相对恒定及含有丰富的感觉神经末梢等特点,因此角膜患病后病程长、症状明显,预后多留下永久性混浊。

一、角膜的组织结构和生理

角膜和巩膜共同构成眼球最外层的纤维膜,同时角膜也是重要的屈光间质,是外界光线进入眼内在视网膜上成像的必经通路。从前到后角膜可分为上皮层、前弹力层、基质层、后弹力层和内皮层等五层结构,上皮层表面还覆盖有一层泪膜。

上皮层由非角化鳞状上皮细胞组成。角膜缘部上皮基底层含有角膜缘干细胞,是角膜上皮增殖和修复的来源。角膜基质层由平行排列的纤维小板构成,主要为Ⅰ型胶原。后弹力层是角膜内皮细胞的基底膜,由内皮细胞分泌形成,主要为Ⅳ型胶原。角膜内皮细胞层由六角形细胞构成,其机械屏障,以及特有的离子泵功能可维持角膜相对脱水状态。人类角膜内皮细胞在体内不能再生。损伤超过一定限度时,则导致角膜内皮细胞密度小于临界功能密度(500~800 个/mm^2),从而引起角膜内皮失代偿,导致角膜持续水肿失去透明性。角膜代谢所需的营养物质主要来源于房水中的葡萄糖和通过泪膜弥散的氧。此外,周边角膜还接受来自角膜缘血管循环供应的氧。角膜是机体神经末梢分布密度最高的器官之一。任何深、浅角膜病变(角膜异物、角膜擦伤、角膜炎症)都导致疼痛和畏光,眼睑运动(特别是上睑)可使疼痛加剧。所以角膜的炎症大多伴有畏光、流泪、眼睑痉挛等症状。

二、角膜的病理、生理

角膜上皮是角膜抵御病原微生物侵袭的第一道屏障,当上皮遭受损伤后,极容易发生感染性炎症。上皮层损伤后可再生,不留瘢痕。角膜前弹力层受损后不能再生,可由上皮细胞或瘢痕组织填充。角膜基质层对维持角膜的透明性及抵抗眼内压具有重要作用,损伤后由瘢痕组织修复填补,而使角膜失去透明性。角膜后弹力层受损后可由内皮细胞分泌再生。内皮细胞的屏障功能遭到破坏后,毗邻的内皮细胞向伤口区迁徙,重建完整的内皮结构。角膜是重要的屈光介质,而位于角膜中央的病灶严重影响视力。角膜移植是复明及治疗最有效的手段。

第二节　角膜炎症

一、角膜炎概论

角膜防御能力的减弱，外界或内源性致病因素均可能引起角膜组织炎症，皆统称为角膜炎。

（一）病因

1. 外源性感染　外源性感染是引起角膜炎的常见原因。病原体包括细菌、真菌、病毒、衣原体、棘阿米巴等。

2. 内源性感染　某些全身性疾病可累及角膜。如结核、梅毒、风湿常引起变态反应性炎症。

3. 局部蔓延　结膜、巩膜、虹膜睫状体等邻近组织的炎症可蔓延至角膜。

（二）病理

角膜炎的病因虽不同，但具有共同的病理变化过程。致病因子侵袭角膜引起角膜缘血管充血扩张，炎症细胞及炎性侵入病变区，形成灰白色浸润灶，称为角膜浸润（corneal infiltration）。此时若及时治疗，炎症浸润可以完全吸收愈合，角膜恢复透明。若病情进一步发展，浸润区组织发生变性、坏死、脱落，形成角膜溃疡（corneal ulcer）。此时如果病情得到控制，炎症吸收，溃疡基底部清洁平滑，上皮细胞再生修复溃疡面，溃疡缺损由结缔组织充填而形成瘢痕。若形成的角膜瘢痕性混浊呈云雾状，肉眼不易观察到，通过混浊的角膜能够看清虹膜纹理者，称角膜薄翳（achlys）。若混浊呈灰白色，仍能透见虹膜纹理者，称角膜斑翳（corneal leuconca）。若混浊呈瓷白色，不能透见虹膜者，称角膜白斑（leucoma）。发生溃疡后，病变可继续向深部发展，破坏角膜基质层，暴露出较坚韧的后弹力层，在眼内压的作用下后弹力层膨出（descemetocele），若后弹力层被破坏，则发生角膜穿孔；若角膜穿孔不能愈合，房水不断流出，则形成角膜瘘。角膜瘘可使眼内组织继发感染而致眼内炎，最终因眼球萎缩而导致失明。虹膜组织使穿孔处愈合，则形成粘连性角膜白斑（adherent leucoma fistula）。角膜穿孔和角膜在穿孔修复过程中，若粘连性角膜白斑面积较大，虹膜又与其广泛粘连堵塞房角，使房水流出受阻，可导致继发性青光眼。在高眼压的作用，混杂有虹膜组织的角膜瘢痕呈紫黑色隆起，形似葡萄，称之为角膜葡萄肿（cornea staphyloma）。

（三）临床表现

1. 角膜刺激症状。角膜含有丰富的感觉神经末梢，角膜炎最明显的症状是眼痛，同时伴有畏光、流泪、眼睑痉挛等。

2. 睫状充血。呈紫红色，愈近角膜缘愈明显，是睫状前血管充血所致。

3. 角膜混浊。角膜浸润、角膜水肿、角膜溃疡及角膜瘢痕等均可造成角膜混浊。若病变累及瞳孔区，将导致视力下降。

4. 角膜新生血管。新生血管可促进组织修复，同时也影响了角膜的透明性。

5. 严重角膜炎可并发虹膜睫状体炎。

睫状充血、角膜浸润和角膜溃疡是角膜炎的基本体征。

（四）诊断

1. 临床诊断　根据典型的临床表现，如眼部刺激症状、睫状充血、角膜浸润混浊或角膜溃疡等特征，临床诊断通常不困难。需确定病变是感染性还是非感染性，详细询问患者病史十分重要。感染性角膜炎易感因素包括角膜异物、角膜擦伤、不正确使用角膜接触镜、眼部接触病原体污染的药物或水源等；引起角膜炎的全身疾病如自身免疫性疾病、艾滋病、糖尿病、营养不良、乙醇中毒和其他慢性消耗性疾病。

2. 实验室诊断　溃疡组织刮片染色有助于早期病因学诊断，同时进行细菌、真菌、棘阿米巴培养，进而为角膜感染性疾病选择合适的治疗方案。角膜共焦显微镜适用于感染性角膜炎的早期病因诊断，也可作为判定治疗是否有效的一个指标，并且对于棘阿米巴角膜炎和真菌性角膜炎具有较高的诊断价值。

（五）治疗

去除病因，促进溃疡愈合，减少瘢痕形成是角膜炎的治疗原则。

1. 细菌性角膜炎宜选用敏感的抗生素进行治疗。首先应根据经验和疾病严重程度，使用对病原体有效的或广谱抗生素治疗，待实验室检查结果证实病原菌后，再进一步调整给予敏感抗生素治疗。

2. 抗真菌药物是治疗真菌性角膜炎的重要手段。临床上多采用联合用药以提高疗效，病情严重者可配合全身用药。

3. 单纯疱疹病毒性角膜炎可使用高选择性抗疱疹病毒药物治疗，联用干扰素可提高疗效。

4. 糖皮质激素的应用要严格掌握适应证，若使用不当，可致病情恶化甚至角膜穿孔致盲。细菌性角膜炎急性期一般不宜使用糖皮质激素，慢性期病灶愈合后可酌情使用。真菌性角膜炎禁用糖皮质激素，单纯疱疹病毒性角膜炎原则上只能用于非溃疡型的角膜基质炎。

5. 并发虹膜睫状体炎时，可用短效散瞳剂托吡卡胺滴眼液滴眼和阿托品滴眼液或眼膏散瞳。

6. 药物治疗无效溃疡穿孔或即将穿孔者，应采取治疗性角膜移植手术。

二、单纯疱疹病毒性角膜炎（herpes simplex keratitis，HSK）

单纯疱疹病毒性角膜炎简称单疱性角膜炎，为最常见的角膜溃疡，在角膜病中致盲率居第一位。本病的临床特点为反复发作，角膜混浊逐次加重，最终导致失明。

知识链接

单纯疱疹病毒（herpes simplex virus，简称 HSV）

HSV 是人类最常见的病原体，人是其唯一的自然宿主。此病毒存在于患者、恢复者或者是健康带菌者的水疱疱液、唾液及粪便中，传播方式主要是直接接触传染，亦可通过被唾液污染的餐具而间接传染。HSV 感染现已成为世界上第四大传染病。HSV 主要有两个血清型：HSV-1 和 HSV-2。HSV-1 主要侵犯躯体腰以上部位，可引起口腔、唇、眼、脑及腰以上部位感染，多为隐性感染，并不表现出症状；HSV-2 侵及躯体腰以下部位，主要是生殖器，它是引起性病的主要病原体之一。

(一)病因

大多数病例由单纯疱疹病毒Ⅰ型感染所致。分为原发感染和复发感染。前者常发生头、面部皮肤及黏膜组织的感染,病毒经感觉神经末梢到达神经元的细胞核,以潜伏状态存在。当机体在特殊状态下,如感冒、发热、疲劳、使用糖皮质激素或免疫抑制剂后,潜伏的病毒被激活,沿着神经轴突逆行到感觉神经末梢,引起感染者,称为复发感染。

(二)临床表现

1. 原发感染　角膜呈现点状或树枝状病变,称为点状或树枝状角膜炎,还可表现为急性滤泡性或假膜性结膜炎、眼睑皮肤疱疹等。荧光素钠染色阳性,常见于幼儿,伴有发热及耳前淋巴结肿痛。

2. 复发感染　分为以下三种类型:

(1)树枝状或地图状角膜炎(dendritic keratitis):患者有轻度的眼部刺激症状。初起角膜上皮出现灰白色小疱,排列成串,称为角膜疱疹。破溃融合形成树枝状角膜缺损,常位于角膜中央,病变区角膜知觉减退(图1-5-1)。病变可继续扩展、融合、加深,形成地图状角膜溃疡。大多数患者经治疗后,溃疡可在2~4周内愈合,但角膜水肿、角膜炎性病灶、树枝状角膜炎症浸润可长达数月。

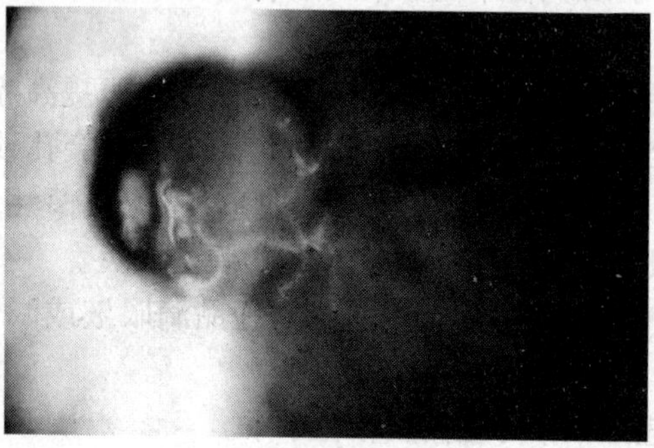

图1-5-1　树枝状角膜炎

(2)盘状角膜炎(disciform keratitis):是一种常见的角膜基质炎,常见于以往发生过炎症的复发病例或局部免疫反应所致。充血、刺激症状轻微,角膜中央区基质呈现灰白色盘状水肿,角膜上皮完整,常伴有虹膜睫状体炎。

(3)坏死性角膜炎(necrotizing keratitis):是一种严重的角膜基质炎。病程长,常见于多次复发的病例,表现为角膜基质炎性浸润、坏死、新生血管及瘢痕。

(三)诊断

根据病史、角膜树枝状、地图状溃疡灶或盘状角膜基质炎等体征可以作出诊断。实验室检查有助于诊断,如角膜上皮刮片发现多核巨细胞、角膜病灶分离到单纯疱疹病毒、单克隆抗体组织化学染色发现病毒抗原。PCR技术可检测角膜、房水、玻璃体内及泪液中的病毒DNA,是印证临床诊断的一项快速和敏感的检测方法。

(四)治疗

总体治疗原则为抑制病毒在角膜里的复制,并减轻炎症反应引起的角膜损害。选用阿昔洛韦滴眼液、眼膏,安西他滨滴眼液,碘苷等滴眼液或眼膏,或干扰素与抗病毒药物联合应用。树枝状和地图状角膜溃疡禁用糖皮质激素,否则导致感染扩散。对盘状角膜炎,糖皮质激素与抗病毒药物可同时应用。已穿孔的病例可行治疗性穿透角膜移植术。严重的角膜瘢痕影响视力,穿透性角膜移植是复明的有效手段,但手术宜在静止期进行为佳。

三、细菌性角膜炎(bacterial keratitis)

细菌性角膜炎是由细菌感染引起、角膜上皮缺损及缺损区下角膜基质坏死的化脓性角膜炎,又称为细菌性角膜溃疡(bacterial corneal ulcer)。病情多较危重,可发生角膜溃疡穿孔,甚至眼内炎,最终眼球萎缩。即使炎症得到控制,也残留角膜瘢痕、角膜新生血管或角膜葡萄肿等后遗症,严重影响视力甚至失明。

(一)病因

多发生在角膜外伤后或者剔除角膜异物后的感染。常见的致病菌包括金黄色葡萄球菌、链球菌、肺炎双球菌、假单胞菌等。慢性泪囊炎分泌物中的细菌、存在于结膜囊中的条件致病菌等也可引起角膜感染。

(二)临床表现

起病急,发展快。表现为眼痛、畏光、流泪、眼睑痉挛等。睫状充血或混合充血,伴有球结膜水肿。病变早期可见角膜灰白或灰黄色浸润灶,邻近组织水肿。浸润灶迅速扩大、坏死、脱落,形成溃疡。革兰阳性球菌感染者,多表现为圆形或椭圆形局灶性病变。肺炎球菌感染者,多呈中央较深,带有匍行性边缘的溃疡,后弹力层可见放射状皱褶,常伴有前房积脓(图1-5-2)。革兰阴性细菌所引起的角膜炎表现为迅速发展的角膜溶解、坏死、穿孔。特别是铜绿假单胞菌感染,如不及时控制,数日内可发生整个角膜坏死穿孔,眼球内容脱出或眼内炎。

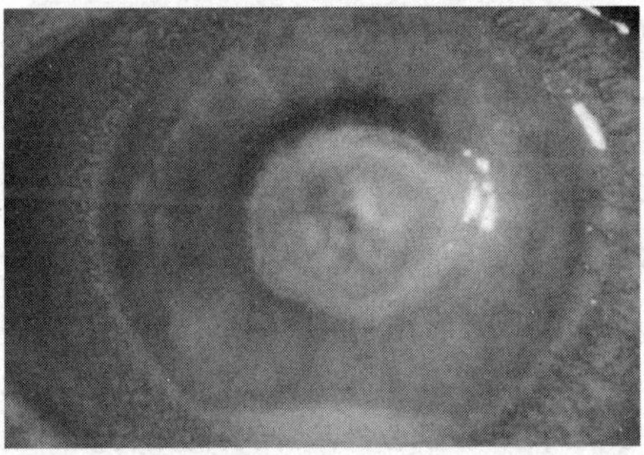

图1-5-2　细菌性角膜炎

(三)诊断

根据角膜感染的症状和体征可作出诊断。症状体征不典型者,需要根据实际情况仔细分析判断。药物治疗前,从浸润灶刮取坏死组织,涂片染色找到细菌,结合临床特征可作出初步诊断。病原学诊断需行细菌培养,同时应进行药敏试验以指导治疗。

(四)治疗

急性期高浓度抗生素滴眼液(妥布霉素或头孢唑啉+氟喹诺酮类滴眼液)高频率点眼,使角膜基质很快达到抗生素的有效治疗浓度。病情稳定后,逐渐减少滴眼次数,睡前抗生素眼膏涂眼。有条件者要在用药前做细菌学检查及药敏试验,根据检查结果,及时调整使用有效抗生素。并发虹膜睫状体炎者应给予阿托品滴眼液或眼膏散瞳。局部可使用胶原酶抑制剂,口服维生素C、B等药物。病情不能控制,可能导致角膜穿孔者,可考虑治疗性角膜移植术。

四、真菌性角膜炎(fungal keratitis)

真菌性角膜炎是由真菌导致的感染性角膜病变。

(一)病因

常发生在植物性角膜损伤后,如农作物擦伤,也可发生在角膜手术后。主要致病菌为镰刀菌、曲霉菌、念珠菌和酵母菌等。此外,真菌性角膜炎也与全身或眼局部大量使用广谱抗生素、糖皮质激素或免疫抑制剂有关。

（二）临床表现

起病缓慢，亚急性病理，刺激症状较轻，伴视力下降。角膜浸润灶呈白色或乳白色、致密，表面欠光泽呈牙膏样或苔垢样外观，溃疡周围有胶原溶解形成的浅沟或荒原抗体反应的免疫环。有时在角膜感染灶旁可见伪足或卫星样浸润灶，角膜后可有斑块状沉着物。前房积脓呈灰白色，黏稠或呈糊状（图1-5-3）。

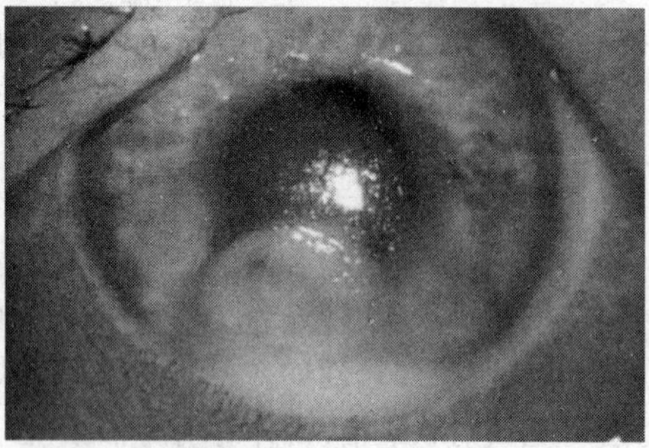
图1-5-3 真菌性角膜炎

（三）诊断

根据病史、角膜病灶特征可作出初步诊断。确诊需实验室检查，包括角膜刮片染色、真菌培养、角膜组织活检及共焦显微镜检查等。

（四）治疗

选用抗真菌滴眼剂滴眼，常用的滴眼剂有咪康唑、两性霉素B、那他霉素、氟胞嘧啶等滴眼剂，每小时1次，晚上涂眼膏。病情严重者咪康唑球结膜下注射，必要时可全身给药。伴有虹膜睫状体炎者，使用阿托品滴眼液或眼膏，本病禁用糖皮质激素。对药物治疗无效病例，需手术治疗。

知识链接

棘阿米巴与角膜

棘阿米巴原虫广泛存在于自然界，与人类接触的机会较多。1974年，Nagington等首次报道棘阿米巴角膜炎。棘阿米巴造成角膜感染需以下条件：①致病性棘阿米巴容易黏附于损伤的角膜上皮，因种的不同，其黏附性、致病力及病程亦有不同；②机体免疫力下降时，如使用免疫抑制剂、糖皮质激素及低蛋白等，棘阿米巴容易侵入角膜；③结膜囊微环境改变，如菌群失调、pH改变等，可增加棘阿米巴的侵袭力；④隐形眼镜的影响，但是不能把是否佩戴隐形眼镜作为诊断棘阿米巴角膜炎的主要依据。

第三节 巩膜炎

巩膜主要由胶原纤维和弹力纤维致密交织组成，细胞和血管结构少，不易发病。但是一旦出现发病，则病程长、组织修复能力及药物治疗效果差。

一、病因

1. 与全身感染性疾病有关，如结核、麻风、梅毒、带状疱疹等，或与感染病灶引起的变态反应相关。

2. 与自身免疫性结缔组织疾病相关，如系统性红斑狼疮、类风湿关节炎、多发性结节性动脉炎等。

3. 与代谢性疾病相关，如痛风。

4. 与其他原因，如结膜、角膜、葡萄膜、眶内等邻近组织的炎症，创伤相关。

二、临床表现

（一）巩膜外层炎（episcleritis）

巩膜表层组织的炎症，好发于女性，多发生在角膜缘至直肌附着点的区域内，具有复发性、自限性。临床上分为两种类型：

1. 结节性巩膜外层炎（nodular episcleritis）　较常见，常急性发病，以局限性、充血性结节样隆起为特征。结节多为单发，也可表现为多个结节。结节呈暗红色，圆形或椭圆形，直径2～3 mm，可被推动；结节及周围结膜充血和水肿，有疼痛和压痛以及轻度刺激症状，但视力一般不受影响。患者可多次复发，长期在同一部位反复发作可使局部巩膜变薄。

2. 周期性巩膜外层炎（periodic episcleritis）　呈周期性发作，妇女多在月经期发作，有轻微眼痛及灼热感。病变区表层巩膜及球结膜弥漫性充血水肿，复发部位不固定（图 1-5-5）。

（二）巩膜炎（scleritis）

巩膜基质层的炎症，病情及预后重于巩膜外层炎。病变位于眼球赤道前部者称前巩膜炎，发生在赤道后部者称后巩膜炎。

1. 前巩膜炎（anterior scleritis）　巩膜呈紫红色充血、肿胀、压痛、结节状隆起者，称结节性前巩膜炎（nodular anterior scleritis）（图 1-5-6）。巩膜弥漫性充血，伴球结膜水肿者称弥漫性前巩膜炎（diffuse anterior scleritis）。如双眼发病，引起视力损害，受累巩膜可坏死变薄，暴露出脉络膜，称坏死性巩膜炎（necrotizing scleritis）。

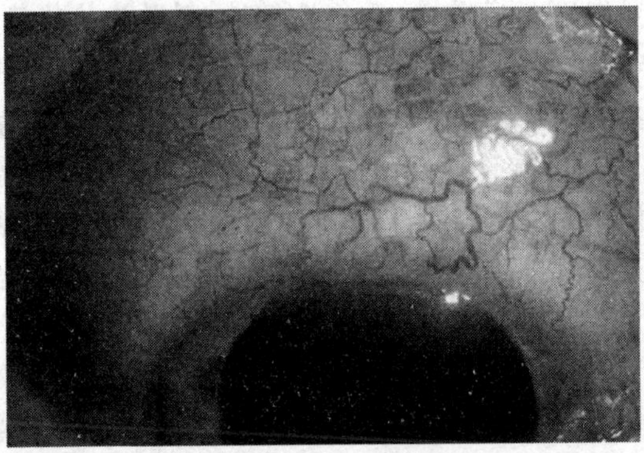

图 1-5-5　巩膜外层炎

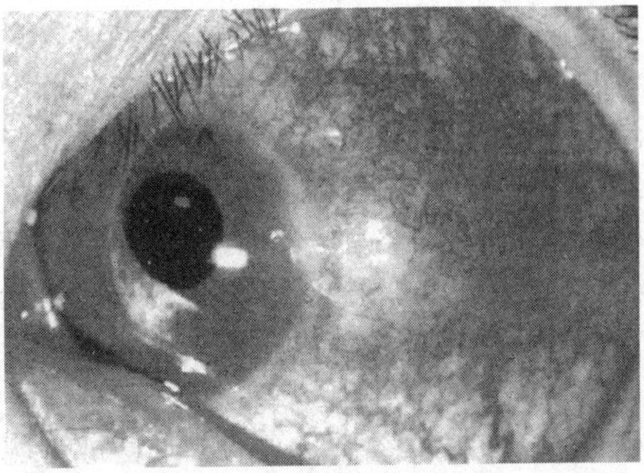

图 1-5-6　结节性前巩膜炎

2. 后巩膜炎（posterior scleritis）　是发生在赤道后巩膜的一种肉芽肿性炎症，本病少见。一般眼前段无明显变化，诊断较困难。可表现为不同程度的眼痛，视力减退。重症者眼睑及球结膜水肿、眼球突出或复视，合并葡萄膜炎、视盘水肿、渗出性视网膜脱离。眼 B 超、CT 或 MRI 显示后部巩膜增厚，有助诊断。

知识链接

巩膜外层炎与结膜炎和巩膜炎鉴别要点

(1)结膜的血管可推动,结膜炎时,充血为弥漫性,且多伴有分泌物;而表层巩膜血管相对不可移动,巩膜外层炎多局限在角膜缘至直肌附着点的区域内,不累及睑结膜,充血的血管呈放射状垂直走行,从角膜缘向后延伸。

(2)巩膜外层炎的充血和水肿仅局限在巩膜表层,不累及其下的巩膜,通过裂隙灯光束可清楚辨认。其充血多呈暗红色,滴肾上腺素后血管迅速变白,而更为深层的巩膜炎充血后颜色为紫红色,滴肾上腺素后也不易退色。

(三)治疗

巩膜炎的治疗原则首先是去除病因,局部或全身应用糖皮质激素,或选用非甾体类抗炎药、免疫抑制剂等药物。并发虹膜睫状体炎时,应用阿托品散瞳。对坏死、穿孔的巩膜可试行异体巩膜修补术。

案例分析

案例1

患者,男性,45岁,农民,右眼被树枝划伤后红痛伴视力下降15天,视力0.02,刺激征(+),结膜混合性充血,角膜中央偏鼻下方有5 mm×4 mm灰白色致密斑块状隆起病灶,边缘有沟状凹陷,深层基质有羽毛状浸润,前房灰白积脓约2 mm。该患者可能诊断是什么?应与其他的化脓性角膜溃疡如何鉴别?确定诊断应采取何种检查?应如何治疗?

分析:根据患者有植物性角膜外伤史(树枝划伤),起病缓慢,亚急性经过,刺激症状较轻,伴视力障碍。角膜浸润灶呈白色,致密,表面欠光泽呈牙膏样或苔垢样外观,溃疡周围有胶原溶解形成的浅沟,以及黏稠前房积脓等体征,可以初步判断真菌性角膜溃疡的可能性大。细菌性角膜溃疡多为圆形或椭圆形脓肿病灶,可以鉴别。初步诊断后,对角膜进行刮片染色或病原体培养,明确感染类型,然后使用敏感药物进行有针对性的治疗。真菌性角膜溃疡使用糖皮质激素可增强菌丝的侵袭能力,造成感染的扩散,因此忌用。当药物治疗无效时,应尽快实施治疗性角膜移植,避免角膜穿破形成眼内炎。

案例2

患者,女性,6个月,出生后双眼畏光,不愿睁眼,对光反应不敏感。检查:双眼球结膜干燥而粗糙,结膜明显混合充血,睑裂处角膜缘可见泡沫状三角形上皮角化斑,角膜上皮干燥无光泽,余前节及眼底未见异常。患儿全身营养状况差,泥膏样面容,哭声小儿嘶哑。该患者可能诊断是什么?最佳治疗方案是什么?

分析:角膜软化症是由于缺乏维生素A的高度营养障碍造成的早期角膜、结膜上皮干燥、变质,晚期出现角膜基质层的坏死、崩溃。多见于3岁以下儿童,临床上可分为角结膜干燥期、角膜软化期的两个阶段。出现于结膜干燥期的结膜Bitot斑,为睑裂部角膜缘两侧球结膜上白色泡沫状干燥斑,不能为泪液湿润。治疗角膜软化症最好选择干燥前期,治疗原则为改善营养状况，防止角膜继发感染。

达标与评价

(一)选择题

1. 眼部滴用糖皮质激素的适应证不包括
A. 泡性结膜角膜炎　　B. 角膜基质炎　　C. 病毒性角膜炎
D. 春季卡他性结膜炎　　E. 虹膜睫状体炎
2. 病毒性角膜炎的特征为
A. 溃疡呈匍行性扩张　　B. 角膜向前圆锥状突起　　C. 溃疡呈树枝状
D. 溃疡呈大片坏死　　E. 溃疡呈地图状
3. 关于树枝状和地图状角膜炎的治疗，何者错误
A. 可全身应用抗病毒药物　　B. 必要时可应用干扰素
C. 局部点用阿昔洛韦滴眼液等　　D. 可适量应用糖皮质激素
E. 局部涂红霉素眼膏
4. 关于真菌性角膜炎临床表现，哪一项不正确
A. 起病较缓慢，病程长
B. 表面坏死组织易于剔除
C. 可伴有前房积脓
D. 病灶灰白色，无光泽，病灶湿润而粗糙，表面微隆起
E. 溃疡周围出现浅沟或免疫环，并可见"卫星灶"
5. 角膜溃疡呈不规则状，表面粗糙、干燥，溃疡底呈白色、灰白色，溃疡边缘不规则，边界清楚，这种角膜溃疡常见于
A. 单疱病毒性角膜炎　　B. 真菌性角膜炎　　C. 铜绿假单胞菌性角膜炎
D. 角膜基质炎　　E. 淋菌性角膜炎
6. 关于巩膜外层炎，下列哪项不对
A. 表层巩膜血管充血，滴用肾上腺素后不易退色
B. 症状较轻微
C. 是一种自限性疾病，无需特殊处理
D. 是一种复发性、暂时性、自限性巩膜表层组织的非特异性炎症
E. 女性多见
7. 有关后巩膜炎，下列何者错误
A. 可有视力明显减退　　B. 眼部疼痛　　C. 眼球运动受限及复视
D. B 超、CT、MRI 对诊断帮助不大　　E. 是发生于赤道后方巩膜的一般肉芽肿性炎症

(二)简答题

1. 简述角膜炎症的病理变化过程。
2. 简述大泡性角膜病变的发病机制。
3. 简述影响角膜组织保持相对脱水状态的有关因素。

4. 简述角膜炎症的治疗原则。
5. 简述单纯疱疹病毒性角膜炎的临床表现及治疗原则。
6. 简述铜绿假单胞菌性角膜溃疡的临床表现及抗生素的选择。
7. 简述真菌性角膜炎的临床表现及治疗原则。
8. 简述巩膜炎的临床表现、鉴别诊断及治疗原则。

答案

(一)选择题

1. C 2. CE 3. D 4. A 5. B 6. C 7. D

(二)简答题

略

(张延凤)

第六章 晶状体病

目标与任务

目标

1. 掌握:白内障的定义、分类和检查方法,年龄相关性白内障的病因、临床表现和治疗原则。
2. 熟悉:先天性白内障、外伤性白内障、并发性白内障的临床表现和治疗原则。
3. 了解:白内障手术适应证及手术方法,低血钙性白内障、糖尿病性白内障、后发性白内障、药物及中毒性白内障的临床表现和治疗原则。

任务

1. 复习年龄相关性白内障的临床表现、临床分期和治疗原则。
2. 门诊见习白内障患者,手术室观摩白内障手术,学习诊疗原则。

晶状体为双凸面、无血管的透明组织。晶状体的主要病变是透明性以及位置的改变,这些病变都会产生严重视力障碍。当房水成分和晶状体囊膜的通透性发生改变或晶状体代谢紊乱时,晶状体发生混浊称为白内障。白内障可按不同方法进行分类,按病因可分为年龄相关性、外伤性、并发性、代谢性、中毒性、辐射性、发育性和后发性白内障等;按晶状体混浊部位分为皮质性、核性和囊膜下白内障等;按发病时间分为先天性和后天获得性白内障等;按晶状体混浊形态分为点状白内障、花冠状白内障和绕核性白内障等。白内障引起的症状主要有视力障碍、对比敏感度下降、近视、单眼复视或多视、畏光和眩光、色觉敏感度下降和不同程度的视野缺损等。

第一节　年龄相关性白内障

年龄相关性白内障(age-related cataract)又称老年性白内障(senile cataract),多见于中老年人,随着年龄增长,患病率明显增高。其发病原因复杂,可能是环境、营养、代谢和遗传等多种因素综合作用的结果。流行病学研究证明紫外线照射、过量饮酒、吸烟、动脉硬化等与白内障相关。老年性白内障可分为皮质性白内障、核性白内障和后囊膜下白内障。

一、临床表现

多为双眼同时或先后发病,严重程度可不一致,呈渐进性、无痛性视力减退。由于在病变的过程中,晶状体吸收水分,导致晶状体纤维肿胀,因而注视灯光时存在虹视现象、单眼复视或多视。部分患者还会出现畏光和眩光。

1. 皮质性白内障(cortical cataract)　最为常见。按发展过程分为四期。

(1)初发期(initial phase):皮质内出现空泡、水裂和板层分离。空泡为圆形透明小泡,位于前、后皮质中央部或晶状体缝隙附近。水裂的形态不一,从周边向中央逐渐扩大。板层分离多位于深层,呈羽毛状。晶状体前、后皮质周边部出现放射状楔形混浊,其基底位于赤道部,尖端指向晶状体中心,这些混浊在赤道部汇合,最后形成轮辐状混浊;或在晶状体某一象限融合成小片或大片混浊。此时晶状体的瞳孔区尚未累及,一般不影响视力。晶状体混浊发展缓慢,可持续数年。

(2)膨胀期(intumescent stage):又称未熟期(immature stage)。晶状体混浊继续加重,晶状体皮质因吸收水分而膨胀,增大的晶状体将虹膜向前推移,前房变浅,可诱发急性闭角型青光眼。裂隙灯检查可见晶状体呈不均匀的灰白色混浊,有水泡、水裂隙和透明皮质。以斜照法检查晶状体时,投照侧虹膜在深层混浊皮质上形成新月形阴影,称为虹膜投影,为本期白内障特点。患眼视力明显减退,眼底难以看清。

(3)成熟期(mature stage):膨胀期之后,晶状体内水分和分解产物从囊膜内溢出,晶状体又恢复到原来体积,前房深度恢复正常。晶状体完全混浊,虹膜投影消失。视力降至眼前手动或光感,但光定位和色觉正常,眼底不能窥入(图1-6-1)。从初发期到成熟期可经数月至数十年不等。

(4)过熟期(hypermature stage):如果成熟期持续时间过长,一般经过数年后晶状体内水分继续丢失,晶状体体积变小,囊膜皱缩,有不规则的白色斑点及胆固醇结晶,前房加深,虹膜震颤,晶状体皮质分解液化呈乳糜状,棕黄色硬核沉于囊袋下方,可随体位变化而移动,称为Morgagnian白内障(图1-6-2)。当晶状体核下沉后,视力可突然提高。此期若液化的皮质渗漏到晶状体囊膜外时,可引起晶状体蛋白过敏性葡萄膜炎和晶状体溶解性青光眼。过熟期白内障的晶状体悬韧带常发生退行性变,容易发生晶状体脱位。当患眼受到剧烈震动后可使晶状体囊膜破裂,晶状体核脱入前房或玻璃体内可引起继发性青光眼。

2. 核性白内障(nuclear cataract)　发病较早,一般40岁左右开始,进展缓慢。混浊开始于胎儿核或成人核,前者较多见,逐渐发展到成人核完全混浊。初期晶状体核呈黄色,很难与核硬化相鉴别。核硬化是生理现象,由于晶状体终身生长,晶状体核密度逐渐增加,颜色变深,透明度降低,对视力无明显影响。由于晶状体的中央和周边部的屈光力不同,形成晶状体双焦距,可产生单眼复视或多视。散瞳后检查晶状体中央呈盘状混浊,眼底检查仅由周边部看清。

核性白内障以后逐渐变为棕黄色或棕黑色，视力明显减退，眼底后极部看不清。晶状体核的这种改变可以持续很久而不变。

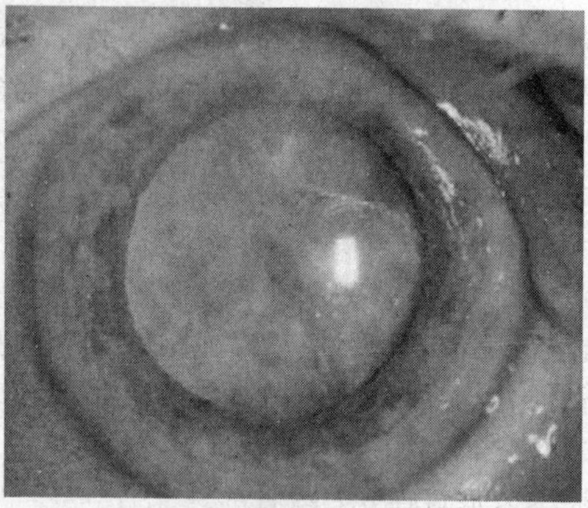
图 1-6-1　年龄相关性白内障(成熟期)

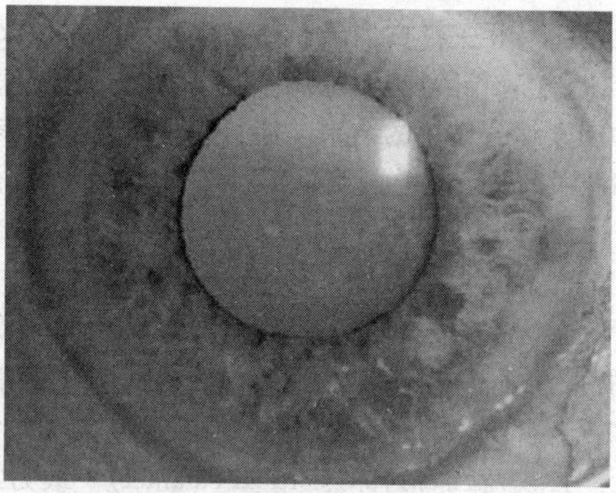
图 1-6-2　年龄相关性白内障(过熟期)

3. *后囊膜下白内障*(subcapsular cataract)　后囊膜下浅层皮质出现棕黄色混浊，其中有小空泡和结晶样颗粒，外观似锅巴状。由于混浊位于视轴，早期即出现视力障碍。后期可合并晶状体皮质和核混浊，可发展为成熟期白内障。

二、诊断

散大瞳孔后，以检眼镜或裂隙灯显微镜检查晶状体。根据晶状体混浊的形态和视力情况可以作出明确诊断。当视力减退与晶状体混浊情况不相符时，应进一步检查，寻找导致视力下降的其他病变，避免因为晶状体混浊的诊断而漏诊其他眼病。

三、治疗

目前尚无有效药物，仍以手术治疗为主。

1. *药物治疗*　虽然多年来寻找有效药物预防和延缓年龄相关性白内障的发生和发展，但目前尚无使晶状体代谢恢复正常或使混浊吸收的药物，故药物治疗效果不肯定。

2. *手术治疗*

(1)手术时机选择：既往认为白内障成熟期为最佳手术时机，由于显微手术技术的进步以及人工晶状体的广泛应用，当白内障引起视力下降，影响工作和生活时，即可手术治疗。

(2)术前检查

1)全身检查：①血压：应控制在正常或接近正常范围；②血糖：对于糖尿病患者空腹血糖最好控制在 8.3 mmol/L(150 mg%)以下；③胸透、心电图和肝功能等检查，除外严重的心、肺和肝脏疾病；④血、尿常规及出、凝血时间检查。

2)眼部检查：①视功能检查：未成熟期白内障可检查远近裸眼视力、矫正视力；成熟期白内障需检查光感、光定位和红绿色觉。②裂隙灯检查：包括角膜情况，有无虹膜炎症，晶状体混浊情况及晶状体核硬度分级。核由软变硬的过程中伴随着颜色的变化，颜色越深，核就越硬。评价晶状体核硬度对于选择白内障手术方式有重要意义。③测量眼压：了解是否合并青光眼。

④测量角膜曲率和眼轴长度,以计算人工晶状体度数。⑤尽可能地了解眼后节的情况,以便判断术后恢复情况。⑥如病情需要,应行角膜内皮镜、眼电生理及眼 B 超检查。⑦冲洗泪道和结膜囊。⑧术眼滴用抗生素滴眼液。⑨术前尽量散大瞳孔。

知识链接

Emery 核硬度分级标准(五级)

Ⅰ级:晶状体透明,无核,软性。

Ⅱ级:晶状体核呈黄白色或黄色,核软。

Ⅲ级:晶状体核呈深黄色,中等硬度核。

Ⅳ级:晶状体核呈棕色或琥珀色,硬核。

Ⅴ级:晶状体核呈棕褐色或黑色,极硬核。

(3)手术方法

1)白内障囊内摘除术(intracapsular cataract extraction, ICCE):将包括囊膜在内的晶状体完整摘除,操作较简单,可以不在手术显微镜下完成,但发生玻璃体脱出和视网膜脱离等并发症的概率大。

2)白内障囊外摘除术(extracapsular cataract extraction, ECCE):摘除晶状体核及皮质,保留晶状体后囊膜。减少了术中并发症,避免术后发生玻璃体疝、玻璃体与角膜内皮层接触所致的角膜内皮损伤,并为后房型人工晶状体植入准备了条件。但手术切口大,术后角膜散光,视力恢复慢。

3)白内障超声乳化术(phacoemulsification):该术式也是白内障囊外摘除术,应用超声乳化仪将晶状体核粉碎成乳糜状后吸出。由于手术切口小,愈合快,术后角膜散光小,手术用时短,反应轻,视力恢复迅速等优点,已成为白内障的首选术式。

知识链接

白内障超声乳化技术

白内障超声乳化技术是眼科显微手术的一场革命。自 1967 年美国的 Kelman 医生发明了第一台超声乳化仪并用于临床,之后经过众多眼科专家 30 多年不断改进、完善,白内障超声乳化技术已成为世界公认的、先进而成熟的手术方式。超声乳化目前在发达国家已普及,我国自 1992 年开始引进并推广。进行手术时,在术眼角膜或巩膜的小切口处伸入超乳探头将浑浊的晶状体和皮质击碎为乳糜状后,借助抽吸灌注系统将乳糜状物吸出,同时保持前房充盈,然后植入人工晶状体。超声乳化技术真正实现了切口小、无痛苦、手术时间短,是快速复明的理想手术方法。

(4)白内障术后的视力矫正:白内障摘除后的无晶状体眼呈高度远视状态,一般达 +8 ~ +12 D,为矫正视力可植入人工晶状体或术后佩戴框架眼镜及角膜接触镜。

1)人工晶状体:为无晶状体眼屈光矫正的最好方法,已广泛应用。后房型人工晶状体仅使物像放大1%~2%，术后可迅速恢复视力、双眼单视和立体视觉，无环形暗点，周边视野正常。

2）框架眼镜：多是以往采用的视力矫正方法。采用高度正球面镜片。此法经济、方便，但物像放大20%~35%，如果单眼佩戴，双眼物像不等，不能融合而发生复视。佩戴后还可产生环形暗点、视野缩小及球面像差等。

3）角膜接触镜：物像放大7%~12%，无环形暗点，周边视野正常。可用于单眼白内障术后，但摘戴不便，且易继发角膜、结膜病变。

第二节　先天性白内障

先天性白内障（congenital cataract）为出生时或出生后第一年内发生的晶状体混浊。其病因有内源性和外源性两种。外源性与母体在怀孕前3个月内患某些疾病有关，如病毒感染（风疹、麻疹、外源性腮腺炎、水痘等）、甲状腺功能低下、营养和维生素极度缺乏、糖尿病和应用某些药物等。内源性与染色体基因异常有关。先天性白内障是造成儿童失明和弱视的重要原因。

一、临床表现

多为双侧、静止性，少数出生后继续发展。根据晶状体混浊部位、形态和程度分为多种类型，常见前、后极白内障、绕核性白内障、核性白内障、点状白内障、全白内障和膜状白内障等。此外，先天性白内障常合并其他眼病或异常，如斜视、眼球震颤、先天性小眼球、视网膜和脉络膜病变、晶状体脱位或缺损、先天性无虹膜、先天性脉络膜缺损、永存瞳孔膜等。

二、治疗

治疗主要目的是恢复视力。如前极、冠状和点状白内障，对视力影响不大，一般不需手术，可定期观察。明显影响视力者，如绕核性白内障、后极性白内障、全白内障，可选择手术治疗，手术越早预后越好。术后需进行屈光矫正和视力训练，防治弱视，并促进融合功能的发育。由于显微手术技术和人工晶状体质量的提高，先天性白内障术后植入人工晶状体已被广泛接受，最小年龄一般掌握在2岁。

第三节　其他类型的白内障

一、外伤性白内障（traumatic cataract）

眼球穿通伤、钝挫伤、爆炸伤、辐射伤和电击伤等引起的晶状体混浊称为外伤性白内障。多见于儿童或年轻人，常单眼发生。由于创伤的性质和程度不同，临床表现差异较大。

（一）临床表现

1. 眼部钝挫伤所致白内障

（1）挫伤时，瞳孔缘部虹膜色素上皮脱落，附贴在晶状体前表面称Vossius环混浊，相应的囊膜下出现混浊，可在数日后消失，或可长期存在。

（2）当晶状体受到钝挫伤后，其纤维和晶状体核缝隙的结构受到破坏，液体向着晶状体缝隙间和板层流动，形成放射状混浊，可在伤后数小时或数周内发生，可被吸收或永久存在。

(3)伤后晶状体囊膜完整性受到影响，渗透性改变，可引起浅层皮质混浊，形成绕核性白内障。

(4)严重钝挫伤可致晶状体囊膜，尤其是后囊膜破裂，房水进入晶状体内而致混浊。囊膜破裂口小时可形成局限混浊，当破裂口大时晶状体可在短期内完全混浊。

(5)眼钝挫伤后还可伴有前房积血、前房角后退、晶状体脱位、继发性青光眼等。

2. 眼球穿通伤所致白内障　穿通伤时，可使晶状体囊膜破裂，房水进入皮质，引起晶状体很快混浊。如破裂口小而浅，伤后破口很快闭合，仅形成局限混浊。如破裂口大而深，则晶状体全部混浊。皮质经囊膜破裂口突入前房，可继发葡萄膜炎或青光眼。

3. 眼部爆炸伤所致白内障　爆炸时气浪可对眼部产生压力，引起类似钝挫伤所致的晶状体损伤。爆炸物本身或碎屑也可造成类似于穿通伤所致的白内障。

4. 电击伤所致白内障　触电引起晶状体前囊及前囊下皮质混浊。雷电击伤时，晶状体前、后囊及皮质均可混浊。多数病例静止不发展。

(二)诊断

根据受伤史和晶状体混浊的形态和程度即可作出诊断。

(三)治疗

晶状体局限性混浊，视力影响不大时可随访观察，明显影响视力者应行白内障摘除术。外伤性白内障多为单眼，但常伴有眼部其他损伤或并发症，且白内障摘除术后应尽量植入人工晶状体。

二、糖尿病性白内障(diabetic cataract)

糖尿病性白内障是由于血糖增高导致的晶状体混浊。多为双眼发病，严重时在前后囊下出现典型的白点状或雪片状混浊，迅速扩展为全白内障，常伴有屈光变化。

治疗：积极治疗糖尿病。发病早期严格控制血糖，晶状体混浊可能部分消退。当白内障明显影响视力时，可在血糖控制后行白内障摘除和人工晶状体植入术。

第四节　晶状体位置异常

正常情况下，晶状体悬韧带悬挂于瞳孔区后方，其轴与视轴几乎一致。若出生后即有晶状体位置异常，称为异位；若在出生后晶状体位置异常，称为脱位。

(一)病因

1. 外伤性晶状体脱位　为最常见原因。

2. 先天性晶状体异位或脱位

(1)单纯性晶状体异位：悬韧带发育不良所致。

(2)伴晶状体或眼部异常：包括小球形晶状体、晶状体缺损和无虹膜。

(3)全身综合征：①马方综合征：常染色体显性遗传，患者四肢细长，身材高大，主要特征为眼、心血管和全身骨骼的异常。眼部主要表现为晶状体向上方和颞侧移位，易并发视网膜脱离。②马切山尼综合征：患者四肢粗短，身材矮小，晶状体呈球形，常于鼻下方脱位。③同型半胱氨酸尿症：常染色体隐性遗传，晶状体常向鼻下方移位。

知识链接

马方综合征(Marfan syndrome)

马方综合征是一种常染色体显性遗传性疾病,导致人体发育时缺乏一种酶,从而出现先天性缺陷。1896 年法国儿科医生安东尼·马方最早描述了这种病症。直到 1991 年,它的病因才被找到。人类第 15 号染色体上有一个叫做 FBN1 的基因,编码微纤维蛋白 1。它可以被看成是把身体细胞黏合在一起的胶水。这个基因发生突变后,即可导致马方综合征。病变主要累及中胚叶的骨骼、心脏、肌肉、韧带和结缔组织。骨骼畸形最常见,全身管状骨细长、手指和脚趾细长呈蜘蛛脚样。心脏可有二尖瓣关闭不全或脱垂、主动脉瓣关闭不全。眼可有晶状体半脱位、视网膜剥离等。心血管方面表现为大动脉中层弹力纤维发育不全,主动脉或腹总主动脉扩张,形成主动脉瘤或腹总主动脉瘤。

3. 自发性晶状体脱位。

(二)临床表现

1. 晶状体不全脱位　瞳孔区可见到部分晶状体,散瞳后可见到部分晶状体赤道部,晶状体悬韧带已断裂,检眼镜下可见到双影。

2. 晶状体全脱位　指晶状体完全离开瞳孔区。可表现为晶状体脱入前房或脱入玻璃体腔,严重创伤还可使晶状体脱位于球结膜下,甚至眼外。

(三)并发症

晶状体脱位可以产生严重的屈光不正;葡萄膜组织受机械刺激时可引起葡萄膜炎;晶状体瞳孔嵌顿影响房水循环可导致继发性青光眼;脱位的晶状体损伤角膜可引起角膜混浊;视网膜脱离。

(四)治疗

1. 非手术治疗　对于晶状体尚透明且不全脱位者,可密切随访,不予治疗。

2. 手术治疗　脱入前房的晶状体可从角巩膜缘切口摘除,脱入玻璃体腔的晶状体可行玻璃体切除手术摘除。

案例分析

患者,男性,25 岁,右眼不慎被羽毛球击伤,视力下降 3 个月,检查发现右眼视力 0.3,矫正不能提高,角膜透明,前房轴深 4CT,下方略浅,晶状体不均匀混浊,眼底未见异常。眼压:双眼 18 mmHg。该患者可能的诊断是什么?为了明确有无晶状体脱位应进行何种检查?如患者不全脱位 1~2 象限,眼压 30 mmHg,1/4 房角关闭,最佳治疗方案是什么?

分析:该患者有明确的创伤史,晶状体混浊是创伤所致,前房下方略浅,可能有晶状体不全脱位。散瞳后,如果瞳孔能够足够大,可在裂隙灯下观察到脱位的晶状体赤道部,而 UBM 可帮助观察脱位部位及范围。该患者晶状体不全脱位引起了继发性青光眼,因此需要解除晶状体因素,而房角关闭不足 1/2,所以不必行抗青光眼手术。随着手术技术的进步,目前对晶状体不全脱位患者可通过植入囊袋张力环而维持囊袋稳定，并将人工晶状体植入囊袋内，大大提高了手术疗效。

达标与评价

（一）选择题

1. 可诱发急性闭角型青光眼的是
A. 皮质性白内障的过熟期
B. 皮质性白内障的成熟期
C. 皮质性白内障的膨胀期
D. 皮质性白内障的初发期
E. 核性白内障

2. 患眼视力降至眼前手动，眼底不能窥入，为下列哪种白内障的临床表现
A. 皮质性白内障的初发期
B. 皮质性白内障的膨胀期
C. 核性白内障
D. 皮质性白内障的成熟期
E. 皮质性白内障的过熟期

3. 白内障超声乳化术的适应证是
A. 棕色白内障
B. 过熟期白内障
C. 后囊下白内障
D. 30 岁以上晶状体半脱位和晶状体脱位者
E. Morgagnian 白内障

4. 摘除白内障后采用高度正球面镜片进行视力矫正，下面叙述错误的是
A. 可有效改善视力
B. 戴用后可产生环形暗点
C. 它可使物像放大 20%~35%
D. 周边视野正常
E. 可用以双眼白内障摘除术后

5. 先天性白内障患儿出现的眼球震颤属于
A. 知觉缺陷型
B. 运动缺陷型
C. 显性眼震
D. 隐性眼震
E. 垂直性

6. Marfan 综合征的临床表现符合下列哪项
A. 晶状体脱位，指趾粗短，身材矮胖
B. 球形晶状体，身材正常，心血管异常
C. 晶状体脱位，白内障，心血管正常
D. 晶状体脱位，白内障，肌张力高
E. 晶状体脱位，蜘蛛指(趾)，身材瘦长

（二）简答题

1. 简述老年性皮质性白内障各临床分期的临床表现。
2. 白内障术前应做哪些检查？
3. 简述白内障手术治疗原则。
4. 简述后发性白内障的定义、临床表现和治疗原则。
5. 简述先天性白内障的分类和病因。
6. 简述晶状体位置异常的病因和临床表现。

答案

(一)选择题

1. C　2. DE　3. C　4. D　5. A　6. E

(二)简答题

略

(秦秀虹)

第七章　青光眼

目标与任务

目标

1. 掌握:青光眼的概念,眼压与青光眼的关系,青光眼对视功能的损害及早期诊治的意义;急性闭角型青光眼分期、临床表现、鉴别诊断、紧急处理原则。

2. 熟悉:原发性开角型青光眼、慢性闭角型青光眼的诊断和治疗原则。

3. 了解:继发性青光眼、先天性或发育性青光眼的种类与临床表现、青光眼手术适应证及手术方法。

任务

1. 复习急性闭角型青光眼的临床表现、临床分期和治疗原则。

2. 病房见习青光眼患者,手术室观摩手术,学习诊疗原则。

青光眼(glaucoma)是一组病理性眼压增高所致的特征性视神经萎缩和视野缺损为共同特征的疾病。青光眼是我国重要致盲眼病之一,具有一定的遗传倾向。眼压升高水平和视神经对压力的耐受性与青光眼视神经萎缩和视野缺损的发生和发展相关。眼压是眼球内容物作用于眼球内壁的压力。正常人眼压平均值为16 mmHg(1 mmHg = 0.133 kPa),标准差3 mmHg。从统计学概念出发,通常将正常眼压定义在10~21 mmHg。但是,实际上正常人群眼压并非呈正态分布。因此,不能机械地把眼压>21 mmHg认为是病理值。但临床上,有些人眼压虽已超过统计学正常上限,但长期随访并不出现视神经和视野损害,称为高眼压症(ocular hypertension);而有些人的眼压在正常范围,却发生了典型的青光眼的视神经萎缩和视野缺损,称之为正常眼压青光眼(normal tension glaucoma,NTG)。所以,高眼压并非都是青光眼,而正常眼压也不能排除青光眼。认识正常眼压及病理性眼压,对青光眼的诊断和治疗具有重大意义。

正常人和青光眼患者的眼压分布有一定重叠,眼压升高也不是青光眼发病的唯一危险因素。然而,实验性青光眼和继发性青光眼的病理过程均证实眼压升高是引起视神经和视野损害的重要因素。眼压越高,持续时间越长,导致视神经损害的危险性越大。而且,对于青光眼的治疗，目前眼压仍是最确切可控制的危险因素；同时，眼压控制后多数青光眼患者视神经损害的发展得到减缓也反证了高眼压的危害性。

正常眼压不仅反映在眼压的绝对值上，还有双眼对称、昼夜压力相对稳定等特点。正常人双眼的眼压差异不大于 5 mmHg，24 小时眼压波动范围不应大于 8 mmHg。生理性眼压的稳定性有赖于房水生成量与排出量的动态平衡。眼压的高低主要取决于房水循环中的三因素：睫状突生成房水的速率、房水通过小梁网流出的阻力和上巩膜静脉压力。如果房水生成量不变，则房水循环途径中任一环节发生阻碍，房水不能顺利流通，眼压即可升高。大多数青光眼眼压升高的原因为房水外流的阻力增高，房水引流系统异常（开角型青光眼）或是周边虹膜堵塞了房水引流系统（闭角型青光眼）。青光眼的治疗采用各种方法，或增加房水排出，或减少房水生成，以达到降低眼压、保存视功能的目的。

根据前房角形态（开角或闭角）、病因机制（明确或不明确）以及发病年龄三个主要因素，一般将青光眼分为原发性、继发性和先天性。

第一节　原发性青光眼

原发性青光眼是指病因机制尚未完全阐明的一类青光眼。根据眼压升高时前房角的状态为关闭或是开放，又可分为闭角型青光眼和开角型青光眼。

一、原发性闭角型青光眼（primary angle-closure glaucoma，PACG）

原发性闭角型青光眼是由于周边虹膜堵塞小梁网，或与小梁网产生永久性粘连，房水外流受阻，引起眼压升高的一类青光眼。根据眼压升高是骤然发生还是逐渐发展，又可分为急性闭角型青光眼和慢性闭角型青光眼。

（一）急性闭角型青光眼

眼压急剧升高并伴有相应症状和眼前段组织病理改变为特征的眼病。

1.病因　病因尚未充分阐明。眼部局部结构变异，如眼轴较短、角膜较小、前房浅、房角狭窄，晶状体较厚、位置靠前，使虹膜与晶状体前表面接触紧密，房水通过瞳孔时阻力增加，后房压力高于前房，并推挤虹膜向前膨隆，使前房变浅，房角进一步变窄，为闭角型青光眼的瞳孔阻滞机制（图 1-7-1）。因此，瞳孔阻滞、周边虹膜异常肥厚堆积和睫状体前移位是急性闭角型青光眼房角关闭的发病因素。

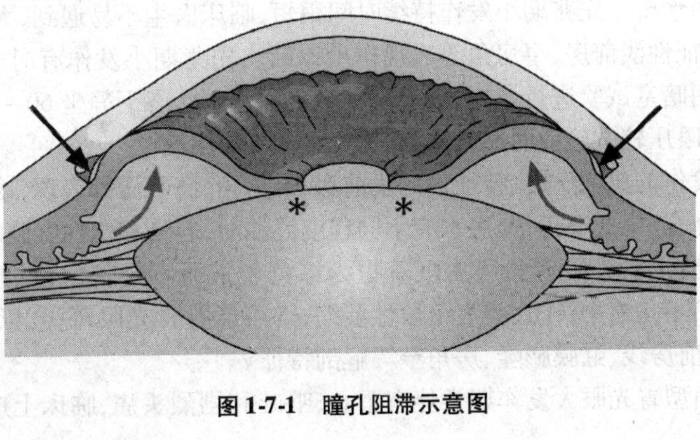

图 1-7-1　瞳孔阻滞示意图

2. 临床表现　典型的急性发作有几个不同的临床阶段（分期），各期有其特征及治疗原则。

（1）临床前期：急性闭角型青光眼通常为双侧性，当一眼急性发作确诊后，另一眼即使没有任何症状也可以诊断为临床前期。另外有些急性闭角型青光眼在急性发作以前没有自觉症状，当具有浅前房、虹膜膨隆、房角狭窄等表现。在一定诱因下，如暗室试验，眼压明显升高，也可以诊断临床前期。

（2）先兆期：一过性或多次反复的小发作。发作多出现在傍晚时分，突感雾视、虹视、患侧眼眶、额部或同侧鼻根部疼痛或酸痛。眼压常在 40 mmHg 以上。眼局部轻度充血或不充血，角膜上皮水肿呈轻度雾状，前房极浅，但房水无混浊，房角大范围关闭，瞳孔稍扩大，光反射迟钝。休息后症状可以自行缓解，多不留下永久损害。

（3）急性发作期：剧烈头痛、眼痛、畏光、流泪，视力严重减退，可伴有恶心、呕吐等全身症状。可出现眼睑水肿，结膜混合性充血，角膜上皮水肿，角膜后色素沉着，前房极浅，周边前房几乎完全消失，房水可有浑浊，甚至出现絮状渗出物。瞳孔中等散大，常呈竖椭圆形，对光反射消失，有时可见局限性后粘连（图 1-7-2）。眼压升高，常在 50 mmHg 以上。眼底多看不清，有时可见视网膜动脉搏动、视盘水肿或视网膜静脉阻塞。高眼压缓解后，眼前段常留下永久性组织损伤、角膜后色素沉着、虹膜扇形萎缩、色素脱失、局限性后粘连等，瞳孔散大无法恢复正常形态和大小，房角有广泛性粘连。晶状体前囊下有时可见小片状白色混浊（青光眼斑）。

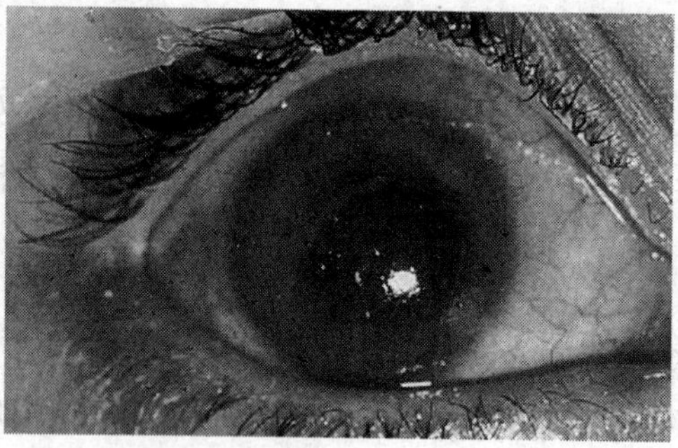

图 1-7-2　急性闭角型青光眼

（4）间歇期：小发作自行缓解后，房角重新开放或大部分开放，小梁尚未遭受严重损害，其标准是：①有明确的小发作史；②房角开放或大部分开放；③眼压可稳定在正常水平。

（5）慢性期：急性大发作或反复小发作后，房角广泛粘连，小梁网功能遭受严重损害，眼压中度升高，眼底可见青光眼性视杯凹陷，并有相应的视野缺损。

（6）绝对期：持续高眼压，眼组织，特别是视神经已遭严重破坏，视力已降至无光感且无法挽救，偶尔可因眼压过高或角膜变性而剧烈疼痛。

3. 诊断与鉴别诊断　先兆期小发作持续时间很短，临床医生不易遇到，大多依靠一过性发作的典型病史、特征性浅前房、窄房角等表现作出诊断。先兆期小发作有时会误诊为偏头痛，对可疑患者可利用暗室试验进行检查，嘱患者在暗室内清醒状态下静坐 60 ~ 120 分钟，然后在暗光下测眼压，如眼压较试验前明显升高，超过 8 mmHg 为阳性。

根据一过性发作的典型病史、特征性的浅前房、窄房角、高眼压等表现，诊断多无困难。但经治疗后眼压下降，甚至低于正常，房水有不同程度混浊时，容易和急性虹膜睫状体炎相混淆，以下几点可助鉴别：①青光眼者角膜后沉着物为棕色色素而不是灰白色细胞；②前房极浅；③瞳孔中等扩大而不是缩小；④虹膜有节段性萎缩；⑤可能有青光眼斑；⑥以往可有小发作病史；⑦对侧眼具有前房浅、虹膜膨隆、房角窄等解剖特征。

由于急性闭角型青光眼大发作期常伴有恶心、呕吐和剧烈头痛，临床上应注意鉴别，以免误诊为胃肠道疾病和颅脑疾患或偏头痛而贻误治疗。

4.治疗　急性闭角型青光眼的基本治疗原则是手术治疗。术前应积极采用综合药物治疗,缩小瞳孔,开放房角,迅速控制眼压,减少组织损伤。

(1)缩小瞳孔:主要缩瞳剂为毛果芸香碱。毛果芸香碱直接兴奋瞳孔括约肌,缩小瞳孔和增加虹膜张力,解除周边虹膜对小梁网的堵塞,使房角重新开放,为治疗闭角型青光眼的一线药。先兆期小发作时,每半小时滴眼 1 次,2～3 次后一般即可达到缩小瞳孔、开放前房角、降低眼压之目的。急性大发作时,每隔 5 分钟滴眼 1 次,共滴 3 次,每隔 10 分钟滴眼 1 次,共滴 3 次,然后每隔 30 分钟 1 次,共 3 次,以后改为每小时 1 次,如瞳孔括约肌未受损害者可达缩瞳目的。每次滴药时应压迫泪囊部数分钟,以免药液流入鼻腔后通过鼻黏膜吸收而引起全身中毒症状。

(2)降低眼压

1)碳酸酐酶抑制剂:常用乙酰唑胺口服,每日 2 次,每次 0.25 g,首次对量加倍,其通过减少房水生成降低眼压。

2)肾上腺素能受体阻断药:常用噻吗洛尔和倍他洛尔等,每日 2 次。通过抑制房水生成降低眼压,不影响瞳孔大小和调节功能。但其降压幅度有限,长期应用后期降压效果减弱。对有房室传导阻滞、窦房结病变、支气管哮喘者忌用。

3)肾上腺能受体激动剂:β_2 受体激动剂主要有肾上腺素等,其降眼压机制主要为促进房水经小梁网及葡萄膜巩膜外流通道排出,用药早期,肾上腺素可增加房水产生,随用药时间延长,又可抑制房水生成。肾上腺素也可以导致黄斑囊样水肿,无晶状体眼患者不宜使用,对严重高血压、冠心病患者禁用。α 肾上腺素受体激动剂,如溴莫尼定,主要通过抑制房水生成降低眼压。

4)前列腺素衍生物:目前已投入临床应用的制剂有拉坦前列素、曲伏前列素和贝美前列素,其降眼压机制为增加房水经葡萄膜巩膜外流通道排出,但不减少房水生成。

5)高渗剂:常用 50% 甘油和 20% 甘露醇。前者供口服,2～3 ml/kg;后者静脉快速滴注,1.0～1.5 g/kg。其降压机制为在短期内提高血浆渗透压,使眼组织,特别是玻璃体中的水分进入血液,从而减少眼内容量,迅速降低眼压,降压作用在 2～3 小时后即消失。

(3)手术治疗:如房角大部开放,粘连范围 <1/3 周者,可行周边虹膜切开术(图 1-7-3),主要适用于发病机制为瞳孔阻滞,房角尚无广泛粘连的早期原发性闭角型青光眼和继发性闭角型青光眼。如房角已有广泛粘连,应实施滤过性手术,通常可采用巩膜咬切术、小梁切除术等。疼痛症状较为显著的绝对期青光眼可行睫状体破坏手术。

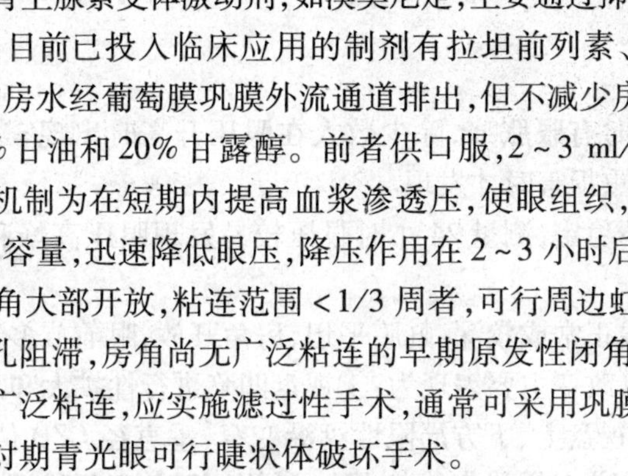

图 1-7-3　虹膜激光截开术示意图

（二）慢性闭角型青光眼（chronic angle-closure glaucoma）

慢性闭角型青光眼的眼球与正常人比较，也有前房较浅、房角狭窄等解剖变异，其发病程度较急性闭角型青光眼者轻，瞳孔阻滞现象不明显。这类青光眼的眼压升高，同样也是由于周边虹膜与小梁网发生粘连，使小梁功能受损所致，但房角粘连是由点到面逐步发展的，小梁网的损害也是渐进性的，眼压水平随着房角粘连范围缓慢上升。

1. 临床表现　周边虹膜与小梁网发生粘连，眼压水平逐步上升，所以没有眼压急剧升高的相应症状，眼前段组织也没明显异常，不易引起患者的警觉，而视盘则在高眼压的持续作用下渐渐萎缩，形成凹陷，视野随之发生进行性损害。本病往往只是在作眼科常规检查时，或于病程晚期患者感觉到有视野缺损时才被发现。本病慢性进展过程与原发性开角型青光眼病程相类似，但其视神经损害的发展较原发性开角型青光眼更快。

2. 诊断　依据以下几点可作出诊断：①周边前房浅，中央前房深度略浅或接近正常；②房角为中度狭窄，有程度不同的虹膜周边前粘连；③眼压中等度升高，常在 40 mmHg；④眼底有典型的青光眼性视盘凹陷；⑤伴有不同程度的青光眼性视野缺损。

3. 治疗　慢性闭角型青光眼的治疗原则为药物控制眼压后手术治疗。周边虹膜切除术可用于存在瞳孔阻滞，房角粘连范围不大，单用缩瞳剂即能控制眼压的早期病例。对于非瞳孔阻滞性慢性闭角型青光眼，应采用氩激光周边虹膜成形术，以加宽房角。对大部分房角已有广泛粘连，或已有明显视神经损害的慢性闭角型青光眼患者，需行滤过性手术。

二、原发性开角型青光眼（primary open angle glaucoma，POAG）

原发性开角型青光眼特点是眼压虽高，房角始终开放，即房水外流受阻于小梁网-Schlemm管系统，与遗传因素相关。

（一）临床表现

1. 发病　症状隐匿，时有眼胀痛，除少数人在眼压升高时出现雾视。多数人可无任何症状，直到晚期视功能遭严重损害时才发现。

2. 眼压　早期表现不稳定，测量 24 小时眼压较易发现眼压高峰和较大的波动值，随病情进展，眼压逐渐增高。

3. 眼前节　前房深浅正常或较深，虹膜平坦，房角开放，眼前节多无明显异常。

4. 眼底　青光眼视盘改变主要表现为：①视盘凹陷进行性扩大和加深；②双眼视盘凹陷不对称，C/D 差值 >0.2；③视盘上、下方局限性盘沿变窄，垂直径 C/D 值（杯盘比）增大，或形成切迹（图 1-7-4）；④视盘上或盘周浅表线状出血；⑤视网膜神经纤维层缺损（图 1-7-5）。

5. 视功能　典型早期视野缺损，表现为孤立的旁中心暗点和鼻侧阶梯。旁中心暗点多见于 5°~25°范围内，生理盲点的上、下方。病情进展，旁中心暗点逐渐扩大和加深，多个暗点相互融合并向鼻侧扩展，绕过注视中心形成弓形暗点，同时周边视野亦向心性缩小，并与旁中心区缺损汇合形成象限型或偏盲型缺损。发展到晚期，仅残存管状视野和颞侧视岛。可伴色觉障碍，视觉对比敏感度下降，以及图形 ERG、VEP 等异常。POAG 一般为双眼性，但通常因双眼发病时间不一，表现为双眼眼压、视盘、视野改变以及瞳孔对光反应的不对称性。

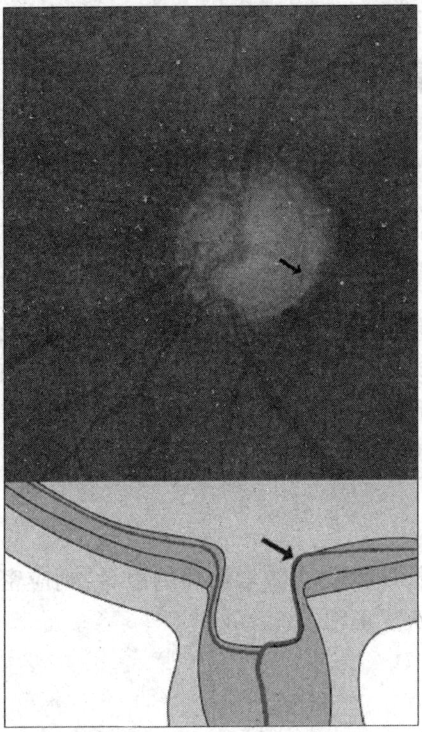

图 1-7-4 青光眼眼底(C/D 增大)

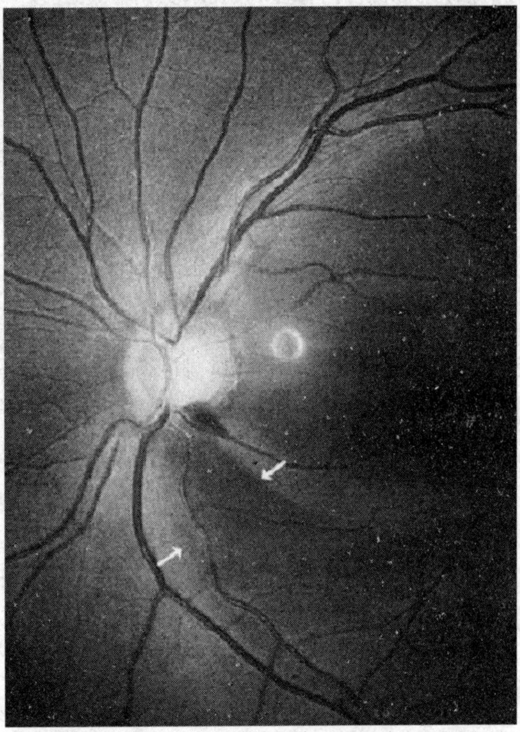

图 1-7-5 神经纤维层缺损

(二)诊断

1. 眼压升高　早期眼压并不是持续性升高,约有 50% 的青光眼单次眼压测量低于 22 mmHg,测定 24 小时眼压有助于发现眼压高峰值及其波动范围。

2. 视盘损害　C/D > 0.6,或双眼 C/D 之差值 > 0.2,视盘凹陷进行性加深扩大,盘沿宽窄不一,特别是上、下方盘沿变窄或局部变薄,视盘出血和视网膜神经纤维层缺损均属青光眼特征性视神经损害。

3. 视野缺损　可重复性旁中心暗点或鼻侧阶梯,常是青光眼早期视野损害的征象。

眼压升高、视盘损害和视野缺损三大诊断指标,其中两项为阳性,房角镜检查为开角,诊断即可成立。尚有一些辅助指标,如房水流畅系数减低、相对性传入性瞳孔障碍、对比敏感度下降、某些视觉电生理的异常,以及青光眼家族史等,对原发性开角型青光眼的诊断也有参考价值。

(三)治疗

1. 药物治疗　①拟副交感神经药:应用受限;②肾上腺素能受体阻断药;③肾上腺能受体激动剂;④前列腺素制剂:增加房水经葡萄膜巩膜通道排出,是目前治疗 POAG 的重要药物;⑤碳酸酐酶抑制剂。一种药物不能控制眼压,可换用另一药物。如滴用单一药物眼压仍未控制在安全水平,可联合用药。

2. 激光治疗　药物治疗不理想,可试用氩激光小梁成形术。

3. 手术治疗　小梁切除术是最常用的术式。手术适应证是药物治疗无效或无法耐受长期用药,或没有条件进行药物治疗的病例。滤过性手术也可作为首选的治疗手段,早期手术比长期药物治疗失败后再做手术效果更好。

第二节 继发性青光眼

继发性青光眼(secondary glaucoma)是由于其他眼病、全身系统疾病或用药反应干扰或破坏了正常的房水循环,使房水流出通路受阻而引起眼压增高的一组青光眼。

一、虹膜睫状体炎继发性青光眼

急性虹膜睫状体炎时,可致发作性眼压升高,出现角膜后沉着物。及时扩大瞳孔,防止虹膜后粘连。一旦发生瞳孔闭锁,虹膜膨隆,应及早行激光虹膜切开术,以防止周边虹膜前粘连和小梁网永久性损害。治疗一般可选用房水生成抑制剂降低眼压,不宜使缩瞳剂用。如房角已经发生不可逆性粘连,药物治疗不能控制眼压,可在炎症基本控制后行滤过性手术。

二、糖皮质激素性青光眼

长期应用此类药物可引起眼压升高。对临床需要长期糖皮质激素治疗的患者,则应密切观察眼压情况。多数病例停用此类药物后眼压可逐渐恢复正常。

三、眼外伤所致的继发性青光眼

眼球钝挫伤后短期内发生的急性眼压升高,常和大量前房积血或小梁网直接损伤有关。眼内出血有时可发生溶血性青光眼或血影细胞性青光眼,其发病机制分别为吞噬了血红蛋白的巨噬细胞和退变的红细胞阻塞小梁网,房水流出受阻而使眼压升高。外伤性或自发性晶状体脱位,脱位的晶状体常嵌顿在瞳孔区,或脱入前房,引起眼压升高。眼外伤、角膜穿孔、粘连性角膜白斑以及眼前段手术后导致前房长期不形成,都可使周边虹膜和小梁网发生永久性粘连,使房角关闭而引起继发性闭角型青光眼。治疗应滴用糖皮质激素减轻炎症反应,滴用噻吗洛尔、口服乙酰唑胺或静脉滴注甘露醇等控制眼压,同时去除发病因素。

四、晶状体源性青光眼

老年性白内障膨胀期晶状体体积增加,推挤虹膜前移,前房变浅,房角关闭而发生类似急性闭角型青光眼的急性眼压升高,可行单纯晶状体摘除术。如房角已有广泛粘连,则可考虑白内障和联合青光眼手术。白内障过熟期,晶状体皮质液化并漏入前房,先用药物控制眼压后行白内障摘除术。外伤性或自发性晶状体脱位,前移嵌顿在瞳孔区,可行晶状体摘除术;脱入玻璃体并引起眼压升高者,可先试用药物治疗控制眼压,再考虑手术切除脱入玻璃体的晶状体。

五、新生血管性青光眼

是一种继发于广泛性视网膜缺血,如视网膜静脉阻塞、糖尿病性视网膜病变等之后的难治性青光眼,其临床特点是在原发性眼病基础上虹膜出现新生血管(图 1-7-6)。由于纤维血管膜封闭了房水外流通道,纤维血管膜收缩牵拉,使房角关闭,引起高眼压和剧烈疼痛。虽然局部滴用肾上腺素能受体阻断药和睫状肌麻痹剂可缓解症状,但难以控制病情发展。滤过性手术常失败,术前全视网膜光凝术或冷凝术使新生血管退化,术中术后应用抗代谢药可提高手术成功率。房水引流装置或阀门植入手术也可用于治疗新生血管性青光眼。若上述方法失败,可考虑睫状体破坏手术减少房水形成,降低眼压以缓解症状。

视网膜缺氧和毛细血管无灌注是虹膜新生血管形成的根源,一旦发现视网膜有缺血现象时应行全视网膜光凝术,以预防虹膜新生血管的发生。

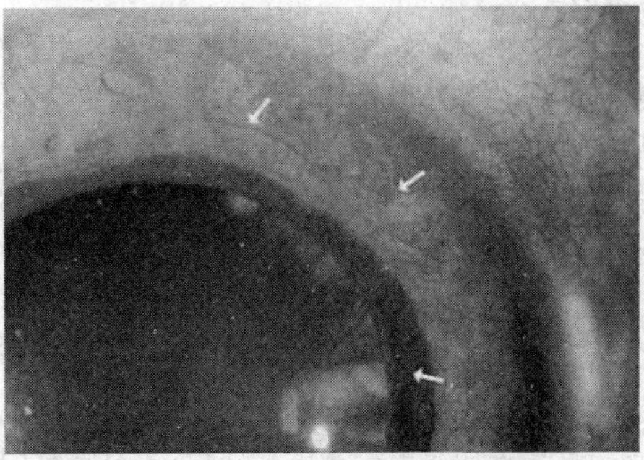

图 1-7-6 新生血管性青光眼(虹膜新生血管)

六、睫状环阻滞性青光眼

又称恶性青光眼,多见于抗青光眼滤过性手术之后,是一种继发性闭角型青光眼。发病机制为晶状体或玻璃体与水肿的睫状环相贴,后房的房水不能进入前房而向后逆流并积聚在玻璃体内,同时推挤晶状体和虹膜向前,使前房变浅,如此形成恶性循环。因此,内眼手术后如前房不形成,并有眼压升高、充血、疼痛等表现时,要考虑发生睫状环阻滞性青光眼的可能性。应尽快滴用阿托品充分麻痹睫状肌,类固醇激素控制炎症反应,静脉滴注高渗剂如甘露醇,服用乙酰唑胺降低眼压。部分患者能得到缓解,但应长期滴用阿托品避免复发。如药物治疗无效,可抽吸玻璃体内积液并重建前房,必要时行晶状体摘出及前段玻璃体切割术。

七、青光眼睫状体炎综合征

青光眼睫状体炎综合征好发于中年男性。发作性眼压升高,出现粗大的角膜后沉着物,前房深,房角开放,房水无明显混浊,不引起瞳孔后粘连,数天内能自行缓解,预后较好,但易复发。治疗可滴用噻吗洛尔、类固醇激素眼药,服用乙酰唑胺等缩短病程。

案例分析

案例 1

患者,女性,57 岁,左眼红痛、视力减退 12 小时。查体:视力:右眼:0.7,左眼:CF/30 cm,右眼无充血,角膜透明,前房轴深 2.5 CT,周边 1/4 CT,房水(-),瞳孔圆,直径 3 mm,晶状体轻度混浊。左眼结膜混合型充血(++),眼压 50 mmHg,角膜雾状水肿(+),上皮可见小水疱,KP(+),前房轴深 2.5 CT,周边 1/5 CT,房水闪辉(+),瞳孔不规则,晶状体轻度混浊。患者正确的诊断是什么?接诊后应采取的治疗方式是什么?如治疗后眼压下降至正常,最有价值的检查项目是什么?

分析:患者为老年女性,有左眼发红、痛、视力下降病史。裂隙灯检查双眼前房浅,左眼混合充血、角膜水肿、眼压 50 mmHg,房水轻度混浊,瞳孔散大,为急性闭角型青光眼的典型表现。接诊后应及时局部及全身应用降眼压药物。眼压控制后,应做房角镜检查,以指导下一步的治疗。如药物无法控制眼压,眼压持续高达 40~50 mmHg 以上,应实行前房穿刺术降眼压,小梁切除术尽量在眼压降低后实施。

案例2

患者,女性,42岁,右眼眼红、眼痛伴视力下降3天。视力:右眼0.3,左眼1.0。眼压:右眼34 mmHg,左眼15 mmHg。右眼球结膜睫状充血,角膜轻度充血,尘状KP(++),前房轴深3 CT,周边1/4 CT,房水闪辉(+),虹膜纹理模糊,瞳孔圆,直径3 mm,对光反射减弱,晶状体透明,视盘色红,边界清,中心凹光反射存在。左眼前后节检查正常。患者应做何种检查对诊断最有意义,正确诊断是什么?在进行降眼压治疗时不能应用何种药物?

分析:患者为中年女性,有右眼红、痛、视力下降病史。有明显的眼前段炎症的表现,虹膜纹理模糊,无瞳孔散大、虹膜萎缩等急性闭角型青光眼发作的体征,诊断应考虑葡萄膜炎继发青光眼。房角检查是确诊的依据。如为葡萄膜炎继发青光眼,因时间较短,患者的房角应为开放;如为原发性闭角型青光眼,房角应为窄房角,且有粘连关闭,而房角无炎症沉积物。前列腺素滴眼液可能会加重眼前段炎症反应,因而不宜应用于葡萄膜炎继发青光眼。

达标与评价

(一)选择题

1. 关于急性闭角型青光眼的治疗不正确的是

A. 手术是基本的治疗原则　B. 口服乙酰唑胺　C. 口服碳酸钠片

D. 口服维生素B、维生素C　E. 1%阿托品点眼

2. 关于前列腺素制剂抗青光眼正确的是

A. 对房水生成无影响　B. 可增加房水经葡萄膜巩膜外流通道排出

C. 长期用药可增加虹膜色素　D. 可与毛果芸香碱联合用药,提高疗效

E. 是目前抗青光眼的一线药物

3. 关于小梁切除术,正确的有

A. 是在板层巩膜下切除部分小梁组织使房水流至Schlemm管或结膜下

B. 巩膜瓣大小一般为3 mm×4 mm

C. 若在术中应用抗代谢药物,尽量做以穹窿部为基底的结膜瓣

D. 术毕结膜下注射庆大霉素、地塞米松

E. 可用于药物治疗无效的原发性青光眼

4. 滤过手术失败最常见、最主要的原因是

A. 合并有全身疾患　B. 患者房角完全关闭所致

C. 结膜下组织纤维化及滤过泡瘢痕形成

D. 未及时应用药物　E. 术前眼压过高

5. 哪项不是原发性开角型青光眼的特点

A. 出现旁中心暗点,弓形暗点　B. 患者多无自觉症状

C. C/D>0.6,双眼C/D之差值>0.2　D. 眼压多正常或眼压昼夜波动范围大

E. 前房极浅,房角开放

6. 恶性青光眼的特点有

A. 常发生于抗青光眼滤过术后前房不起者　B. 眼压升高、充血、疼痛

C. 晶状体和虹膜向前移位　　D. UBM 检查可见晶状体赤道部与水肿的睫状体相贴
E. 治疗时宜尽快滴用1%~2%阿托品充分麻痹睫状肌

(二)简答题

1. 论述眼压和青光眼的关系。
2. 简述闭角型青光眼的解剖因素。
3. 简述急性闭角型青光眼的分期以及临床表现。
4. 简述开角型青光眼的临床表现和诊断依据。
5. 论述青光眼治疗药物的分类及作用机制。
6. 试述睫状环阻塞性青光眼的发病机制及治疗原则。
7. 简述新生血管性青光眼的临床特征。

答案

(一)选择题
1. E　2. ABCE　3. ABDE　4. D　5. E　6. ABCDE
(二)简答题
略

(田　蓓　马　翔)

第八章　葡萄膜疾病

目标与任务

目标

1. 掌握:前葡萄膜炎的临床表现、并发症、诊断、鉴别诊断和治疗原则。
2. 熟悉:中间葡萄膜炎、后葡萄膜炎、Vogt-小柳原田综合征的临床表现和治疗原则。
3. 了解:葡萄膜炎的病因和发病机制,交感性眼炎、脉络膜恶性黑色素瘤的诊断与治疗,葡萄膜先天异常的临床表现和治疗原则。

任务

1. 门诊见习前葡萄膜炎患者的临床表现,并学习诊治原则。
2. 复习前葡萄膜炎患者的并发症及鉴别诊断。

第一节　葡萄膜炎

一、前葡萄膜炎

(一)临床表现

1. 症状

(1)疼痛、畏光、流泪:由丰富的感觉神经末梢受到炎症刺激所致。急性炎症时,疼痛剧烈,可伴随睫状区压痛。

(2)眼睑痉挛:常于畏光强烈时可出现。炎症刺激后导致面神经与眼轮匝肌紧张性增高,最终引起眼睑痉挛。

(3)视力减退:一般是由于角膜后沉着物、房水混浊、反应性视盘或黄斑水肿,继发性青光眼以及并发性白内障等引起。

2. 体征

(1)睫状充血或混合充血:是急性前葡萄膜炎的常见体征,是指位于角膜缘周围的表层巩膜血管的充血。

(2)角膜后沉着物(keratic precipitates,KP):血-房水屏障受到破坏后大量渗出物进入房水。由于近角膜附近温度略低,近虹膜温度略高,因此靠近角膜的房水向下流动,靠近虹膜之房水往上流动,并且渗出物逐渐附着在受损的角膜内皮上,所以下方沉积多,上方沉积少,且形成基底向下并且尖角向上的扇形或三角形的角膜后沉着物(图1-8-1)。因渗出成分不同,KP类型亦有所不同,主要分为:①羊脂状KP:球形如脂,白色;②粉尖状KP:点状,灰白色;③色素性KP:主要为小色素颗粒。

(3)房水混浊:虹膜血管壁其血-房水屏障功能遭到破坏,导致蛋白质、纤维素性成分的渗出物以及炎性细胞等进入房水,引起房水混浊。裂隙灯显微镜观察可见狭窄光束呈灰白色反射,即Tyndall现象,为房水闪辉。并且房水中可出现炎症细胞、色素细胞、红细胞,葡萄膜炎时主要是前房内有炎症细胞;炎性细胞亦可沉积在前房,形成前房积脓。

(4)虹膜改变:虹膜充血、水肿,色泽略暗,纹理不清。虹膜根部与周边部角膜粘连,称为虹膜前粘连。虹膜与晶状体前表面粘连,称虹膜后粘连,并且虹膜可出现结节状改变(图1-8-2)。

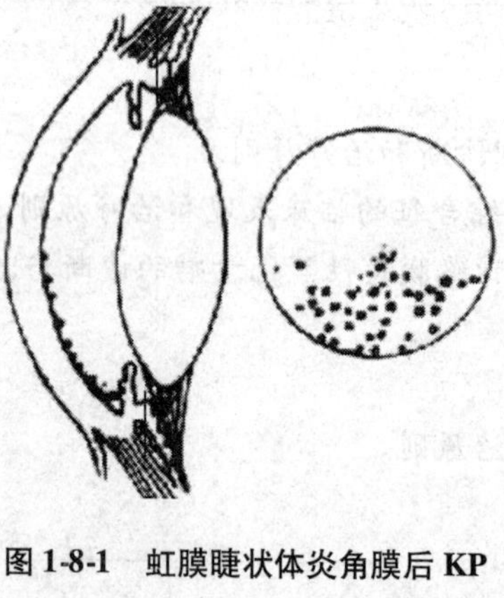

图1-8-1 虹膜睫状体炎角膜后KP

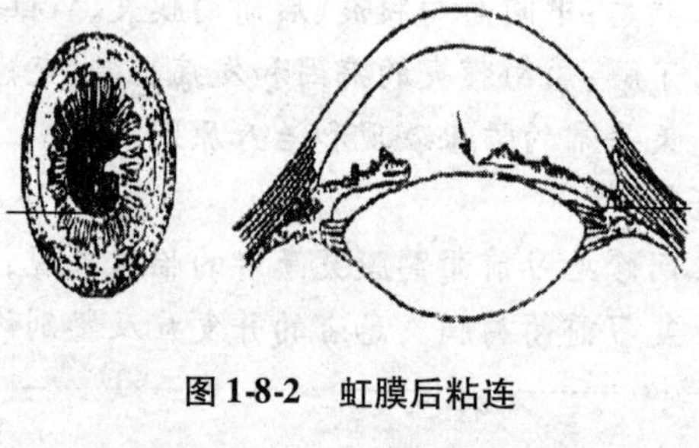

图1-8-2 虹膜后粘连

(5)瞳孔改变:炎症刺激导致该瞳孔括约肌痉挛,瞳孔缩小,瞳孔直接与间接对光反射均减弱或消失。炎症渗出物导致虹膜后面与晶状体前表面粘连,造成瞳孔不圆,后粘连,散瞳后瞳孔呈花瓣样,或形成瞳孔闭锁,重者晶状体前表面渗出物形成膜状,称瞳孔膜闭。

(6)晶状体改变:前葡萄炎时,色素可沉积于晶状体前表面,或遗留下环形色素。

(7)眼后节改变:炎性渗出物可渗出至玻璃体,并影响玻璃体代谢而形成玻璃体混浊。

3. 并发症及后遗症

(1)继发性青光眼:由于渗入到房水的炎性细胞、色素颗粒、组织碎屑等物质堵塞小梁网,或因虹膜周边前粘连,导致房水引流受阻;或虹膜后粘连,瞳孔闭锁,引起前、后房房水交通不畅,继而形成继发性青光眼。

(2)并发性白内障:由于房水成分改变可影响晶状体的代谢,导致晶状体混浊,主要是引起晶状体后囊下混浊。

(3)低眼压及眼球萎缩:是由睫状体分泌房水功能障碍或玻璃体内渗出物机化收缩所致。

(二)诊断与鉴别诊断

1. *急性结膜炎*　急性起病,异物感,分泌物增多,检查可见眼睑肿胀、结膜充血、眼前节正常。急性虹膜睫状体炎则出现睫状充血、角膜后 KP 及房水闪辉。

2. *急性闭角型青光眼*　虹膜睫状体炎时瞳孔缩小,前房不浅,大量角膜后 KP,眼压正常或偏低。这与闭角型青光眼急性发作时的瞳孔呈竖椭圆形散大,眼压增高,浅前房等体征形成鲜明对比。

3. *眼内肿瘤*　一些原发性肿瘤或转移瘤可引起前房积脓等改变,但从病史、临床表现及影像学等检查可资鉴别。

(三)治疗

1. *局部治疗*

(1)散大瞳孔:及其重要,特别是对急性患者须尽快使瞳孔散大。散瞳药物的主要作用是将虹膜后面与晶状体前表面分开,防止虹膜后粘连,并解除睫状肌痉挛,缓解疼痛,减轻充血水肿。常用的散瞳药为1%阿托品眼膏,急性期每日涂眼2次,涂药后应压迫泪囊区,以免眼药通过鼻黏膜吸收引起全身中毒,水剂尤应注意,对患儿使用要格外小心。可联合用托吡卡胺等短效散瞳剂,效果更好,使虹膜处于运动状态,不但能预防虹膜后粘连,并且能预防瞳孔散大状态下固定的粘连状态。

(2)类固醇激素抑制活动性炎症反应: 0.5%可的松滴眼液或0.1%地塞米松滴眼液,每日滴眼4~8次。还可以用类固醇激素结膜下或球筋膜囊下注射,0.25%地塞米松注射液,每次注射0.3~0.5 ml。类固醇激素点眼易引起继发性青光眼和并发性白内障,使用时应注意观察眼压与晶状体的变化。

2. *全身病因治疗*

(1)口服类固醇激素:地塞米松3~4 mg或泼尼松30~50 mg,每日早餐后1次顿服,并随着病情的变化而相应逐渐减量。一般在病情急、重、程度受累范围大的情况下可应用静脉用药。亦可采用如下方案:地塞米松10~20 mg静脉滴注,5~7天后逐渐减量,10天后改为泼尼松口服,但总的原则是根据具体情况调整激素用量。长期使用类固醇激素可能引起肾上腺皮质功能减退。终止用药时,应肌内注射 ACTH 3~4天,每天1 mg,以促进肾上腺皮质功能。长期应用类固醇激素易导致水钠潴留、血钾降低、感染扩散、溃疡病加重,甚至消化道出血、高血压、糖尿病、骨质疏松、股骨头坏死、肾上腺皮质萎缩等作用,应给予足够的重视。

(2)前列腺素抑制剂:如口服阿司匹林0.5 g,每日3次;或口服吲哚美辛25 mg,每日3次。

(3)抗生素的应用:对有感染因素和病灶的患者可给予抗生素治疗。对源于结核、梅毒和钩端螺旋体感染的葡萄膜炎亦应进行相应的治疗。

3. *并发症的治疗*　虹膜睫状体炎导致的继发性青光眼,首先口服乙酰唑胺降低眼压,炎症控制后根据具体情况,可行虹膜周边切除术或滤过性手术。并发性白内障可行白内障摘除或超声乳化及人工晶状体植入术等。

二、交感性眼炎

交感性眼炎(sympathetic ophthalmia)的传统概念是指穿通性外伤眼或内眼手术眼(称激发眼),经过一段时期的肉芽肿性(非化脓性)全葡萄膜炎后,对侧眼也发生同样性质的全葡萄膜炎,称之为交感性眼炎。眼部受伤或手术到对侧眼出现炎症的时间间隔一般从2周到2年不等(最早可在10天,最晚可在50年后发生),大多数在2个月内发病。超过2年发病的几率随时间的延长而逐渐减少。迄今为止,交感性眼炎的患病率、发病率、病因、发病机制、潜伏期、预后、病理等均存在较大争议。尚不明确的疑点颇多,临床上既无特异性症状也无特异性体征,仅仅依据病史判断很难排除诸多因素的巧合,因此诊断交感性眼炎应慎重,不能仅以预防交感性眼炎为由而轻易摘除受伤眼球。损伤的眼球只要仍有保留价值也不应轻易摘除,更不能认为摘得越早越好,而首先应严密观察,积极进行治疗。

知识链接

交感性眼炎的发生机制

交感性眼炎为一种与创伤有关而致病原因不明的肉芽肿性葡萄膜炎。在病理上与结核相似,也在葡萄膜出现多量由淋巴细胞、类上皮细胞及巨细胞形成的结节浸润,因此过去有一些学者认为发病原因与结核有关,但多年研究不能证实这个观点。1971年从实验研究认为本病是自身免疫病,创伤或病毒感染触发了免疫反应所致。但其抗原是个谜,可能有葡萄膜黑色素、葡萄膜组织、视网膜S抗原、光感受体间视网膜样黏合蛋白。

第二节　脉络膜恶性黑色素瘤

脉络膜恶性黑色素瘤(malignant melanoma of the choroid)起源于脉络膜色素细胞,恶性程度高,并易与脉络膜结核等眼底病相混淆。

(一)临床表现

1. 初期可有视力减退、视物变形及视野缺损。眼底可见边界清晰且隆起的暗黑色斑块。

2. 青光眼期由于局部占位,推动虹膜向前移动,房水流出受阻,或涡状静脉受压迫,引起静脉回流阻塞,导致眼压升高。

3. 眼外期侵及眼球外组织。

(二)诊断

荧光素眼底血管造影、脉络膜血管造影、眼部超声检查、CT及磁共振有助于诊断。

(三)治疗

病灶局限者可行局部切除或激光光凝治疗,也可应用放射性核素贴片敷贴治疗;或应用X线刀治疗。弥漫病灶者可行眼球摘除,侵及眼外者应行眼眶内容物剜除术。

案例分析

案例1

患者,青年男性,右眼红痛、畏光、视力下降4天。眼部检查:右眼视力0.8,KP(++),房闪(+),房水细胞(+),瞳孔圆,直径约2.5 mm,晶状体透明,玻璃体未见混浊,眼底未见异常。左眼视力1.0,无充血,角膜透明,KP(-),房水细胞(-),瞳孔3.5 mm,,晶状体透明,玻璃体未见混浊,眼底未见异常。眼压正常。该患者诊断是什么?应采用何种治疗?

分析:诊断:急性虹膜睫状体炎。典型症状为疼痛、畏光,可伴视力下降。典型的体征是眼前段的炎症性表现:睫状充血,尘状或羊脂状KP,可见房水蛋白,房水细胞,瞳孔变小。该患者眼后段正常,眼压正常,因此,首先考虑虹膜睫状体炎。其治疗首先用睫状肌麻痹药散瞳,同时局部点糖皮质激素抗感染。如炎症严重,全身加用糖皮质激素。

案例2

患者,女性,45岁,双眼视力下降伴头痛2周,不伴眼红、眼痛,无全身病史以及创伤史,双眼矫正视力0.4,双眼压11 mmHg,眼前段未见异常。眼底检查:双眼玻璃体细胞(+),视盘轻度水肿,边界不清,视盘充血,视网膜静脉稍扩张,视盘周围视网膜浅脱离,累及黄斑区。FFA检查示:后极部弥散的针点样强荧光,荧光素渗漏,晚期多灶性湖样强荧光积聚。该患者可能诊断是什么?应如何治疗?

分析:渗出性视网膜脱离,同时又有视盘水肿充血即视神经炎症的表现,玻璃体炎症的表现,具有双侧性,总结为双侧性的炎症性渗出性视网膜脱离,最常见的是Vogt-小柳原田综合征,其FFA有典型的表现,可看到受损的色素上皮细胞的针尖点状强荧光,弥散分布,且有活动性的渗漏,晚期积存在神经上皮质下呈多个湖状;治疗需糖皮质激素足量足够时间。需要鉴别的是多灶性色素上皮病变,常为双眼渗出性视网膜脱离,但其眼底常可看到多个色素上皮脱离病变区及渗出的黄白色病灶,治疗用激光,不用激素,与VKH的治疗完全不同。

达标与评价

(一)选择题

1. 关于急性前葡萄膜炎的诊断,下列哪项不正确

A. 睫状充血、KP、房闪　　B. 询问有无关节疼痛、红肿
C. 查血常规、血沉有助于诊断　　D. 眼痛、红、畏光、流泪
E. 瞳孔散大,虹膜后粘连

2. 急性虹膜睫状体炎治疗的关键是

A. 散瞳　　B. 皮质类固醇药物应用　　C. 维生素应用
D. 热敷　　E. 抗生素使用

3. 对急性虹膜睫状体炎患者滴用阿托品的主要目的不是

A. 减少并发症　　B. 防止后粘连　　C. 增高眼压
D. 减轻疼痛　　E. 抗感染

4. 关于中间部葡萄膜炎的临床表现，下列哪项不正确
A. 可见羊脂状 KP、房水闪辉及房水细胞较少
B. 玻璃体可出现雪球样混浊
C. 易致视网膜损害
D. “雪堤样”改变多见于上方，是特征性改变
E. 症状轻重不一
5. Vogt-小柳原田综合征的表现为
A. 发病前常有头痛、耳鸣、听力下降和头皮过敏等改变
B. 可出现典型晚霞改变和 Dalen-Fuehs 结节
C. 可并发白内障、继发性青光眼等
D. 双眼视力下降，可出现视盘炎
E. 以上均对
6. 脉络膜黑色素瘤的临床表现为
A. 眼底可见褐色棕黄色隆起的肿物
B. 视力下降，视野缺损，眼前飘浮物
C. 肿物顶部可见视网膜血管扩张、充血
D. FFA、MRI、B 超等检查有助于本病诊断
E. 以上全对

(二) 简答题

1. 简述葡萄膜炎的临床分类。
2. 简述急性虹膜睫状体炎和急性闭角型青光眼的鉴别诊断。
3. 简述急性前葡萄膜炎的并发症及其治疗。
4. 简述急性前葡萄膜炎的治疗原则是什么。
5. 简述 VKH 的主要临床表现及治疗原则。
6. 脉络膜黑色素瘤的临床表现及诊断方法是什么？应与哪些疾病鉴别？
7. 简述交感性眼炎的临床表现及治疗原则。
8. 简述中间葡萄膜炎的临床表现。

答案

(一) 选择题
1. E　2. A　3. CE　4. D　5. E　6. E
(二) 简答题
略

（田　蓓　马　翔）

第九章 视网膜疾病

目标与任务

目标

1. 掌握

(1)视网膜血管病(视网膜中央静脉阻塞、视网膜中央动脉栓塞)的病因、临床表现、诊断和治疗原则。

(2)视网膜中央动脉栓塞的紧急处理原则。

(3)视神经炎和视盘水肿的临床表现、鉴别诊断和治疗方法。

2. 熟悉

(1)动脉硬化性视网膜病变、高血压性视网膜病变、糖尿病性视网膜病变的临床表现、相关分期、分型与治疗原则。

(2)视网膜血管炎、视网膜母细胞瘤、视网膜色素变性的临床表现与治疗原则,视网膜手术适应证及手术方法。

任务

1. 在教师指导下,同学之间进行视网膜的检测方法的练习。
2. 门诊见习各种视网膜疾病患者的临床表现,并学习诊治原则。
3. 复习各类视网膜疾病的病因及临床表现、诊断及治疗。

第一节 视网膜血管病

视网膜是由神经外胚叶发育而成,结构复杂精细而脆弱,代谢旺盛。视网膜的营养主要来自两个血管系统,即视网膜中央动脉系统和睫状血管系统。其中睫状血管系统供给视网膜外五层,视网膜中央动脉供应视网膜内五层。视网膜上的动、静脉血管在其交叉处有一共同的外膜包绕,是发生视网膜分支血管阻塞的解剖因素。视网膜存在内、外屏障,其中视网膜的毛细血管构成了视网膜的内屏障,又称为血-视网膜屏障;同时视网膜色素上皮构成了视网膜的外屏障,又称为脉络膜-视网膜屏障。视网膜内外屏障中任一屏障发生障碍,血管内的血浆等成分渗入神经上皮质,并引起视网膜神经上皮水肿或脱离。

视网膜由视网膜神经上皮质和视网膜色素上皮质共同组成。由于视网膜神经上皮由视杯内层分化而成,视网膜色素上皮由视杯外层发育而来,因而色素上皮质与神经上皮质之间贴和不紧密,是发生视网膜脱离的解剖基础。

视网膜视神经疾病的眼底病理改变为血管粗细不均,视网膜水肿、渗出、出血、脱离,色素沉着或脱失，新生血管和增殖膜形成，视盘水肿等。多种全身疾病和神经系统疾病也可伴随视网膜的病理改变。

一、视网膜中央动脉阻塞

视网膜中央动脉阻塞(central retinal artery occlusion, CRAO)多因视网膜中央动脉血管痉挛、筛板水平的粥样硬化，或血管内栓子阻塞血管所致。多见于动脉硬化、高血压、心内膜炎等。另外，巨细胞动脉炎、视网膜脱离手术、眶内手术、球后注射也可引起视网膜中央动脉阻塞。临床上视网膜中央动脉阻塞分为主干阻塞和分支阻塞。

(一)临床表现

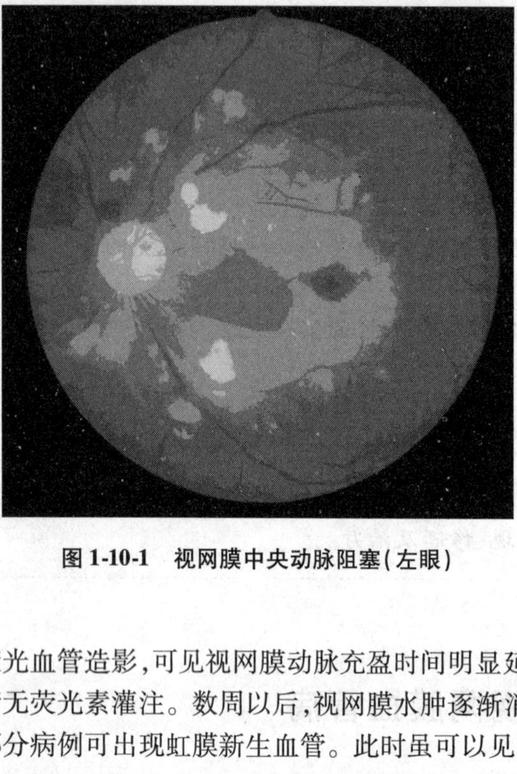

图 1-10-1　视网膜中央动脉阻塞(左眼)

视网膜中央动脉主干阻塞者，表现为突然发生的无痛性视力下降或丧失，分支阻塞者则表现为视野某一区域突然出现视物遮挡。有时患者在发病前有一过性黑蒙的症状。主干阻塞的患眼瞳孔直接光反射消失，间接光反射存在。眼底检查可见缺血的视网膜呈灰白色水肿，而黄斑区则因视网膜较薄，水肿不明显，可透见其下面的脉络膜红色背景，形成“樱桃红斑”样改变。视网膜动脉普遍变细，并可见血液呈节段状流动。视网膜分支阻塞者，该阻塞动脉分布区的视网膜呈灰白色水肿，有时可以见到栓子阻塞的部位。视网膜动脉阻塞者一般很少有出血(图 1-10-1)。

视网膜中央动脉阻塞早期行眼底血管荧光血管造影，可见视网膜动脉充盈时间明显延长，荧光素流变细或呈串珠状移动，阻塞的血管无荧光素灌注。数周以后，视网膜水肿逐渐消退，视网膜萎缩，视盘颜色苍白，血管变细，少部分病例可出现虹膜新生血管。此时虽可以见到动脉血流恢复通畅，但视网膜功能已经丧失。

知识链接

视网膜中央动脉阻塞瞳孔的变化为直接光反应消失，间接光反应存在。

视网膜中央动脉阻塞的患眼呈现瞳孔传入缺陷(RAPD 或 APD)，此为神经眼科的重要体征之一。将健眼遮住，若用光照射病侧眼，病侧眼的瞳孔对光反应先是微弱，随即瞳孔又明显扩大，状似对光的矛盾性反应，并认为这是对暗的交感反应所致。倘若健眼未予以完全遮盖，而半遮盖仅仅为了防止照射病眼的光误射入健眼，则病眼瞳孔不会扩大。

(二)治疗

视网膜中央动脉阻塞者应争分夺秒积极进行抢救,以挽救视功能,防止视功能的进一步损害。可应用血管扩张剂,如硝酸甘油片含服或亚硝酸异戊酯吸入,球后注射妥拉唑啉或阿托品、654-2 等,同时口服乙酰唑胺,按摩眼球、前房穿刺以降低眼压。也可吸入 95% 氧和 5% 二氧化碳混合气体,缓解视网膜缺氧状态。视网膜中央动脉阻塞预后差,如视网膜睫状动脉未受累,可保留有限的视力。

二、视网膜中央静脉阻塞

视网膜中央静脉阻塞(central retinal vein occlusion, CRVO)主要是指视网膜中央动脉粥样硬化导致的筛板或其视网膜中央静脉受压迫(筛板区明显狭窄,神经纤维拥挤,对视网膜中央静脉产生压力)、静脉血流淤滞以及静脉血管内皮的损伤,最终形成血栓。其他相关疾病包括高血压、动脉硬化、低血压、颈动脉供血不足、血液黏滞度增高、青光眼、糖尿病、视网膜血管炎、远视等。

(一)临床表现

视力下降明显,多单眼发病。特征性的眼底改变为各象限的视网膜静脉迂曲扩张、视网膜内出血呈火焰状、视盘及视网膜水肿。并分为非缺血型和缺血型。

1. 非缺血型　各分支静脉扩张、迂曲较轻,视网膜可见点状或火焰状出血,轻度者视盘及黄斑水肿,轻度视力下降。眼底荧光血管造影显示未发现(无或少量)的无灌注区。

2. 缺血型　缺血型视力损害严重,各象限均有明显的水肿、出血,静脉显著扩张,常可见棉绒斑、黄斑囊样水肿及新生血管,可引起玻璃体积血及牵拉性视网膜脱离(图 1-10-2)。眼底荧光血管造影显示视网膜存在广泛的毛细血管无灌注区,60% 的病例在 3~4 个月内出现虹膜新生血管。

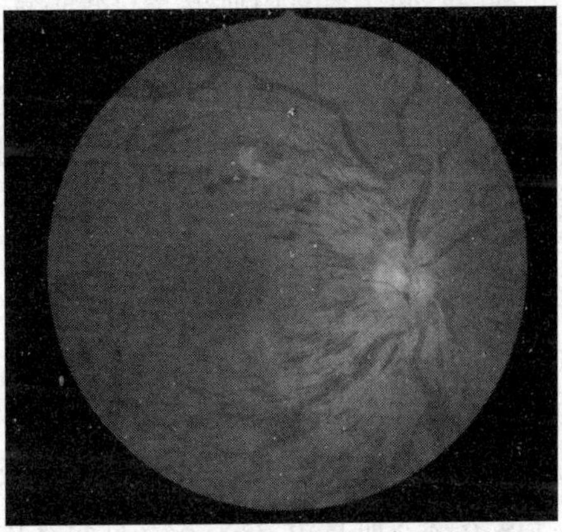

图 1-10-2　视网膜中央静脉阻塞缺血型(右眼)

(二)治疗

目前尚无有效的治疗药物。不宜应用抗凝剂、止血剂及血管扩张剂。应查找病因,治疗全身系统疾病。眼局部治疗的重点是预防和治疗并发症。对于黄斑水肿,伴有血管炎时,可给予糖皮质激素口服治疗。玻璃体腔内注射曲安奈德治疗黄斑水肿,部分患者易复发。对于缺血型 CRVO,应行全视网膜光凝(PRP),防止眼新生血管性青光眼的发生。

三、视网膜分支静脉阻塞(branch retinal vein occlusion, BRVO)

(一)病因

主要原因为视网膜动、静脉交叉处增厚硬化的动脉壁对静脉的压迫造成的。其次为局部和全身炎症诱发。

(二)临床表现

视力可有不同程度的下降。阻塞点多位于静脉第1~3分支的动、静脉交叉处,黄斑小分支静脉也可发生阻塞。最常见颞上分支静脉阻塞,鼻侧支阻塞较少。由于解剖学的变异,也可出现上或下半侧静脉阻塞。阻塞支静脉迂曲扩张,受阻静脉引流区可见视网膜浅层出血、视网膜水肿及棉絮斑(图1-10-3)。

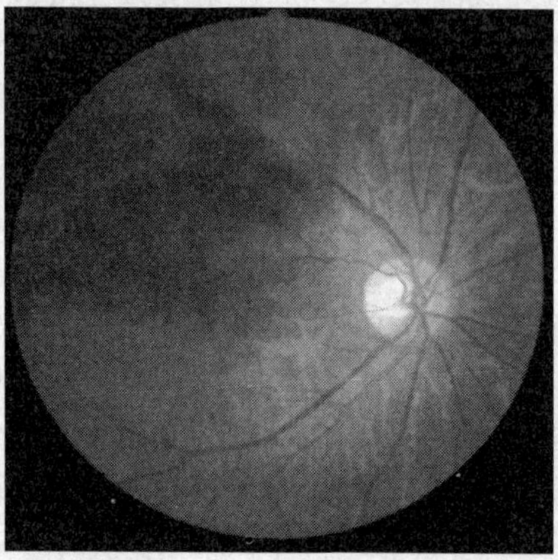

图1-10-3 视网膜颞上分支静脉阻塞(右眼)

根据FFA检查,BRVO可分为:①非缺血型:即阻塞区毛细血管扩张渗漏,在阻塞支静脉近端与远端之间形成侧支循环,半侧静脉阻塞眼的侧支则位于视盘。无明显毛细血管无灌注区形成。②缺血型:视网膜可有大片毛细血管无灌注区(>5个视盘直径),累及黄斑区者视力预后差。该型BRVO发病2~4个月以后易出现视网膜新生血管,进而导致玻璃体积血,出血机化牵拉视网膜,最终形成牵拉性/孔源性视网膜脱离,以及新生血管性青光眼。

(三)治疗

首先针对病因进行全身性疾病的治疗。如有血管炎症者,可使用糖皮质激素治疗。黄斑水肿和视网膜新生血管出血是BRVO患者视力丧失的两个主要原因。视网膜出血吸收以后,若FFA显示视网膜非缺血性水肿,则可采取视网膜格栅样光凝治疗。如视网膜存在大面积无灌注区或新生血管时,则应行全视网膜光凝术治疗,以预防新生血管的生长或促使新生血管萎缩消退。发生大量非吸收玻璃体积血和(或)视网膜脱离时,宜行玻璃体切割术,并术中眼内光凝。

四、视网膜血管炎

(一)病因及临床表现

视网膜血管炎(retinal vasculitis)由多种原因引起,动、静脉常同时受累,周围浸润,血管壁可见白鞘。中间葡萄膜炎、病毒性视网膜炎、系统性红斑狼疮和硬化病等均可伴有视网膜血管炎。主要表现为血管结节病、多发性特发性视网膜血管炎,即Ealse病,病因不清,曾称为视网膜静脉周围炎,不仅累及静脉,小动脉也常受累。多发生于青壮年,男性多于女性。也可表现为视网膜周边部小血管闭塞、视网膜新生血管和反复多发性玻璃体积血。

(二)治疗

针对病因进行治疗。早期可应用糖皮质激素口服或球后注射。光凝周边部病变血管及缺血区视网膜。对于不吸收的玻璃体积血,采用玻璃体切割联合眼内光凝术。

五、糖尿病性视网膜病变

糖尿病性视网膜病变(diabetic retinopathy,DR)是最常见的视网膜血管性疾病,是50岁以上人群的主要致盲眼病之一。早期无明显自觉症状,病变发展到黄斑后开始出现不同程度的视力下降。视网膜微血管病变是糖尿病视网膜病变的基本病理过程。

(一)临床表现

病变早期一般无明显自觉症状。随着病程的进展,可引起不同程度的视力减退、眼前黑影飘动、视物变形及视野缺损等症状,最终可导致失明。眼底检查时,单纯性糖尿病性视网膜病变的主要表现有微血管瘤、视网膜内出血、硬性渗出、视网膜水肿、黄斑囊样水肿等。增殖性糖尿病性视网膜病变(proliferative diabetic retiaopathy, PDR)的主要表现是新生血管形成及视网膜增殖性改变,可导致玻璃体积血和牵拉性视网膜脱离(图 1-10-4)。

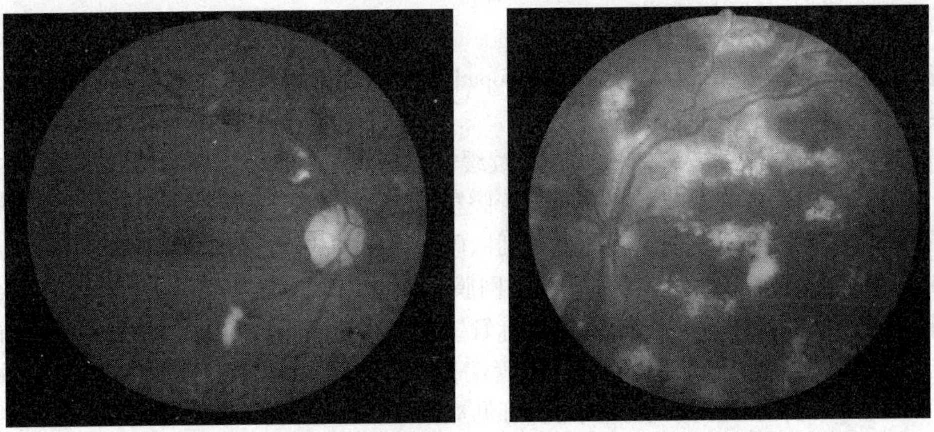

(1)　　　　(2)

图 1-10-4　糖尿病视网膜病变

(1)右眼;(2)左眼

(二)临床分期或分级

按发展阶段和严重程度,临床将糖尿病性视网膜病变分为非增殖型糖尿病性视网膜病变(non-proliferative diabetic retinopathy, NPDR)(单纯型或背景型)和增殖型糖尿病性视网膜病变(proliferative diabetic retinopathy, PDR)(表 1-10-1)。

表 1-10-1　糖尿病性视网膜病变国际临床分级标准

病变严重程度	散瞳眼底检查
无明显视网膜病变	无异常
轻度 NPDR	仅有微动脉瘤
中度 NPDR	微动脉瘤,存在轻、重度 NPDR 的表现
重度 NPDR	出现下列任一改变,但无 PDR 表现: 1. 任一象限中有多于 20 处视网膜内出血 2. 在两个以上象限有静脉串珠样改变 3. 在一个以上象限有显著的视网膜内微血管异常
PDR	出现以下一种或多种改变: 新生血管形成、玻璃体积血或视网膜前出血,纤维增殖,牵拉网脱

(三)治疗

严格控制血糖,治疗高血压,定期进行眼底检查,并根据 DR 所处阶段采取适当治疗。对于重度 NPDR 和 PDR,应行全视网膜光凝(PRP)治疗,以防止或抑制形成新生血管,并促使已形成的新生血管消退,防止病变恶化。如有黄斑水肿,可行黄斑区格栅样光凝。对已发生玻璃体积血且 1 个月不吸收和(或)合并牵拉性视网膜脱离者,特别是黄斑受累时,应行玻璃体切割术,术中同时行全视网膜光凝术治疗。

六、高血压性视网膜病变

高血压性视网膜病变(hypertensive retinopathy)依据高血压病程的缓急,分为慢性(良性)和急性(恶性)高血压性视网膜病变。

1. 慢性高血压性视网膜病变　长期持续缓慢的高血压导致视网膜小动脉痉挛,管径粗细不均。随着病情逐渐进展,动脉管壁硬化,管腔狭窄,反光增强,光带加宽,呈铜丝状或银丝样外观。病情继续发展可出现视网膜出血、水肿、硬性渗出、棉绒斑和视盘水肿。

(1)临床及分级:临床上将高血压性视网膜病变分为四级。Ⅰ级:动脉血管收缩、变窄,动、静脉交叉处压迹虽然不明显,但透过动脉管壁见不到其深面的静脉血柱;Ⅱ级:动脉硬化呈铜丝或银丝状外观,动、静脉交叉处静脉血管偏移(Salus 征)、远端膨胀(静脉斜坡)或被压呈梭形(Gunn 征);Ⅲ级:视网膜渗出、水肿,可见棉绒斑、片状出血和微血管瘤;Ⅳ级:Ⅲ级眼底改变加视盘水肿。该分级对判断高血压的预后具有一定的意义。

(2)治疗:应及时降低血压,早期眼底病变可逐渐消退。晚期未得到及时有效的治疗者,动脉血管可完全闭塞,视网膜缺血导致视盘和视网膜形成新生血管。

2. 急性高血压性视网膜病变　短期内突然发生急剧的血压升高,多见于40 岁以下的青壮年。最主要的眼底改变为视盘和视网膜水肿,称高血压性视神经视网膜病变。视网膜可见火焰状出血、硬性渗出、棉绒斑以及 Elschnig 斑(脉络膜梗死),并常伴有心脏及肾功能损害。应及时治疗,降低血压及对症治疗。

七、早产儿视网膜病变

早产儿视网膜病变(retinopathy of prematurity,ROP)是指在孕 36 周以下出生、低体重、长时间吸氧的早产儿,其未血管化的视网膜发生纤维新血管膜增生、收缩,并进一步引起牵拉性视网膜脱离,最终导致失明。

第二节　视网膜脱离

视网膜脱离(retinal detachment,RD)指视网膜神经上皮与色素上皮之间的分离。根据发病原因分为孔源性、牵拉性和渗出性三类。

一、孔源性视网膜脱离

孔源性视网膜脱离(rhegmatogenous retinal detachment, RRD)是发生在视网膜裂孔形成的基础上,液化的玻璃体经视网膜裂孔进入神经上皮视网膜下,导致视网膜神经上皮与色素上皮分离。

（一）病因

孔源性视网膜脱离发生具备两大要素：①视网膜裂孔形成；②玻璃体牵拉与液化。老年人、高度近视、人工晶状体眼、无晶状体眼、眼外伤等易发生 RRD。

（二）临床表现

1. 发病初期有眼前漂浮物、闪光感及幕样黑影遮挡（与 RD 区对应），并可逐渐变大。RD 累及黄斑时视力下降明显。

2. 眼底检查可见脱离的视网膜呈灰白色隆起，脱离范围可由局限性脱离至视网膜完全脱离。较大范围的视网膜脱离区呈波浪状起伏。较为严重者，视网膜表面可有增殖，并可见固定皱褶（图 1-10-5）。

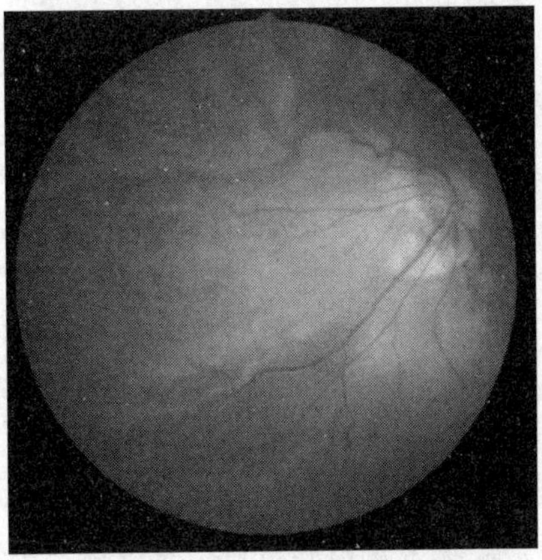

图 1-10-5　视网膜脱离

3. 散瞳后间接眼底镜或三面镜检查，可找到大多数视网膜裂孔，必要时可在巩膜压迫下检查，以利于寻找赤道部之前的远周边裂孔。裂孔最多见于颞上象限，其次为鼻上、颞下象限。裂孔在脱离的视网膜灰白色背景下呈红色。人工晶状体眼、无晶状体眼或慢性下方 RD 眼的视网膜裂孔不易发现。先天性脉络膜缺损患眼裂孔多存在于缺损区边缘。

（三）治疗

主要治疗原则是手术封闭裂孔。手术方法包括巩膜外垫压术、巩膜环扎术，复杂病例则可选择玻璃体切除手术。封闭裂孔的方法可采用激光光凝、电凝、冷凝裂孔周围，产生的炎症反应能将裂孔处视网膜神经上皮与色素上皮粘连，使裂孔封闭。手术成功率达 90% 以上，视力预后主要取决于黄斑是否脱离及脱离时间的长短，黄斑未脱离及脱离时间短（<1 周）者，视力预后良好。

二、牵拉性视网膜脱离

增殖性糖尿病性视网膜病变、早产儿视网膜病变、视网膜血管病变及眼外伤并发玻璃体积血等均可引起玻璃体内及玻璃体视网膜交界面产生纤维增生膜，进而导致牵拉性视网膜脱离（tractional retinal detachment，TRD）。在视网膜受牵拉处也可产生牵拉性视网膜裂孔，从而形成牵拉合并孔源性视网膜脱离。大部分可见原发性病变，如糖尿病性视网膜病变、高血压性视网膜病变及视网膜血管炎等。如伴有严重玻璃体混浊，眼 B 超声检查有助于诊断。此时需玻璃体切割手术治疗。

三、渗出性视网膜脱离

渗出性视网膜脱离（exudative retinal detachment，ERD）分为两种类型，即浆液性视网膜脱离和出血性视网膜脱离，两者均无视网膜裂孔。前者主要见于原田病、葡萄膜炎、后巩膜炎、葡萄膜渗漏综合征、CSC、Coats、恶性高血压、妊娠高血压综合征病、脉络膜肿瘤等。后者主要见于湿性 ARMD 及眼外伤。治疗原则主要针对原发病。

案例分析

案例1

患者,女性,52岁,右眼无痛性视力下降3天,否认创伤史。高血压病史6年,目前血压180/100 mmHg。右眼视力0.05,裂隙灯眼前节正常,眼压正常。左眼视力1.0,其余未见异常。为辅助诊断,应首选什么检查?右眼眼底检查发现视网膜静脉迂曲扩张,血管旁大片出血,视网膜水肿,黄斑水肿。对侧眼未见异常。该患者应诊断是什么?若1个月后FFA显示有大面积的无灌注区,应采取何种治疗?

分析:高血压患者,中老年女性,视网膜静脉迂曲扩张,大片出血,黄斑水肿等均为视网膜中央静脉阻塞临床表现。视网膜静脉周围炎多为青年男性,双眼发病,病变主要在周边视网膜。中心性浆液性脉络膜视网膜病变其主要特点是黄斑水肿,多发生于中青年。视网膜分支静脉阻塞仅支静脉发生阻塞。视网膜中央动脉阻塞眼底表现为视网膜苍白水肿的缺血表现,而不是表现为视网膜出血。视网膜中央静脉阻塞一旦出现大面积无灌注区,就是全视网膜激光治疗的适应证。

案例2

患者,男性,32岁,右眼视力突然下降10天,下方有黑幕感,既往有近视眼病史,右眼视力CF/20 cm,眼压5 mmHg,眼底可见视网膜呈灰白色隆起,其上方有暗红色视网膜血管,可见一马蹄裂孔,该患者诊断为孔源性视网膜脱离。采取的治疗原则是什么?

分析:孔源性视网膜脱离是玻璃体及视网膜变性导致视网膜裂孔形成,液化的玻璃体进入视网膜下腔而致神经上皮质与视网膜色素上皮质分离。治疗原则是:手术封闭裂孔;严格检查对侧眼底,及早发现变性区进行激光光凝治疗。

案例3

患者,女性,多饮、多食、多尿10年,双眼视力下降3个月。查体:BP 160/100 mmHg,右眼视力0.3,左眼视力0.4,双眼后极部及中周部视网膜多处出血,微血管瘤、脂质渗出和棉绒斑;FFA示双眼视网膜静脉扩张渗漏,中周部可见视网膜毛细血管无灌注区,右眼颞侧视盘附近可见新生血管渗漏,血糖18 mmol/L。该患者可能诊断是什么?应采取何种治疗?

分析:有糖尿病史伴眼底视网膜出血、渗出和微血管瘤形成,FFA示无灌注区和新生血管,应考虑为糖尿病性视网膜病变。治疗原则主要为:控制高血糖、高血压和高血脂等;对于增殖性糖尿病视网膜病变可行全视网膜光凝治疗(PRP),对黄斑水肿和黄斑囊样水肿可行氪黄激光局灶或格栅光凝;对于有玻璃体积血长期不吸收、牵拉性网脱离,特别是即将发生的黄斑部脱离,应行玻璃体切割术;药物治疗可改善微循环药物,作为辅助治疗。

达标与评价

(一)选择题

1. 下列哪项不是视网膜中央动脉阻塞的典型表现

A. 黄斑樱桃红　B. 视网膜动脉变细　C. 视力突然下降
D. 视盘苍白　E. 视网膜出血

2. 突然无痛性视力丧失,眼底检查后极部视网膜弥漫性水肿、黄斑部樱桃红,首先考虑
A. 后部缺血性视神经病变　B. 前部缺血性视神经病变
C. 视网膜中央动脉阻塞　D. 视网膜分支静脉阻塞
E. 视网膜中央静脉阻塞

3. 视网膜中央静脉阻塞最严重的并发症是
A. 玻璃体积血　B. 黄斑囊样水肿　C. 牵拉性视网膜脱离
D. 新生血管性青光眼　E. 以上都不是

4. 视网膜静脉阻塞的并发症没有
A. 黄斑囊样水肿　B. 玻璃体积血　C. 牵拉性视网膜脱离
D. 新生血管性青光眼　E. 白内障

5. 诊断缺血型视网膜分支静脉阻塞的依据为眼底荧光血管造影中,毛细血管无灌注区大于
A. 12 个视盘面积　B. 15 个视盘面积　C. 5 个视盘面积
D. 8 个视盘面积　E. 10 个视盘面积

6. 增殖型糖尿病性视网膜病变的主要标志为
A. 硬性渗出　B. 新生血管　C. 微动脉瘤
D. 黄斑水肿　E. 软性渗出

7. 眼底出现微血管瘤主要见于
A. 糖尿病视网膜病变　B. 高血压眼底病变　C. 视网膜静脉周围炎
D. 视网膜脱离前期　E. 高度近视

8. 眼底检查发现有白色棉絮斑(软性渗出)说明糖尿病视网膜病变进展到
A. Ⅱ期　B. Ⅲ期　C. Ⅳ期　D. Ⅴ期　E. Ⅵ期

9. 关于重度非增殖型糖尿病性视网膜病变错误的是
A. 四个象限中任意一个象限有 20 个以上的视网膜内出血
B. 两个以上象限有明确的静脉串珠样改变
C. 一个以上象限出现明确的视网膜微血管异常
D. 视网膜前出血
E. 行视网膜激光光凝治疗

10. 诊断中心性渗出性脉络膜视网膜病变最有价值的是
A. 中心视力下降,视物变形
B. 眼底检查黄斑部视网膜下一类圆形灰白色病灶,周围有出血
C. 多见于中青年
D. 视野有中心暗点
E. 荧光血管造影可见视网膜下新生血管渗漏荧光素

11. 关于中心性浆液性脉络膜视网膜病变的治疗正确的是
A. 多能自愈,无需药物　B. 即刻用激光治疗　C. 管扩张药
D. 用抗感染药物　E. 用促进吸收的药物

12. 视网膜脱离的高危因素有
A. 老年人　B. 无晶状体眼　C. 眼外伤
D. 高度远视　E. 人工晶状体眼
13. 孔源性视网膜脱离的裂孔最多发生在
A. 鼻上象限　B. 颞下象限　C. 黄斑部
D. 鼻下象限　E. 颞上象限
14. 视网膜脱离一般不出现下列哪种症状或体征
A. 眼压下降　B. 眼疼　C. 眼前黑影飘动
D. 闪光感　E. 视力降低

(二)简答题

1. 简述视网膜中央动脉阻塞的急救及治疗原则。
2. 简述视网膜中央静脉阻塞的临床表现及诊治。
3. 简述糖尿病视网膜病变的临床表现、国际分期及治疗原则。
4. 简述视网膜脱离的分类及治疗。
5. 简述高血压性视网膜病变的分级及临床表现。

答案

(一)选择题
1. E　2. C　3. D　4. E　5. C　6. B　7. A　8. B　9. D　10. E　11. A　12. ABCE　13. E　14. A
(二)简答题
略

(于文贞　马　翔)

第十章　视神经及视路疾病

目标与任务

目标
1. 掌握
(1)视神经疾病的诊断及治疗原则。
(2)视盘水肿的病因。
2. 熟悉:视交叉及其以上视路疾病的诊治。
任务
1. 见习视神经疾病的患者,学习诊治原则。

2. 复习视路的解剖。

第一节　视神经疾病

视神经的结构特点：视神经由视网膜神经节细胞的轴索组成，每眼视神经约含110万根轴索。视神经轴索在离开巩膜筛板后即有鞘膜包裹。视神经外面围以三层鞘膜，与颅内的三层鞘膜相连续。视神经为中枢神经系统的一部分，受损后不易再生。

视神经疾病：视神经疾病包括视盘至视交叉以前的视神经段的疾病。由于视神经疾病除视盘的病变可以通过检眼镜检查外，其余部分均不能直视，因此诊断视神经疾病必须依据病史、视力、视野、瞳孔、暗适应、色觉等检查，并借助视觉诱发电位、眼底荧光素血管造影、眼眶与头颅的X线、CT、B超、MRI等检测手段，其中视野对视神经及视路疾病的定位诊断最为重要。

视神经疾病常见病因为三种：炎症、血管性疾病、肿瘤。中老年患者应首先考虑血管性疾病，青年则应考虑炎症、脱髓鞘疾病。

一、视神经炎

视神经炎（optic neuritis）泛指视神经的炎性脱髓鞘、感染、非特异性炎症等疾病。因病变损害的部位不同而分为球内段的视盘炎（papillitis）及球后段的视神经炎。视神经炎大多为单侧性，视盘炎多见于儿童，视神经炎多见于青壮年。

（一）病因

视神经炎的病因较为复杂。

1. 炎性脱髓鞘　是常见原因。

2. 感染　局部和全身的感染均可导致感染性视神经炎。

3. 自身免疫性疾病　如系统性红斑狼疮、Wegener肉芽肿、Behcet病、干燥综合征、结节病等均可引起非特异性视神经炎症。

4. 临床上约1/3至半数的病例查不出病因。

（二）临床表现

炎性脱髓鞘性视神经炎视力急剧下降，1～2天内视力严重障碍，甚至无光感；通常发病1～2周时视力损害最严重，其后视力逐渐恢复，多数患者1～3个月视力恢复正常。色觉异常或仅有视野损害；可伴有闪光感、眼眶痛，特别是眼球转动时疼痛。部分患者可有一过性麻木、无力、膀胱和直肠括约肌功能障碍以及平衡障碍等。儿童与成人的视神经炎有所不同，儿童约半数为双眼患病，而成人双眼累及率明显低于儿童。儿童视神经炎发病急，但预后好。

（三）诊断

1. 眼部检查　患眼瞳孔常散大，直接光反应迟钝或消失，间接光反应存在。单眼受累的患者通常出现相对性传入性瞳孔功能障碍（RAPD）。眼底检查发现视盘炎者视盘充血、轻度水肿，视盘表面或其周围有小的出血点，但渗出物很少。视网膜静脉增粗，动脉一般无改变。（图1-11-1）。球后视神经炎者眼底无异常改变

2. 视野检查　可出现各种类型的视野损害，典型的中心暗点或视野向心性缩小。

3. 视觉诱发电位（VEP） P100 波潜伏期延长、振幅降低；球后视神经炎时，眼底无改变。

4. 磁共振成像（MRI） 对早期诊断多发性硬化、选择治疗方案以及患者的预后判断有参考意义。

5. 脑脊液检查 有助于为视神经脱髓鞘提供依据。脑脊液蛋白-细胞分离、IgG 合成率增高、寡克隆区带（OB）阳性以及髓鞘碱性蛋白增高，均可提示视神经或中枢神经系统或神经根脱髓鞘。由于脑脊液检查为有创性检查，临床应注意选择应用。

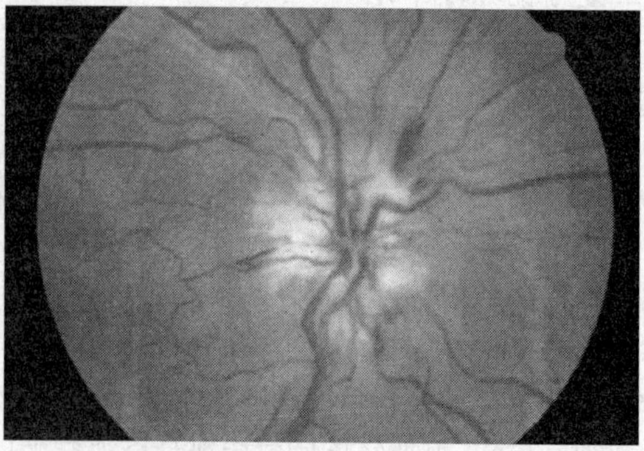

图 1-11-1 视神经炎

6. 其他检查 病史和其他临床表现不典型的急性视神经炎患者，进行临床常规的血液学、影像学检查和某些针对感染病因的血液和脑脊液的细菌学（如梅毒）、病毒学（如 AIDS）、免疫学甚至遗传学的等检查。

（四）治疗

部分炎性脱髓鞘性视神经炎可自行恢复。使用糖皮质激素的目的是减少复发，缩短病程。其治疗原则如下：

1. 如患者为首次发病，以前并无多发性硬化或视神经炎病史，可使用糖皮质激素冲击疗法，加速视力恢复、降低复发几率。

2. 对既往已诊断多发性硬化或视神经炎的患者，复发期可应用糖皮质激素冲击疗法，或酌情选择免疫抑制剂，恢复期可使用维生素 B 族药及血管扩张剂。

知识链接

激素的冲击疗法

皮质激素的冲击疗法是采用短期内大剂量应用激素，以迅速控制病情恶化的一种静脉给药方法。

冲击疗法多应用甲泼尼龙 1 g，加入 5% 葡萄糖溶液或生理盐水 250 ml 中，静脉滴注，每日 1 次，连续 3 日，然后 100 mg/d 泼尼松口服 3～4 周内递减至维持量，必要时可 2 周后重复 1 个疗程。对于弥漫增殖性肾小球肾炎，明显的神经、精神症状，严重的贫血，血小板显著减少等能迅速缓解病情，故主要用于危重患者的抢救，以及用皮质激素类药物一般的给药方法效果不佳的患者。

冲击疗法由于是在短期内大剂量给药，大量的激素作用可导致机体原有的代谢功能紊乱，而出现一过性高血压、高血糖、心动过速、电解质紊乱、严重的感染，甚至死亡。所以要掌握好冲击疗法的适应证，应用时应注意观察患者生命体征变化，及时复查血常规、电解质等指标，发现问题及时处理。

二、前部缺血性视神经病变

前部缺血性视神经病变(AION)为供应视盘筛板前区及筛板区的睫状后血管的小分支发生缺血,致使视盘发生局部的梗死。突然视力减退、视盘水肿及特征性视野缺损(与生理盲点相连的扇形缺损)为特点的一组综合征。后部缺血性视神经病变由于缺乏病理证实,多为推测,故不赘述。

(一)病因

1. 视盘局部血管病变,如眼部动脉炎症、动脉硬化或栓子栓塞。

2. 血黏度增加,如红细胞增多症、白血病。

3. 眼部血流低灌注,如全身低血压、颈动脉或眼动脉狭窄、急性失血、眼压增高。

(二)临床表现

突然发生无痛、非进行性的视力减退。开始为单眼发病,数周至数年可累及另侧眼,发病年龄多在50岁以上。

(三)诊断

眼底检查:视盘多为局限性灰白色水肿,相应处可有视盘周围的线状出血,后期出现视网膜神经纤维层缺损,早期视盘轻度肿胀呈淡红色。健眼的检查也有助于诊断,因为此病多见于小视盘无视杯者(图1-11-2)。

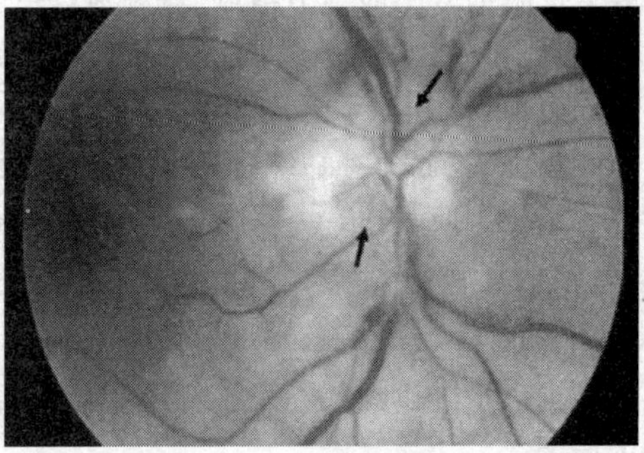

图1-11-2　前部缺血性视神经病变

(四)治疗

1. 针对全身性疾病治疗,改善眼部动脉灌注。

2. 全身应用糖皮质激素,以缓解循环障碍所致的水肿、渗出,对动脉炎性者尤为重要。挽救患者视力,并预防另侧眼发作。

3. 静脉滴注血管扩张药,改善微循环。

4. 口服乙酰唑胺降低眼压,相对提高眼灌注压。

第二节　视盘水肿

视盘水肿是视盘的一种非炎性充血、隆起,是由颅内压增高引起。视盘水肿是指炎症或其他病因所致的水肿。视神经外面的三层鞘膜分别与颅内的三层鞘膜相连续,颅内的压力可经脑脊液传至视神经处。通常眼压高于颅内压,一旦此平衡破坏可引起视盘水肿。

(一)病因

最常见的原因是颅内的肿瘤、炎症、创伤及先天畸形等神经系统疾病所致的颅内压增高。其他原因则有恶性高血压、肺源性心脏病、眼眶占位病变、葡萄膜炎、低眼压等。

知识链接

颅内高压

颅内压指颅腔内容物对颅腔壁产生的压力，是由液体静力压和血管动压两因素组成。由于颅腔总容积相对固定，颅内压保持相对稳定。正常人平卧位颅内压约为1.33 kPa(10 mmHg)。当脑组织肿胀、脑脊液分泌过多、吸收障碍、循环受阻或脑血流灌注过多导致颅内压持续保持在2.0 kPa(15 mmHg)以上时称颅内高压(acute intracranial hypertension)。

(二)临床表现

阵发性眼前发黑或视力模糊，持续数秒至1分钟，往往是双侧，常由姿势改变而突然引发；可出现精神症状，癫痫发作，头痛、复视、恶心、呕吐；视力下降少见。慢性视盘水肿可发生视野缺损及中心视力严重丧失。

眼底表现：早期视盘肿胀可能不对称，边界模糊，往往遮蔽血管，神经纤维层也经常受累。视野检查：有生理盲点扩大，慢性视盘水肿至视神经萎缩时，视野中心视力丧失以及周边视野缩窄，特别是鼻下方。

(三)诊断

典型视盘水肿诊断并不困难。还需做头部或眶部CT或MRI，或请神经科医生会诊视盘水肿的原因。

(四)治疗

针对颅内压增高的原发病因进行治疗。

案例分析

患者，女性，23岁，右眼突发性视力下降3天。3天前无明显诱因突发性右眼视物模糊并逐渐加重，无眼前黑影遮挡感、闪光感、视物变形、变色，无眼红、眼痛、畏光、流泪等不适。既往无特殊病史，否认高血压、糖尿病、血液病等全身病史。查体：视力：右眼0.1(矫正无效)，左眼1.0。双眼眼压正常，眼前段未见异常。在询问病史时还应注意哪些信息的采集？进一步问诊后，患者主诉视力下降当天出现眼球转动疼痛。查体：右眼较左眼瞳孔稍大，直接对光反射迟钝。眼底检查除视盘颜色红外，无其他异常。为明确诊断应进行何种检查？该患者的诊断是什么？应如何治疗？

分析：对于年轻女性单眼突发视力下降，首先考虑视神经炎病可能，其发病除与多发性硬化有关外，还与近期上呼吸道感染、邻近组织感染有关，可伴有眼球转动痛，合并多发性硬化者还可能有肢体功能障碍的症状。此外，还需考虑颅内占位性病变压迫视觉穿入通路及视中枢可能，需询问是否有颅内压增高相关表现。对于年轻女性，尚需与癔症相鉴别，后者可能与近期遭遇不顺心事件有关，其发作可伴有其他精神、心理因素。眼球转动痛、瞳孔异常及视盘略充血提示患者右眼急性视神经炎诊断，明确诊断主要依靠VEP及视野。VEP表现为P100潜伏期延长，振幅降低，视野异常可为中心暗点、旁中心暗点、水平性缺损等。治疗急性视神经炎快速有效的方法是大剂量糖皮质激素冲击治疗，可迅速有效地减轻视神经的炎症，促进视力恢复。

达标与评价

(一)选择题

某女，20岁，双眼视力急剧下降，查视盘充血，视野为中心暗点，应首先考虑

A. 视盘水肿　　B. 球后视神经炎　　C. 缺血性视神经病变
D. 皮质盲　　E. 视盘炎

(二)简答题

1. 简述视神经炎的分类及其特点、治疗原则。
2. 儿童、成人视神经炎有何不同？
3. 视盘水肿的病因有哪些？

答案

(一)选择题

E

(二)简答题

略

（于文贞　马　翔）

第十一章　眼外伤

目标与任务

目标

1. 掌握：眼表面异物、前房积血的临床表现与治疗，酸碱化学伤的临床表现、并发症及其急救措施与治疗方法，紫外线损伤的表现与紧急治疗。

2. 熟悉：眼外伤的分类与检查方法，虹膜睫状体、晶状体、视网膜、视神经等挫伤的临床表现与治疗。

3. 了解：眼球穿通伤、眼内异物的治疗方法。

任务

1. 门诊见习眼表异物及眼化学伤的患者，学习诊治原则。

2. 复习眼球的解剖。

机械性、物理性和化学性等因素直接作用于眼部,引起眼部结构和功能损害,统称为眼外伤(ocular trauma)。由于眼的位置暴露,结构精细脆弱,功能复杂,所以很容易发生眼外伤,伤后常导致眼球的结构破坏,功能障碍,严重者甚至失明,并可能威胁健眼。预防和正确处理眼外伤,对于保护和挽救视功能具有重要的临床和社会意义。

根据致伤原因,眼外伤可分为机械性和非机械性两种类型。机械性眼外伤包括钝挫伤、穿通伤和异物伤等;非机械性眼外伤包括热烧伤、化学伤、辐射伤和毒气伤等。

对眼外伤应详细询问病史,了解致伤原因、时间、致伤物的力量、性质和作用方向及既往眼病史。根据眼外伤的轻重缓急和患者就诊时的条件,在不延误急救、不加重病情、不增加操作和痛苦的前提下,有重点地进行检查。同时注意全身情况,必要时请有关科室会诊,待生命体征平稳后,再行眼科治疗。对疑有异物存留、骨折或后部巩膜破裂者,适时行眼超声、X 线、CT 或 MRI 等影像学检查。

第一节 眼钝挫伤

钝挫伤(blunt trauma)由机械性钝力引起。砖石、拳头、球类、跌撞、车祸以及爆炸的冲击波是钝挫伤的常见原因。除在打击部位产生直接损伤外,也会引起多处间接损伤。

一、眼睑挫伤

眼睑组织松弛,皮肤薄而柔软,富有血管,受挫伤后易引起裂伤、皮下出血、水肿,可引起疼痛、睁眼困难。无伤口者,伤后 48 小时内冷敷。皮肤裂伤者用 5/0 丝线间断逐层缝合,提上睑肌断裂时应给予修复,伴有泪小管断裂时应行泪小管吻合术。由于眼睑血液循环丰富,破损的组织尽可能保留复位,功能修复。常规注射破伤风抗毒素。

二、结膜挫伤

结膜挫伤后可出现结膜下出血、水肿、裂伤。伤后应仔细检查以除外巩膜裂伤。小创口不需缝合,结膜下出血者早期可用冷敷,48 小时后改为热敷。

三、角膜挫伤

1. 角膜上皮擦伤有明显疼痛、畏光和流泪等症状,伴视力减退。上皮缺损区易发生感染,引起角膜溃疡。可涂抗生素眼膏后包扎,促进上皮愈合。

2. 角膜基质层水肿、增厚及混浊,后弹力层皱褶。因角膜急剧内陷,内皮层和后弹力层破裂所致。可用糖皮质激素滴眼液点眼,必要时用散瞳剂。

四、虹膜睫状体挫伤

外伤性虹膜睫状体炎:虹膜睫状体受伤后首先是小动脉痉挛,随即毛细血管扩张,血管通透性增加,导致房水混浊,角膜后沉着物形成,虹膜肿胀,瞳孔缩小,伴有眼压的改变。

1. 虹膜与瞳孔异常　①因虹膜瞳孔缘及瞳孔括约肌断裂,出现不规则裂口,或虹膜基质纵形裂口。②虹膜根部离断,虹膜根部有半月形缺损,瞳孔呈"D"字形,可出现单眼复视。若整个虹膜完全离断,称外伤性无虹膜。③瞳孔括约肌受损,表现为外伤性瞳孔扩大,多为中度,瞳孔不圆,光反射迟钝。治疗:瞳孔缘或基质裂口无需特殊处理;虹膜根部离断伴有复视症状,可行虹膜缝合术;外伤性瞳孔散大,轻者可能恢复或部分恢复,重者不能恢复。

2. 前房积血(hyphema)　多为虹膜血管破裂引起。微量出血仅见房水中出现红细胞。出血较多时,血液积于前房呈一水平面。记录血平面的实际高度。严重时前房完全充满血液,可呈黑色。前房积血多能自行吸收。但当积血量大,或在吸收中再次出血,可引起继发性青光眼;角膜内皮损害和高眼压,出血多会引起角膜血染,角膜基质呈棕黄色,中央呈盘状混浊,渐变为黄白色,多在1年内才缓慢消退。

治疗:①卧床休息,半卧位;②点用糖皮质激素滴眼液;③扩瞳可增加再出血危险,5天后可散瞳;④眼压升高时,应用降眼压药物;⑤观察积血的吸收。积血多,吸收慢,伴眼压升高,经药物治疗眼压不能控制,应行前房冲洗术或凝血块切除术,以避免角膜血染和视神经损害。

3. 外伤性低眼压　因睫状体分离引起。常表现为视力下降,视物变形;前房变浅,视盘水肿,视网膜静脉扩张,黄斑水肿及星状皱纹,眼球变短,加正球镜片可能提高一些视力。先试用1%阿托品散瞳,口服泼尼松。部分病例可能逐渐恢复。若药物无效,可采用手术治疗,如睫状体缝合术。长期的低眼压可以引起黄斑和视神经功能的永久性损害。

五、晶状体损伤

1. 晶状体脱位或半脱位　由悬韧带全部或部分断裂所致。部分断裂时,晶状体向悬韧带断裂的相对方向移位。在瞳孔区可见部分晶状体赤道部,虹膜震颤、散光或单眼复视。晶状体全脱位时,可向前脱入前房或嵌顿于瞳孔区,引起急性继发性青光眼和角膜内皮损伤;向后脱入玻璃体,前房变深,虹膜震颤,出现高度远视。如果角巩膜部破裂,晶状体也可脱位于球结膜下。治疗:晶状体嵌顿于瞳孔或脱入前房,需急诊手术摘除;晶状体半脱位时,试用眼镜矫正散光,但效果差;晶状体脱入玻璃体,可行玻璃体手术切除。

2. 挫伤性白内障　有多种形态,根据视力情况决定是否手术治疗。参阅白内障手术。

六、脉络膜挫伤

主要表现为脉络膜出血与破裂,多位于后极部及视盘周围,呈弧形,凹面朝向视盘。破裂处常被出血掩盖。出血吸收后,显露出或暴露出白色巩膜,严重影响视力。

目前尚无有效治疗方法。

七、视网膜震荡与挫伤

视网膜震荡(commotio retinae)是指在挫伤后,后极部出现的一过性视网膜水肿,视网膜变白,视力下降。受打击部位传送的冲击波损伤外层视网膜,色素上皮受损,屏障功能破坏,细胞外水肿,使视网膜混浊,视力可下降至0.1以下。

主要表现为两种结局:

1. 部分病例在3~4周水肿消退后,视力恢复较好,属于"视网膜震荡"。

2. 有些存在明显的光感受器损伤、视网膜外层变性坏死,黄斑部色素紊乱,视力明显减退,可称为“视网膜挫伤”。严重的伴有视网膜出血。

治疗:伤后早期应用糖皮质激素,减轻视网膜水肿引起的损害。神经营养药、血管扩张剂、维生素类药物的疗效尚未肯定。

八、视神经挫伤

产生视神经挫伤有三种主要的因素:其一为眼球经受钝力打击,眼压突然升高,可引起视神经挫伤。其二为眼球受挫伤时在外力的作用下极度扭转,导致视神经(尤其是球后段)的撕裂伤,称为视神经撕脱。其三是在创伤时,眼眶内容物的挤压而损伤视神经,也可能眶后壁骨折而挫伤骨内段视神经。视神经挫伤可应用糖皮质激素、脱水剂及维生素等药物治疗。视神经撕脱无有效治疗方法。

知识链接

颅神经

又称“脑神经”。属周围神经,是从脑内发出的左右成对的神经。人的12对脑神经是嗅神经、视神经、动眼神经、滑车神经、三叉神经、展神经、面神经、听神经、舌咽神经、迷走神经、脊髓副神经和舌下神经。这些神经的分布限于头部和颈部,但迷走神经例外,其分布扩展至胸腔和腹腔的内脏器官。

第二节 眼球穿通伤

由锐器刺入、切割造成眼球壁的全层裂开,伴或不伴有眼内损伤或组织脱出。以刀、针、剪刺伤等较常见。预后取决于伤口部位、范围和损伤程度,有否感染等并发症,以及治疗措施是否及时适当。

一、临床表现

按伤口的部位可分为三类。

(一)角膜穿通伤

较常见。

1. 单纯性　角膜伤口较小且规则,常自行闭合,无虹膜嵌顿。

2. 复杂性　伤口大,不规则,常有虹膜脱出及嵌顿,前房变浅,可伴有晶状体破裂及白内障,或眼后段损伤。有明显的眼痛、畏光、流泪和视力下降。

(二)角巩膜穿通伤

伤口累及角膜和巩膜,可引起虹膜睫状体、晶状体和玻璃体的损伤、脱出,以及眼内出血,伴有明显眼痛和刺激症状,视力明显下降。

(三)巩膜穿通伤

较小的巩膜伤口容易忽略,伤口表明仅见结膜下出血。大的伤口常伴有脉络膜、玻璃体和视网膜的损伤及出血,预后差。

二、治疗

伤后立即包扎伤眼,眼科急诊处理。治疗原则是:

1. 初期缝合伤口,恢复眼球完整性。

2. 防治感染等并发症。

3. 必要时行二期手术。

第三节 眼异物伤

眼异物伤比较常见。大多数异物为铁质磁性金属,也有非磁性金属异物如铜和铅。非金属异物包括玻璃、碎石及植物性(如木刺、竹签)和动物性(如毛、刺)异物等。不同性质的异物所引起的损伤及其处理有所不同。

一、眼球外异物

(一)眼睑异物

多见于爆炸伤时,可使眼睑布满细小的火药渣、尘土及沙石。对较大的异物可用镊子夹出。

(二)结膜异物

常见的有灰尘、煤屑等,多隐藏在睑板下沟、穹窿部及半月皱襞。异物摩擦角膜会引起刺激症状。可在用表面麻醉剂点眼后,用无菌湿棉签拭出异物,然后点抗生素滴眼液。

(三)角膜异物

以铁屑、煤屑较多见,有明显刺激征,如刺痛、流泪、眼睑痉挛等。铁质异物可形成锈斑。植物性异物容易引起感染(图1-12-1)。

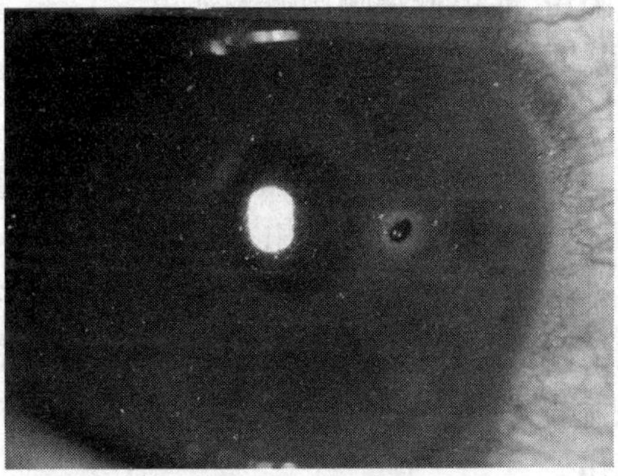

图1-12-1 角膜异物

治疗:对角膜浅层异物,可在表面麻醉下,用盐水湿棉签拭去。较深的异物可用无菌注射针头剔除。如有锈斑,尽量一次刮除干净。对多个异物可分期取出,即先取出暴露的浅层异物,对深层的异物暂不处理。若异物较大,已部分穿透角膜进入前房,应行显微手术摘除异物。挑取异物时应严格执行无菌操作,否则有引起化脓性角膜溃疡的危险。异物取出后,点抗生素滴眼液或眼膏。

(四)眶内异物

常见的有金属弹片、气枪弹、或木、竹碎片。可有局部肿胀、疼痛。若合并化脓性感染时,可引起眶蜂窝织炎或瘘管。眶内金属异物多被软组织包裹,可不必勉强摘出。但植物性异物会引起慢性化脓性炎症,应尽早完全取出。

二、眼内异物

眼内异物(intraocular foreign body)是严重危害视力的一类眼外伤。任何眼部或眶外伤,都应怀疑并排除异物。敲击金属是最常见的受伤方式。异物的损伤因素包括机械性破坏、化学及毒性反应、继发感染等。除穿通伤之外,还有异物特殊的损害。

(一)临床表现

眼内的反应取决于异物的化学成分、部位和有无感染。

1. 不活泼的无菌异物　如石、沙、玻璃、瓷器、塑料、睫毛,一般能耐受。铁、铜、铝、锌是常见的反应性异物,后两种引起轻微炎症,可包裹;若异物很大可刺激炎症,引起细胞增生、牵拉性视网膜脱离、眼球萎缩。异物也可移位。

2. 铜质沉着症(chalcosis)　纯铜有特别的毒性,引起急性铜质沉着症和严重炎症,需立即摘除。若异物为铜合金,铜的含量少于 85%,会引起慢性铜质沉着症。铜离子亲和膜性结构,典型的表现是在后弹力层沉着,绿色房水颗粒,虹膜变绿色,向日葵样白内障,棕红玻璃体混浊,条索形成,视网膜血管上和黄斑区有金属斑。金属弥散后,摘除异物不能减轻损害。

3. 铁质沉着症(siderosis)　关于眼内铁离子的损害机制,一般认为,铁片与玻璃体或眼内组织接触后,铁离子迅速氧化与扩散,激发 Haber-Weiss 反应,形成强力氧化剂,造成严重结构与功能损害。

(二)治疗

眼内异物一般应及早手术取出。手术方法取决于异物位置、磁性、可否看见、是否包裹,或位于玻璃体、视网膜及其他结构内,以及眼内的并发症。

1. 前房及虹膜异物　经靠近异物的方向或相对方向作角膜缘切口取出,磁性异物可用电磁铁吸出,非磁性异物用镊子夹出。

2. 晶状体异物　若晶状体大部分透明,可不必立即手术。若晶状体已混浊,可连同异物取出。

3. 眼后段异物　根据情况采用外路法或玻璃体手术取出。异物较小、且已完全包裹于球壁内的,不一定要勉强取出。对甚小的铁异物存留,建议取出异物。可以应用电磁铁经睫状体扁平部摘除的有体积较小、可见的玻璃体内铁异物,没有包埋的异物,同时无视网膜并发症。其他情况,如异物大、包裹、粘连、非磁性,需玻璃体手术摘除,同时处理眼内的并发症,如玻璃体积血或视网膜脱离。较大的异物可通过角巩膜切口或原入口取出,以减少周边视网膜组织的损伤。

第四节　眼化学伤

化学物品的溶液、粉尘、气体进入或接触眼部,都可引起眼部的化学性烧伤。其中最常见的有酸性和碱性烧伤。损伤的程度与致伤物的浓度、种类、作用方式、接触时间与接触面积有关。

(一)致伤原因和特点

1. 酸性烧伤　酸对蛋白质有凝固作用。酸性溶液浓度较低时,仅有刺激的作用;强酸能使组织蛋白凝固坏死。由于凝固的蛋白不溶于水,能阻止酸性物质继续向深层渗透,与碱烧伤相比其组织损伤相对较轻。

2. 碱性烧伤　碱能溶解脂肪和蛋白质。碱性物质与组织细胞结构中的脂类结合，很快渗透到组织深层和眼内，因而能引起持续性破坏，导致角膜溃疡、穿孔及眼内炎症。碱烧伤的后果更为严重。

（二）临床表现

根据伤后组织损伤程度，可将酸碱烧伤分为轻、中、重三级。轻度：睑及结膜充血、水肿，角膜上皮部分脱落，数日后上皮修复，不留并发症；中度：皮肤可起水疱或糜烂，结膜部分坏死，角膜上皮完全脱落、混浊，愈后留有角膜瘢痕；重度：广泛缺血性坏死，角膜全层灰白或瓷白色混浊，有角膜溃疡、角膜穿孔、角膜白斑、粘连性角膜白斑、角膜葡萄肿、眼球萎缩、青光眼、白内障等并发症。此外，眼睑、泪道、结膜烧伤可引起睑球粘连、眼睑畸形、眼睑闭合不全等并发症。

（三）急救和治疗

1. 急救　争分夺秒在现场彻底冲洗眼部是酸碱烧伤最重要的处理措施，能将损伤减小到最低程度。伤后立即用大量清水或其他水源反复冲洗，至少 30 分钟。冲洗时应翻转眼睑，转动眼球，暴露穹窿部，将结膜囊内的化学物质彻底冲出。到医院后，根据情况可再次冲洗，并检查结膜囊内是否还有酸、碱性物质存留。必要时切开结膜行结膜下冲洗或前房穿刺术。

2. 治疗

（1）首先控制感染：局部和全身应用抗生素。1% 阿托品每日散瞳避免虹膜后粘连。适时应用糖皮质激素抑制炎症反应。应用维生素 C、胶原酶抑制剂促进胶原合成。

（2）伤后 2 周角膜溶解变薄，可行角膜移植、羊膜移植、口腔黏膜移植。为防止睑球粘连，可安放隔膜，换药时分离睑球粘连，或行自体球结膜、口腔黏膜移植。

（3）应用胶原酶抑制剂，防止角膜穿孔。

（4）后期治疗：主要是针对并发症的手术治疗。如矫正睑外翻、睑球粘连、角膜移植术、抗青光眼手术等。

案例分析

案例 1

患者，男性，45 岁，因“左眼被拳头击伤伴视力下降 3 小时”就诊，检查：视力右眼 1.2，左眼 CF/20 cm，矫正不当。左眼上下眼睑轻度淤血肿胀，结膜混合性充血（++），颞侧可见出血斑，角膜轻度水肿，前房深浅大致正常，血性房水，积血达瞳孔中央，虹膜无震颤，瞳孔圆，直径 6 mm，直接、间接对光反射消失。晶状体无明显混浊，眼底欠清。该患者还应进行何种检查？如眼压右眼 15 mmHg，左眼 30 mmHg，该患者的诊断是什么？对于该患者应进行怎样急诊处置？

分析：对眼钝挫伤前房积血的患者，常合并眼压增高，以致角膜血染和视神经损害，因此，测量眼压是眼钝挫伤前房积血的常规急诊检查项目。外伤性前房积血分为五级，显微镜下出血；Ⅰ级：积血 <1/3 前房；Ⅱ级：积血占前房 1/3～1/2；Ⅲ级：积血占满前房 1/2 以至近满前房；Ⅳ级：积血占满前房。如果视神经挫伤，应该直接对光反射消失，间接对光反射存在，当直接、间接对光反射均消失，且不伴有眼外肌麻痹，应考虑外伤性瞳孔散大。当前房积血伴眼压增高时，一般认为当眼压升高至 60 mmHg 而药物不能控制，或眼压在 50 mmHg 持续 5 天不降，

或前房全部积血、眼压略高于正常持续1周不降时再采取前房冲洗，以免发生角膜血染。包扎双眼、制动眼球活动、应用止血药物有助于止血和预防继发性出血。

案例2

患者，女性，35岁，因“石灰溅入右眼后红、痛伴视力下降半天”就诊。眼部检查：视力：右眼CF/50 cm，右眼球结膜水肿(++)，10点至6点角膜缘灰白，角膜上皮缺损，基质乳白色混浊水肿，前房窥不清。应采用何种急诊处置？此患者碱烧伤属于几级？应在何时应用糖皮质激素？

分析：化学性眼外伤的现场急救措施是否得当，在很大程度上决定了伤眼的预后。化学性眼外伤现场急救处理的原则是争分夺秒、因地制宜、彻底冲洗。碱烧伤可分为四级，其中角膜缘缺血>1/2，角膜混浊阻碍虹膜和瞳孔的观察者为Ⅳ级；伤后10天内可使用糖皮质激素减轻炎症，10天后，角膜有溶解倾向，应停用；但是，糖皮质激素对于晚期的过度瘢痕化和血管化有一定帮助。

达标与评价

(一)选择题

1. 前房积血的处理正确的是

A. 应用止血剂　　B. 必要时前房冲洗　　C. 测量眼压

D. 缩小瞳孔　　E. 卧床休息，取平卧位

2. 对于眼球穿孔伤，下列哪种说法是错误的

A. 脱出的虹膜应于还纳　　B. 以上都不对　　C. 脱出的晶状体应予复位

D. 脱出的睫状体应于复位　　E. 脱出的玻璃体予以切除

3. 关于酸烧伤和碱烧伤，正确的是

A. 酸性物质能凝固组织蛋白，因而后果严重

B. 以上都不对

C. 酸性物质能溶解组织蛋白，因而组织损伤相对较轻

D. 碱性物质能溶解组织蛋白，因而组织损伤相对较轻

E. 碱性物质能溶解组织蛋白，因而后果严重

(二)问答题

1. 简述眼钝挫伤及眼化学伤的处理原则。

2. 前房积血分几级？如何治疗？

3. 电光性眼炎如何治疗？

4. 试述眼表异物的诊断及治疗。

答案

(一)选择题

1. ABC　2. C　3. E

(二)问答题

略

(于文贞　马　翔)

第十二章　眼的屈光与调节及斜视

目标与任务

目标

1. 掌握:屈光不正的分类,眼外肌的功能,斜视的检查方法。

2. 熟悉:各种屈光不正的临床表现及矫正方法,斜视的临床类型及表现、治疗原则。

3. 了解:调节与屈光不正的关系,调节与年龄的关系,屈光不正手术适应证及手术方法,弱视的概念及防治,斜视矫正术适应证及手术方法。

任务

1. 在教师指导下,同学之间进行眼外肌功能检查。

2. 门诊见习屈光不正、斜视、弱视的患者,学习诊治原则。

第一节　眼的屈光与调节

一、眼的屈光系统

当外界光线通过眼的屈光系统屈折后,在视网膜上形成清晰的物像,这种生理功能称为眼的屈光。眼的屈光系统包括角膜、房水、晶状体和玻璃体,眼的屈光状态由屈光系统的屈光力大小和眼轴长度决定。屈光力的单位是屈光度(D),是光学系统焦距(f)(以米为单位)倒数,即:$D=1/f$,如一透镜的焦距为0.5 m,则该透镜的屈光力为:1/0.5=2.00 D。眼球总屈光力在调节静止状态下为58.64 D,最大调节时为70.57 D。眼屈光系统中最主要的屈光成分是角膜和晶状体,角膜的屈光力约为43 D,晶状体约为19 D。眼轴长度约为24 mm。

二、眼的调节与集合

眼球具有能自动改变屈光力的能力,使来自近处的散开光线在视网膜上形成焦点,从而能看清不同距离的目标。眼球的这种调节焦点距离的能力称为眼的调节作用。调节作用产生的机制是:当看远目标时,睫状肌处于松弛状态,睫状冠形成的环扩大,使晶状体悬韧带保持一定的紧张度,晶状体在悬韧带的牵引下,其形状相对扁平,使其屈光力下降,以看清远处目标。当看近目标时,睫状肌收缩,睫状冠所形成的环缩小,晶状体悬韧带松弛,晶状体由于其弹性而变凸,使屈光力增强,看清近处目标。眼的调节依赖于晶状体的弹性、睫状肌的功能、睫状环的结构、悬韧带状态等多种因素。双眼注视远处目标时,两眼视轴平行且调节处于松弛状态,注视近处目标时需要调节,这时为保持双眼单视,双眼还需内转,称为集合。调节越大集合也越大,调节和集合保持密切的协同关系。两者协调的破坏会引起视力疲劳,甚至发生内斜视或外斜视。

第二节　正视与屈光不正

一、正视眼

当眼调节静止时,外界的平行光线(一般认为来自5 m以外)经眼屈光系统后恰好在视网膜黄斑中心凹聚焦,这种屈光状态称为正视(emmetropia),即正视眼的远点为眼前无限远。

二、近视眼

在调节放松状态下,平行光线经眼球屈光系统后聚焦在视网膜之前,称为近视(myopia)。近视眼的远点在眼前某一点。近视的发生受遗传和环境等多因素的影响,目前确切的发病机制仍在探索中。

分为轴性近视与屈光性近视,前者由于眼球前、后径过长所致,后者由于角膜或晶状体的弯曲度过强或屈光指数增强所致。根据近视度数分类:①轻度近视:< -3.00 D;②中度近视:-3.00~ -6.00 D;③高度近视:> -6.00 D。

(一)病因

近视眼可能与多种因素有关。

1. 遗传因素　近视有一定遗传倾向。

2. 发育因素　随着年龄增长,眼轴逐渐加长,如发育过度则形成近视。

3. 过度调节疲劳　青少年学生与近距离工作者中近视眼较多,近视的发生、发展与近距离工作有密切关系,尤其是照明不足、阅读距离过近、阅读时间过久、字体不清或过小以及姿势不良等都与近视的发生有关。

(二)临床表现

1. 视力　远视力减退,近视力正常。远距离视物模糊,近距离视力好。

2. 视疲劳　因调节与集合不协调所致。

3. 眼位偏斜　近视眼看近时不用或少用调节,所以集合功能也相应减弱,易引起外隐斜或外斜视。

4. 眼球改变　眼球前、后径变长。

5. 眼底改变　低、中度近视眼底一般无变化;高度近视可出现不同程度的眼底退行性改变。

近视度数较高者,除远视力差外,常伴有夜间视力差、飞蚊症、漂浮物、闪光感等症状,并可发生程度不等的眼底改变,如近视弧形斑、豹纹状眼底、黄斑部出血或形成新生血管膜,可发生形状不规则的白色萎缩斑,或有色素沉着呈圆形黑色斑。

(三)治疗

1. 验光配镜　经验光确定近视度数,用适当的凹镜片使平行光线成像于视网膜上。框架眼镜主要使用球镜、柱镜或球柱镜(现多为环曲面)。球镜用于矫正单纯远视或近视,正球镜用于矫正单纯远视,负球镜用于矫正单纯近视。柱镜或球柱镜用于矫正散光。配镜的原则是选用使患者获得满足实际应用且能防治弱视之视力的最低度数镜片。不宜过度矫正。

2. 角膜接触镜亦称隐形眼镜,矫正原理与框架眼镜基本相同,不同之处为角膜接触镜与角膜直接接触,使得镜片到角膜顶点的距离缩短,减少了框架眼镜所致的像放大率问题等。但由于镜片与角膜、结膜、泪膜等直接接触,影响眼表正常生理功能。

3. 有条件地选择屈光手术,如 Lasik 或眼内屈光手术。屈光参差较大或特殊职业者应严格注意掌握手术适应证,尽量避免并发症。

(四)预防

近视既与遗传因素有关,在很大程度上也与后天的生活及阅读环境和不良的用眼习惯有关。积极防治是必要的。

1. 养成良好用眼习惯,姿势端正,眼与读物距离保持 25 ~ 30 cm,不在乘车、走路或卧床情况下看书,用眼 1 小时后应向远处眺望,使调节得以松弛。

2. 教室明亮,照明应无眩光或闪烁,黑板无反光,桌椅高度合适,使眼与读物保持适当的距离,勿在阳光直射或暗光下阅读或写字。

3. 定期检查视力,如有异常及时矫治。对验光确诊的近视佩戴合适的眼镜,可保持好视力及正常调节与集合功能。

4. 可适当应用睫状肌麻痹剂及雾视疗法、针灸疗法等。

三、远视眼

远视眼(hyperopia)是当调节放松时,平行光线经过眼的屈光系统后聚焦在视网膜之后,称为远视(hypermetropia 或 hyperopia)。远视眼的远点在眼后,为虚焦点。远视眼分为轴性远视与屈光性远视两类,前者眼球前、后径较正视眼短;后者包括:①眼球任何屈光面弯曲度变小引起的曲率性远视;②由于屈光指数降低引起的屈光指数性远视;③无晶状体眼或晶状体后脱位。+3.00 D 以下者为轻度远视,+6.00 D 以上者为高度远视,介于两者之间者为中度远视。

(一)临床表现

1. 视力　轻度远视,通过过度调节,可使远、近视力都达到正常;中度远视,可能远、视力正常,近视力下降;高度远视:可能远近视力都下降。

2. 视疲劳　眼球、眼眶和眉弓部胀痛,阅读或近距离工作稍久更为明显。

3. 内斜视　远视患者使用过多的调节,伴随过多的集合,因而产生调节性内斜视。

4. 高度远视眼　眼球小,前房浅。另外视盘色红,有时边缘欠清,稍隆起,类似视盘炎或水肿称之假性视盘炎。

(二)治疗

远视眼用凸镜片矫正。

1. 轻度远视如无症状则不矫正,如有视疲劳和内斜视,虽然远视度数低也应戴镜。

2. 中度远视或中年以上患者应戴镜矫正以增进视力,消除视疲劳以及防止眼位变化。

四、散光

散光(astigmatism):眼球在不同子午线上屈光力不同,形成两条焦线和最小弥散斑的屈光状态,称为散光。散光类型:分为规则散光和不规则散光。最大屈光力和最小屈光力主子午线相互垂直者为规则散光,不相互垂直者为不规则散光。规则散光又分为顺规散光(astigmatism with the rule)、逆规散光(astigmatism against the rule)、斜向散光(oblique astigmatism)。最大屈光力主子午线在90°±30°位置的散光称为顺规散光,最大屈光力主子午线在180°±30°称为逆规散光,其余为斜向散光。

规则散光根据各径线的屈光状态分为五种:

1. 单纯近视散光　一个主径线为正视,另一主径线为近视。

2. 单纯远视散光　一个主径线为正视,另一主径线为远视。

3. 复合近视散光　两个互相垂直的主径线均为近视,但近视的度数不同。

4. 复合远视散光　两个互相垂直的主径线均为远视,但远视的度数不同。

5. 混合散光　一个主径线为近视,另一个与其垂直的主径线为远视。

散光对视力下降的影响取决于散光的度数和轴位。散光度数高或斜轴散光对视力影响较大,逆规散光对视力的影响比顺规散光大。

不规则散光为眼球的屈光状态不但各径线的屈光力不相同,在同一径线上各部分的屈光力也不同,没有规则可循,常由于圆锥角膜、角膜薄翳或晶状体疾病等使角膜或晶状体屈光面不规则所致。

(一)临床表现

1. 视物模糊。

2. 视疲劳。

3. 不正常的头位高度不对称散光或斜轴散光患者可有头位倾斜和斜颈。

4. 散光患者常眯眼视物,以达到针孔或裂隙的作用。

(二)治疗

1. 规则散光可以用柱镜矫正,应注意度数与轴向。

2. 不规则散光不能用柱镜矫正,可试用角膜接触镜矫正。

五、老视

随着年龄增长,晶状体弹性逐渐下降,睫状肌和悬韧带功能也逐渐变弱,从而引起眼的调节力减退,这种由于老化所致的调节减弱称为老视(presbyopia),俗称老花眼。

(一)临床表现

1. 视近物困难,眼睛在最大调节状态下所能看清的最近一点称为近点,起初近点逐渐变远,常将目标放得远些才能看清。

2. 视疲劳,由于为了看清近的目标需要增加调节,引起睫状肌过度收缩和相应的过度集合所致。

3. 远视眼者老视出现较早,近视眼者出现较晚。

(二)治疗

1. 用凸透镜补偿调节的不足,改善视近功能。

2. 如果有屈光不正,应先测定屈光不正,并矫正之。在此基础上,再加矫正老视的度数。老视眼镜度数的确定应考虑用眼习惯因素。

第三节 斜 视

一、共同性斜视

共同性斜视(concomitant strabismus)是眼外肌本身及其支配神经均无器质性病变,由于某一对拮抗肌力量不平衡所引起的眼位偏斜,在向各不同方向注视或更换注视眼时,其偏斜度相等。

(一)病因

1. 屈光不正,远视眼多需运用较大调节与集合力,逐渐促使内直肌力量大于外直肌而产生内斜视;反之,近视眼多引起外斜视。

2. 神经支配异常,支配集合的神经功能过强或支配外展的神经功能不足产生内斜视,反之产生外斜视。

3. 眼外肌发育异常,致使拮抗肌之间失去平衡。

(二)临床表现

当一只眼注视时,另一眼的视线偏向目标之一侧。偏于内侧者为内斜视,偏于外侧者为外斜视。患者无复视,无头晕,无头位偏斜(代偿性头位)。斜视可能引起视功能障碍,包括视力下降和双眼单视功能障碍。

1. 共同性内斜视(concomitant esotropia) 患者注视一目标时,一眼注视而另一眼的视线偏向鼻侧。

(1)先天性内斜视:为出生后6个月以内发病的恒定性内斜视,又称婴儿型内斜视。

(2)调节性内斜视:主要由过度使用调节引起。

(3)非调节性内斜视:多在幼儿期发病,开始呈间歇性,无明显屈光不正。

2. 外斜视

(1)间歇性外斜视:患者强光下喜闭一眼。控制正位时有一定的双眼视功能。眼位偏斜时,偏斜眼可以有抑制,保持正常视网膜对应,没有或者很少有弱视。无明显屈光不正,眼位偏斜与屈光不正无特殊关系。

(2)恒定性外斜视:可在出生时发生,也可开始呈间歇性,以后因调节力衰竭,失去代偿,成为恒定性外斜视。可出现弱视。

(三)治疗

共同性斜视治疗的目的不单是为了美容,更重要的是提高斜视眼的视力,增加获得双眼单视功能的机会。

1. 矫正屈光不正,散瞳验光并酌情佩戴合适的眼镜。

2. 治疗弱视。

3. 手术治疗对于斜视角已稳定,或经非手术疗法后仍有偏斜,以及有交替注视的患儿皆应尽早手术,目的在于使双眼视轴平行,增加取得双眼单视的可能性。

二、非共同性斜视

非共同性斜视(non-concomitant strabismus)主要指麻痹性斜视,是由于支配眼外肌运动的神经核、神经或眼外肌本身器质性病变引起。

(一)临床表现

1. 眼球运动受限,眼球向麻痹肌作用方向运动时不同程度受限。

2. 眼位偏斜,以麻痹眼注视的健眼斜视角(第二斜视角),大于以健眼注视的麻痹眼斜视角(第一斜视角)。

3. 向不同方向注视时斜视角不等,向麻痹肌作用方向转动时,斜视角明显加大。

4. 代偿头位,头转向麻痹肌运动方向,用头位转动弥补肌肉功能的不足,消除复视。

5. 复视、头晕、恶心。

(二)治疗

1. 针对病因进行治疗。

2. 药物治疗　①肌内注射维生素 B_1 和三磷腺苷等;②类固醇激素和抗生素用于神经炎和肌炎引起的麻痹性斜视。

3. 光学疗法　可采用三棱镜消除复视。

4. 手术疗法　上述治疗未能充分奏效者可考虑手术治疗。后天性眼外肌麻痹,经药物系统治疗半年至1年后仍未恢复,采用手术治疗,减弱其拮抗肌或(及)配偶肌,以使眼外肌产生新的相对平衡。

知识链接

眼外肌的神经支配

第Ⅲ颅神经支配上直、下直、内直及下斜四条眼外肌;第Ⅳ颅神经支配上斜肌;第Ⅵ颅神经支配外直肌。

案例分析

案例1

3岁小孩,入托体检视力:右:0.8,左:0.4,眼前段检查及眼底检查未发现病变。散瞳验光后:右眼: +2.50 DS +0.5 DC ×90°→0.9,左眼: +5.00 DS +2.00 DC ×90°→0.4。最可能的诊断是什么以及如何治疗?

分析:该患者在排除了眼器质性病变后,屈光不正对儿童视力的影响是最为常见的因素,因此应做散瞳验光检查。患儿双眼远视相差 +2 D,散光相差 1 D,则可引起竞争抑制,最后导致弱视。矫正屈光不正是弱视治疗最重要的一步,只有在充分矫正屈光不正的前提下才能进行下一步的治疗。去除竞争性抑制,有助于弱视眼的优化。

案例2

患者,男性,55岁,因“双眼复视2周”就诊,无晨轻暮重。发现糖尿病、高血压5年,无创伤史。检查:视力:双眼1.0,眼前节以及后节均正常。角膜映光法:33 cm右眼注视,左眼内斜15°,左眼注视,右眼内斜30°。眼球运动检查:左眼外转不足,余方向运动正常。该患者可能诊断是什么?对患者行红玻璃检查,可能结果是什么?为了明确诊断,应进行何种检查?如被动牵拉没有阻力,主动牵拉显示轻度阻力,应该进行何种处置?

分析:急性起病,双眼复视,第二斜视角≠第一斜视角,运动障碍,均为非共同性斜视的特点,根据第二斜视角>第一斜视角,左眼外转受限,故左眼为病变眼。对非共同性斜视患者的红玻璃检查结果应该是:水平斜视患者为水平复视,垂直斜视患者为垂直复视,眼球运动受限侧分离像最大;周边像属麻痹眼。对于急性非共同性斜视患者,首先可通过牵拉试验明确麻痹性还是限制性,再针对性寻找病因。牵拉试验提示不完全的展神经麻痹,需要到神经科、鼻科或内科就诊进一步寻找麻痹的病因。

达标与评价

(一)选择题

共同性外斜视的主要治疗方法是

A. 屈光矫正　　B. 遮盖法　　C. 手术矫正眼位

D. 集合训练　　E. 同视机训练

(二)问答题

1. 屈光不正有哪几种?如何矫正?
2. 眼外肌有几条?作用如何?
3. 简述斜视的分类。
4. 试述斜视性弱视的治疗原则
5. 简述共同性斜视的诊断要点。

答案

(一)选择题

C

(二)问答题

略

(秦秀虹)

第二篇

耳科学

目标与任务

目标

1. 掌握

(1)中耳的解剖。

(2)分泌性中耳炎的症状及诊断、鉴别诊断要点。

(3)急性、慢性化脓性中耳炎的病因、临床表现和治疗原则。

(4)梅尼埃病的典型症状及诊断要点。

2. 了解

(1)外耳、内耳的解剖。

(2)耳聋的防治。

任务

1. 学会耳部的体检方法。

2. 听力检查的认识、了解。

第一章　耳的应用解剖学及生理学

第一节　耳的应用解剖学

耳分为外耳、中耳和内耳三部分(图 2-1-1)。

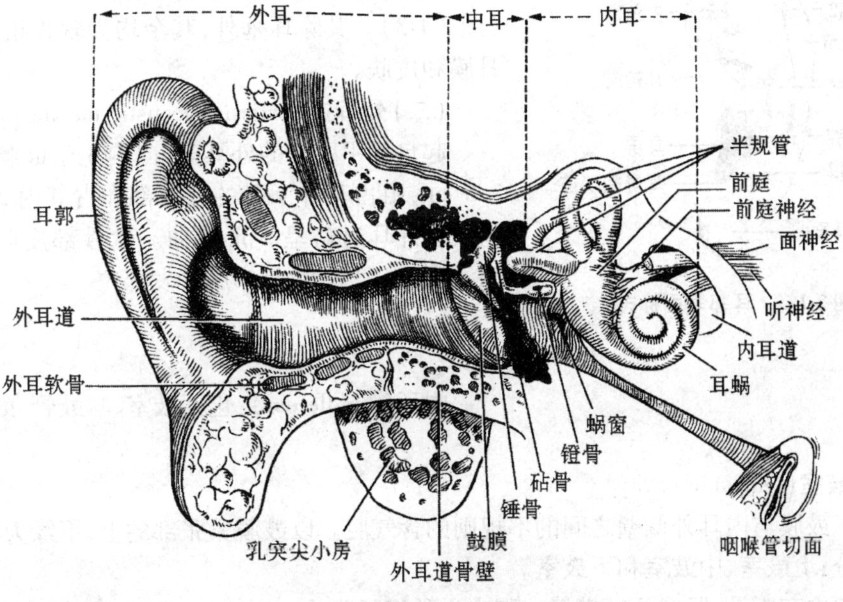

图 2-1-1　耳的解剖关系示意图

其中外耳道骨部、中耳、内耳和内耳道都包含在颞骨内。

颞骨(temporal bone)的位置:颞骨左、右各一,位于颅的两侧,为颅底部和侧壁的一部分,其上、前、后分别与顶骨、蝶骨和枕骨相接,参与构成颅中窝与颅后窝。以耳道为中心将其分为五部分,即鳞部、鼓部、乳突部、岩部和茎突(图2-1-2)。

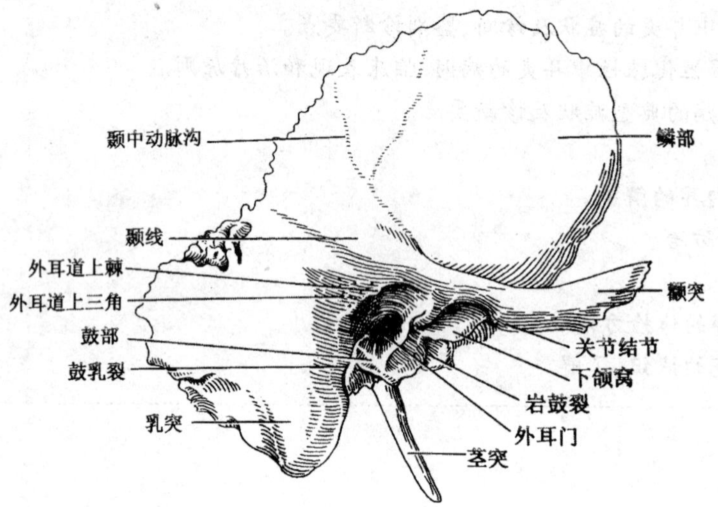

图2-1-2　颞骨外侧面(右)

一、外耳

(一)耳郭(auricle)

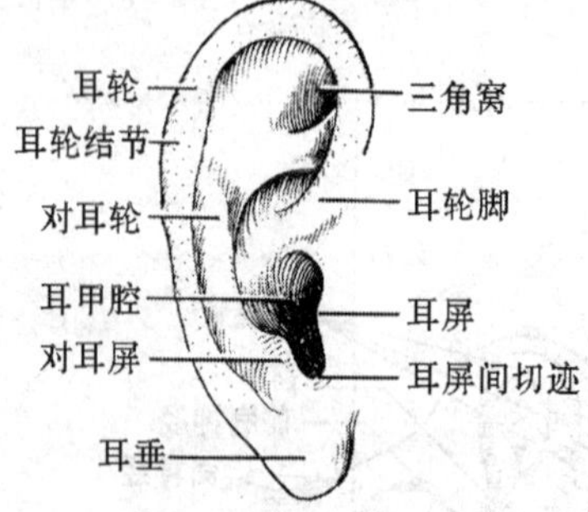

图2-1-3　耳郭表面标志

与头颅呈30°夹角,分前面(外面)和后面(内面)(图2-1-3)。其除耳垂外,其余均为软骨组成,外覆软骨膜和皮肤。

(二)外耳道(external acoustic meatus)

起自耳甲腔底的外耳门,向内止于鼓膜,长2.5～3.5 cm,由占其外1/3的软骨部和占其内2/3的骨部组成。外耳道略呈S形弯曲。软骨部皮肤富有皮脂腺、耵聍腺和毛囊,是疖肿好发部位。

二、中耳

中耳(middle ear):包括鼓室、咽鼓管、鼓窦及乳突四部分。

(一)鼓室(tympanic cavity)

为位于鼓膜与内耳外侧壁之间的不规则的含气腔。以鼓膜紧张部的上、下缘为界,将鼓室分为三部分:上鼓室、中鼓室和下鼓室。

鼓室腔内有听骨、肌肉及韧带等。腔内为黏膜所覆盖。

1. 鼓室壁　鼓室有内、外、前、后、顶、底六个壁(图2-1-4)。

(1)外壁:主要由膜部(鼓膜)及骨部(上鼓室外侧壁)构成。

鼓膜:介于鼓室与外耳道之间,半透明、椭圆形。高约9 mm,宽约8 mm,厚约0.1 mm。与外耳道底呈45°~50°角。鼓膜分为松弛部与紧张部两部分(图2-1-5)。

临床上将鼓膜沿锤骨柄做一假想直线,另经鼓膜脐部做一与其垂直相交的直线,将鼓膜分为四个象限:前上、前下、后上、后下(图2-1-6)。

知识链接

其前面皮肤与软骨粘连较后面为紧肿胀时,感觉神经易受压而致剧痛;若有血肿或渗出物极难吸收;由于创伤或耳部手术,可引起软骨膜炎,甚至发生软骨坏死,导致耳郭变形。耳郭血管位置表浅、皮肤菲薄,故易冻伤。

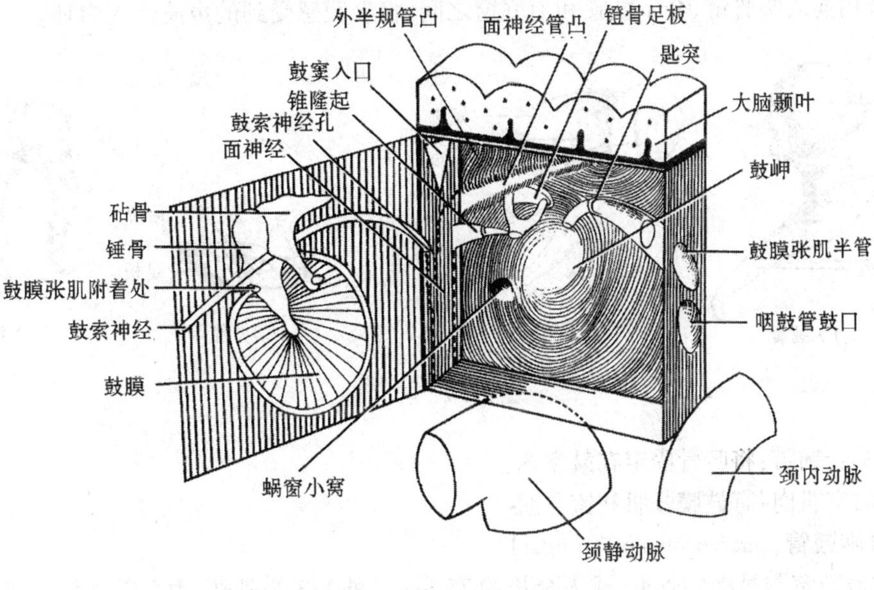

图2-1-4　鼓室六壁模式图(右)

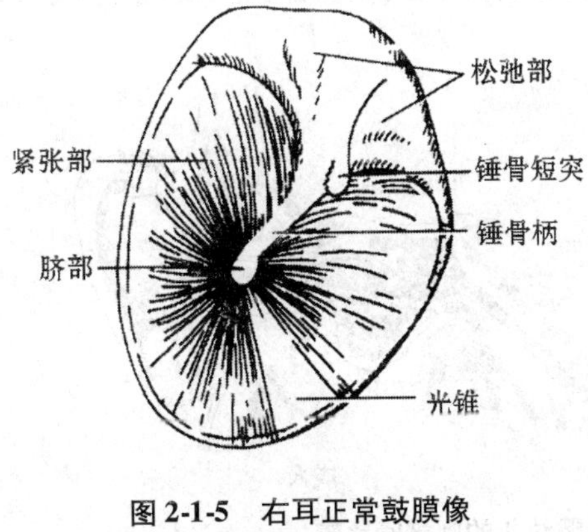

图2-1-5　右耳正常鼓膜像

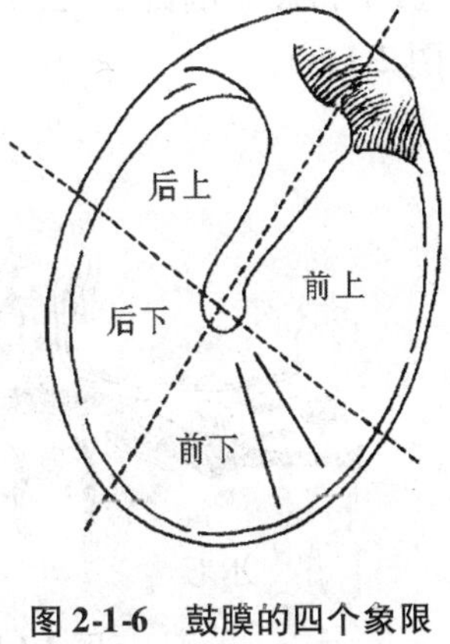

图2-1-6　鼓膜的四个象限

(2)内壁:即内耳的外壁。有多个突起及小凹,鼓岬为内壁中央较大膨突,系耳蜗的底周所在处,前庭窗(又名卵圆窗)位于鼓岬的后上方,蜗窗(又名圆窗)位于鼓岬的后下方,面神经水平部骨管凸位于前庭窗上方,它的后上方有外(水平)半规管凸,匙突位于前庭窗之前稍上方。

(3)前壁:也称颈动脉壁,前下部以极薄的骨板与颈内动脉相隔。上有鼓膜张肌半管的开口,下有咽鼓管的鼓室口。

(4)后壁:又称乳突壁,上部有鼓窦入口,是上鼓室和鼓窦相通之处,其底部为砧骨窝,容纳砧骨短脚,是临床中耳手术时判定面神经水平段与垂直段相交处重要标志。面神经垂直段经此壁。后壁下内方相当于前庭窗高度的一小锥状隆起名锥隆起,镫骨肌腱由此出发。

(5)上壁:又名鼓室盖,由颞骨岩部的前面构成,将鼓室与颅中窝分开。

(6)下壁:为分隔鼓室与颈静脉球的一薄骨板。

2. 鼓室内容

(1)听骨:为人体中最小的一组小骨,包括锤骨、砧骨、镫骨(图2-1-7)。

三者相连成听骨链,介于鼓膜和前庭窗之间,将鼓膜感受到的声波传入内耳。

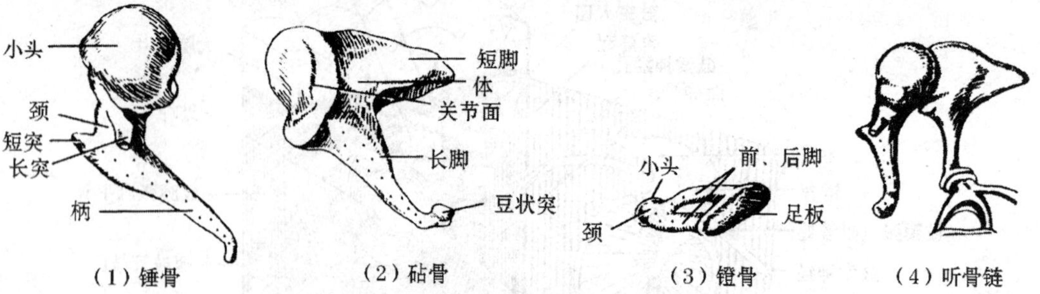

图2-1-7 听小骨

(2)听骨韧带:将听骨固定在鼓室内。

(3)鼓室肌肉:有鼓膜张肌和镫骨肌。

(二)咽鼓管(pharyngotympanic tube)

是沟通鼓室与鼻咽的管道,成人全长约35 mm。外1/3为骨部,内2/3为软骨部。

其鼓室口位于鼓室前壁上部,其内侧端的咽口位于鼻咽侧壁,适在下鼻甲后端的后上方。成人咽鼓管鼓室口高于咽口2~2.5 cm,小儿咽鼓管接近水平,管腔较短、接近成人的一半,且内径较宽(图2-1-8)。

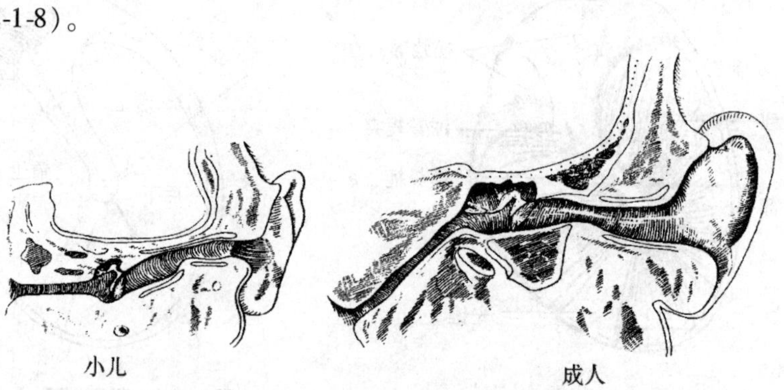

图2-1-8 成人和婴幼儿的咽鼓管比较

知识链接

正因为小儿咽鼓管解剖上的特点，故我们就知道为什么儿童上呼吸道感染较易经此管侵入鼓室，患上中耳炎。

（三）鼓窦（tympanic antrum）

为鼓室后上方的含气腔，前通上鼓室，后下通乳突气房，上方以鼓窦盖与颅中窝相隔。

（四）乳突（mastoid process）

出生时尚未发育，多由2岁以后由鼓窦向乳突部逐渐发展。根据气房发育程度，乳突分四种类型：气化型、板障型、硬化型和混合型。

三、内耳

内耳（inner ear）又称迷路（labyrinth），埋藏于颞骨岩部。依其解剖和功能分为前庭、半规管、耳蜗三部分；从组织学上又分为骨迷路和膜迷路。膜迷路含有内淋巴，膜迷路与骨迷路之间充满外淋巴液，内、外淋巴液互不相通。

（一）骨迷路

见图2-1-9，图2-1-10。

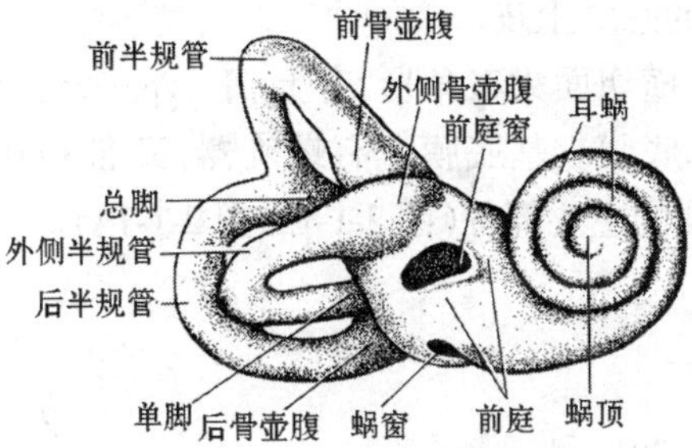

图2-1-9　骨迷路（右）

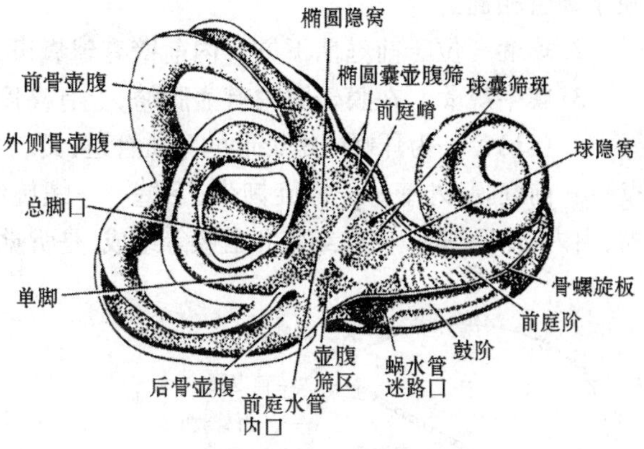

图2-1-10　前庭

1. 前庭　位于耳蜗和半规管之间，略呈椭圆形。其前下与耳蜗前庭阶相通；后上有三个骨半规管的五个开口。外壁即鼓室内壁的一部分，有前庭窗和蜗窗。内壁正对内耳道构成内耳道底。

2. 骨半规管　位于前庭的后上方，为三个约呈2/3环形的骨管，互相呈直角。分别称外（水平）半规管、上（垂直）半规管、后（垂直）半规管。每个半规管的一端膨大称为壶腹。上、后半规管的单脚连合成总脚。当头前倾30°时，外半规管平面与地面平行。

3. 耳蜗　位于前庭的前部，形似蜗牛壳。主要由中央的蜗轴和周围的骨蜗管组成。

骨蜗管旋绕蜗轴2.5～2.75周，底周相当于鼓岬。从蜗轴伸出的骨螺旋板在蜗管中同样旋绕，有基底膜自骨螺旋板连续至骨蜗管外壁，骨蜗管即被完整地分为上、下两腔。上腔又由前庭膜分为两腔，故骨蜗管内共有三个管腔：上方为前庭阶，自前庭开始；中间为膜蜗管，又名中阶，系膜迷路；下方名鼓阶，起自蜗窗（图 2-1-11）。

（二）膜迷路

见图 2-1-12。

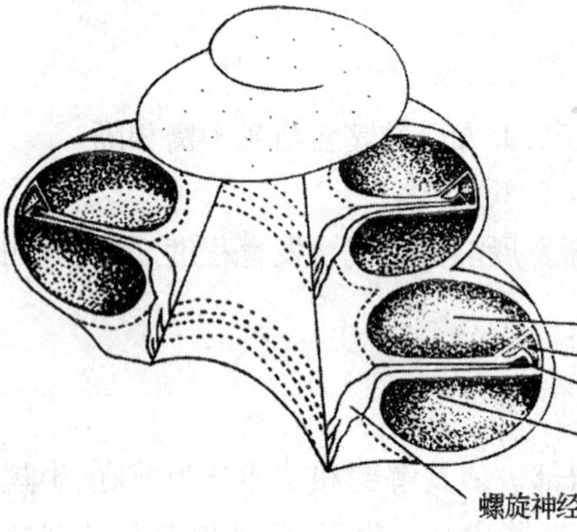

图 2-1-11　耳蜗

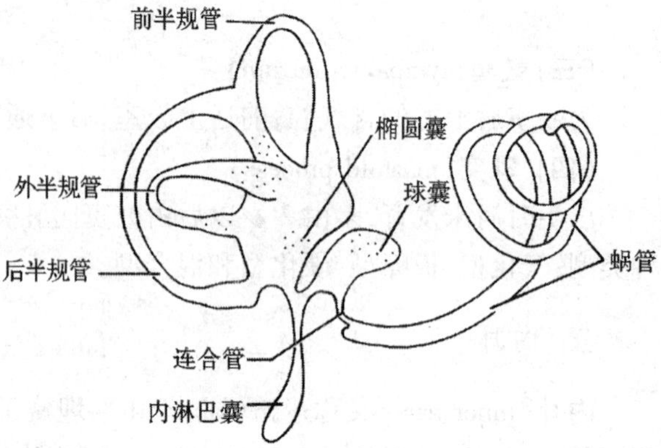

图 2-1-12　膜迷路

膜迷路由椭圆囊、球囊、膜半规管及膜蜗管组成，各部相互连通。

1. 椭圆囊　位于前庭后上部，囊底与前壁有椭圆囊斑，感受位觉。后壁有五个孔，与三个膜半规管相通。

2. 球囊　位于前庭前下方。内前壁有球囊斑，感受位觉。

3. 膜半规管　在膜壶腹内有壶腹嵴，上有高度分化的感觉上皮。

4. 膜蜗管　为耳蜗内螺旋形的膜质管道，又名中阶。横切面为三角形，有上、下、外三壁：上壁——前庭膜；外壁——螺旋韧带；下壁——螺旋缘＋基底膜。基底膜上有螺旋器，又名 Corti 器，由内、外毛细胞、支柱细胞和盖膜等组成，是听觉感受器的主要部分（图 2-1-13，图 2-1-14）。

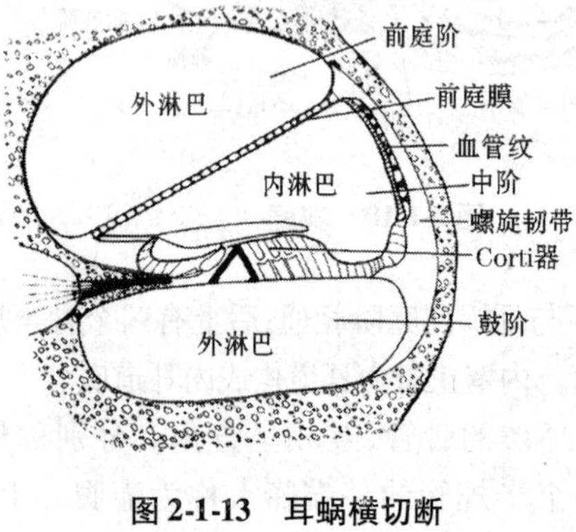

图 2-1-13　耳蜗横切断

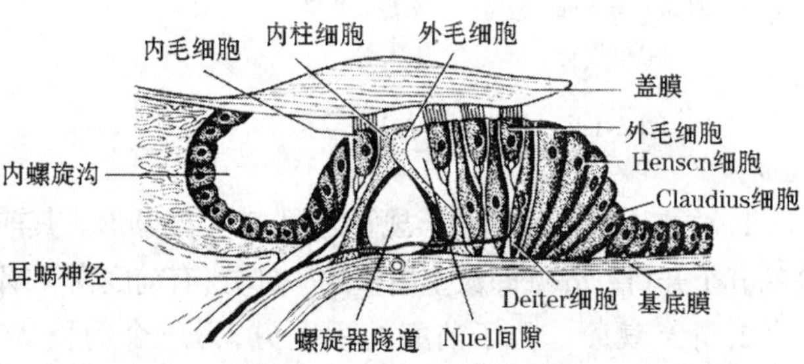

图 2-1-14　螺旋器示意图

第二节　耳的生理学

耳的主要生理功能：司听觉和平衡觉

人耳能感觉到的声波频率在20~20 000 Hz之间,以1000~3000 Hz的声波最敏感。

声音传入内耳的途径:①空气传导(air conduction AC);②骨传导(bone conduction BC)。

1. 空气传导　空气的振动被耳郭收集,通过外耳道达鼓膜,引起鼓膜以及听骨链振动,镫骨底板的振动通过前庭窗传到内耳的外淋巴液,此途径称空气传导,也简称气导。

声音的传导过程简示如下:

声波
↓
耳郭→外耳道→鼓膜→听骨链→前庭窗→耳蜗淋巴液振动→螺旋器→听神经→听觉中枢

2. 骨传导　简称骨导,是指声波通过颅骨传到内耳使淋巴液发生相应的振动而引起基底膜振动,再通过听神经等传至听觉中枢。

一、外耳的生理

外耳的主要功能是将自由声场的声波传播到鼓膜。外耳对空气介质传播来的声音有两个方面的影响:其一是对某些频率段的声波有增压作用,其二是有助于声源定位。此外,外耳道尚可保护中耳结构免受损伤。

二、中耳的生理

其主要生理功能是通过阻抗匹配作用,使液体的高声阻抗与空气的低声阻抗得到匹配,从而将空气中的声波振动能量高效率地传入内耳淋巴液中。主要通过下列三种机制:①鼓膜与镫骨底板面积的差别;②听骨链的杠杆作用;③鼓膜的喇叭形状产生的杠杆作用。咽鼓管的生理功能是:保持中耳内外压力平衡作用;引流中耳内分泌物的作用;防止逆行感染以及阻声和消声的作用。

三、内耳的生理

(一)内耳的听觉生理

是接受传入内耳的机械性声音振动信号,并转换为听神经生物电信号。耳蜗具有初步的频率、强度和适时分析作用。

(二)内耳的平衡生理

人体维持平衡主要依靠前庭、视觉及本体感觉3个系统的相互协调来完成,其中前庭系统最重要。

前庭是特殊分化的感受器,主司感知头位的变化。

半规管主要感受正负角加速度的刺激;

球囊及椭圆囊主要感受直线加速度,维持人体静态平衡。

第二章　耳的检查

第一节　耳的一般检查

一、耳郭及耳周检查

耳郭及耳周的检查以视(望)诊和触诊为主。注意有无以下异常。

1. 视诊　观察耳郭形状、大小、位置等,检查其两侧是否对称,有无畸形、局部隆起、红肿等。耳周有无红肿、瘘口、瘢痕、赘生物等。

2. 触诊　检查者以相等的力量触压双侧耳部,注意有无压痛,耳周淋巴结是否肿大;遇有瘘口,应以探针探及其深度和走行;如耳后肿胀,要注意有无波动感。

3. 嗅诊　某些疾病的分泌物有特殊臭味,如胆脂瘤型中耳炎的脓汁,有助于鉴别诊断。

4. 听诊　客观性耳鸣患者可被听到耳鸣声。感音神经性耳聋的患者常高声讲话,传导性耳聋患者常轻声细语。

二、外耳道及鼓膜检查

患者受检耳朝正面,检查者相对而坐,检查用光源置于患者头部左上方,调整额镜的反光焦点投照于患者外耳道口,并按下列方法进行检查。

1. 徒手检查　由于外耳道呈弯曲状,应用单手亦可双手将耳郭后、上、外方轻轻牵拉,使外耳道变直;同时可用手示指将耳屏向前推压,使外耳道口扩大,以便看清外耳道及骨膜。婴幼儿外耳道呈裂隙状,检查时应向下牵拉耳郭,方能使外耳道变直。

牵拉耳郭,如出现牵拉痛,应检查外耳道,出现软骨部局限性红肿是外耳道疖肿。外耳道耵聍为黄白色,一般为片状。油性耵聍为褐色或酱油色液状,当耵聍堆积成团后经常为褐色硬块。外耳道炎皮肤弥漫性红肿。外耳道黑污状物或黄白色点片状分布的污物常为外耳道真菌的表现。外耳道有脓液时,早期化脓性中耳炎的脓液为透明稀薄,慢性化脓性为黏稠脓液并有臭味。需将脓液彻底洗净,以便窥清鼓膜。外耳道皮肤无黏液腺,当拭出黏液或黏脓时应考虑中耳疾病,并有鼓膜穿孔。

2. 耳镜检查　当耳道狭小或炎症肿胀时,用漏斗状的耳镜(耳道撑开器)撑开狭窄弯曲的耳道,避开耳道软骨部耳毛,保证光源照入。耳镜管轴方向与外耳道长轴一致,以便窥见鼓膜。骨性耳道缺乏皮下脂肪,无伸缩性,故耳镜前端勿超过软骨部,以免引起疼痛。耳镜检查也可采用双手或单手法。

3. 耳内镜检查　耳内镜为冷光源硬管内镜,直径有 2.8、3.0 和 4.0 mm 等不同规格及有不同角度和长短。其常配有电视监视和照相系统。

4. 手术显微镜　有助于精细观察细微病变,并可双手操作。

第二节　咽鼓管功能检查

咽鼓管的基本检查是经口咽部用间接鼻咽镜观察咽鼓管咽口和隆突的结构和状态。也可经鼻腔通过鼻内镜进行检查，直径小的纤维内镜伸入咽鼓管管腔观察。正常咽鼓管位于鼻咽部侧壁，咽口被隆突包围，色淡红。当鼻咽部炎症时，隆突及咽口红肿，镜下可见鼻窦炎的脓性分泌物阻塞咽口。儿童反复不愈的分泌性中耳炎要观察鼻咽部，以排除增殖体肥大压迫隆突和咽口，检查时不能配合者可行鼻咽侧位X线片检查。成人单侧分泌性中耳炎，要警惕鼻咽癌肿瘤压迫咽鼓管咽口。除了上述形态检查外，尚可用以下方法估价咽鼓管的功能。

（一）咽鼓管吹张

将气流主动或被动经咽鼓管压入鼓室，以了解鼓膜无穿孔者咽鼓管的功能。上呼吸道急性感染，鼻腔或鼻咽部有脓液、溃疡、新生物者忌用。主动鼓气有吞咽试验和瓦尔萨尔法。

1. *吞咽试验法*　将听诊管两端的橄榄头分别置于患者和检查者的耳道口，当受试者做吞咽动作时，检查者可以听到轻柔的“嘘嘘”声。亦可通过耳镜观察鼓膜随吞咽动作产生的运动。咽鼓管功能不良者吞咽时从其耳道听不到声音，鼓膜运动差。瓦尔萨尔法又称捏鼻鼓气法，此法通过咽鼓管达中耳腔的气流多于吞咽试验。

2. *波利策法*　适用于咽鼓管功能差的患者或小儿。检查者将波氏球前端的橄榄头塞于受试者一侧前鼻孔，并压紧对侧前鼻孔。当受试者吞咽水时，在软腭上举、鼻咽腔关闭、咽鼓管开放的瞬间，检查者迅速挤压橡皮球，将气流压入咽鼓管达鼓室，检查者从听诊管内可听鼓膜振动声和观察鼓膜的运动情况。此法也可用于治疗咽鼓管功能不良。

3. *导管吹张法*　1%的麻黄碱和1%的丁卡因液收缩、麻醉鼻腔黏膜，检查者将咽鼓管导管沿鼻底缓缓伸入鼻咽部，并将原向下的导管口向受检侧旋转90°，进入咽鼓管口，用橡皮球向导管内鼓气，注意鼓起要适当，避免压力过大将鼓膜爆破。采用双连球鼓气，可以控制鼓气的压力。临床上此法常用于治疗咽鼓管功能不良和分泌性中耳炎。

（二）鼓室滴药法

用于慢性化脓性中耳炎术前估价咽鼓管功能。向患者病耳外耳道内滴入氯霉素水溶液、糖精液等有味液体，询问受试者吞咽时是否尝到药味及其出现时间。亦可滴入亚甲蓝等有色无菌药液，观察咽鼓管咽口有无药液溢出。

（三）咽鼓管造影术

将碘造影剂滴入外耳道，经鼓膜穿孔流入鼓室。同时拍X线片，了解咽鼓管的解剖形态、有无狭窄或梗阻，以及自然排液功能等。

（四）鼓室压力图测试

采用声导抗仪测鼓室压力图，了解咽鼓管的功能，此法为无创性，客观，定量。详见声导抗检查法。

（五）咽鼓管声测法

通过鼻腔探头发出刺激声，经外耳道探头接受声音，经计算机分析，可定量了解咽鼓管的开放程度及功能。

第三节　耳的特殊检查

一、听功能检查

(一)音叉试验

音叉试验是门诊最常用的基本听力检查法。用于初步判定耳聋,鉴别传导性或感音神经性,验证电测听力结果的正确性,但不能判断听力损失的程度。音叉由钢质或合金材料所制,由两个振动臂(叉臂)和一个叉柄组成。每套音叉由五个倍频程频率音叉 C128、C256、C512、C1024、C2048,分别发出不同频率的纯音,其中最常用的是 C256、C2048。

检查气导听力时,检查者手持叉柄,用叉臂敲击另一手掌的鱼际肌(不要敲击过响以免产生泛音)。将振动的两叉臂末端置于耳道口 1 cm 处,呈三点一线。检查骨导时,应将叉柄末端的底部压置于颅面骨或乳突部。

1. 林纳试验　又称气骨导比较试验,通过比较同侧耳气导和骨导听觉时间判断耳聋的性质。先测试骨导听力,当听不到音叉声时,立即测同侧气导听力。也可先测气导听力,再测同耳骨导听力。气导听力时间大于骨导时间为阳性,以(+)表示。骨导时间大于气导时间为阴性,以(-)表示。气导与骨导相等以(±)表示。听力正常者,气导>骨导,C256 音叉测试时,气导较骨导长 2 倍左右。连续音叉气骨导比较试验用于判断耳硬化患者镫骨底板是否固定。方法是用五个倍频程音叉分别做气骨导比较试验。镫骨底板完全固定者,各频程音叉都呈阴性。

2. 韦伯试验　又称骨导偏向试验,用于比较受试者两耳的骨导听力。方法:取 C256 或 C512 音叉,敲击后将叉柄底部紧压于颅面中线上任何一点,以右箭头标明受试者判断的骨导声偏向侧,而以等号表示两侧相等。结果评价:等号表示听力正常或两耳听力损失相等;偏向耳聋侧表示患耳为传导性聋;偏向健侧表示患耳为感音性神经性聋。

3. 施瓦巴赫试验　又称骨导比较试验,用于比较受试者与正常人的骨导听力。方法:当正常人骨导消失后,迅速测受试者同侧骨导听力,再按反向测试。

4. 盖莱试验　用于检查其镫骨底板是否活动。方法:将鼓气耳镜置于外耳道内,用橡皮球向外耳道内交替增加、减少压力的同时,将振动音叉的叉柄底部置于乳突部。若镫骨活动正常,受试者感觉到随耳道压力的变化一致的音叉声强弱变化,为阳性;反之为阴性。耳硬化或听骨链固定者为阴性。

(二)纯音听力计检查

纯音听力计系利用电声学原理设计而成,能发出各种不同频率的纯音,其强度(声级)可调,通过该设备检查,可以了解被检查耳的听敏度,估计听力损失的程度,也可初步判断耳聋的类型和病变部位。它包括纯音听阈测试和纯音阈上听功能测试。

(三)言语测听法

纯音听阈仅能说明被检查耳对各种不同频率的纯音的听敏度,不能全面反映其听功能情况。言语测听可以弥补纯音听阈测试法的不足,并有利于耳聋病变部位的确定。

听功能检查还包括声导抗检测、耳声发射检测法、听性诱发电位检测法和婴幼儿听力检测法等。

二、前庭功能检查法

前庭功能检查的主要目的在于了解前庭功能状况，并为定位诊断提供依据。前庭功能不仅与耳科疾病有关，而且与神经内科、眼科、内科、外科及创伤科等密切相关。前庭功能检查包括平衡及协调功能检查和眼动检查等。

三、耳部影像学检查法

包括耳部 X 线检查、颞骨 CT 扫描和颞骨的 MRI 检查等。

第三章　外耳道炎及疖

外耳道疖：是外耳道皮肤局限性化脓性炎症。

弥漫性外耳道炎：外耳道皮肤或皮下组织的广泛的急、慢性炎症。

一、病因

1. 挖耳等引起的耳道皮肤损伤，细菌感染。
2. 游泳、洗澡时不洁的水进入耳道，长时浸泡，细菌感染。
3. 中耳脓液流入耳道刺激、浸泡，使皮肤损伤感染。
4. 糖尿病等全身或局部抵抗力下降等，外耳道也易感染。

二、临床表现

1. 外耳道疖

(1) 耳痛剧烈、放射痛。
(2) 全身不适，低热。
(3) 耳鸣及耳闷。
(4) 耳郭牵引痛及耳屏压痛。
(5) 软骨部皮肤局限红肿。
(6) 耳后沟及乳突区红肿。

2. 弥漫性外耳道炎

急性者表现为：

(1) 耳痛、耳灼热，耳道内有分泌物。
(2) 耳郭牵引痛及耳屏压痛。
(3) 外耳道皮肤弥漫红肿。外耳道腔变窄。
(4) 耳周、外耳道淋巴结肿痛。

慢性者表现为：

(1) 耳发痒，耳道内有少量渗出物。

(2)外耳道皮肤增厚、皲裂、脱屑。

(3)外耳道狭窄。

3. 坏死性外耳道炎　是一种特殊的弥漫性外耳道炎,常引起外耳道骨髓炎和广泛的进行性坏死,可导致颞骨和颅骨骨髓炎,并发多发性神经麻痹,其中以面神经麻痹最为常见。多见于老年人和糖尿病患者。致病菌常为铜绿假单胞菌。可引起脑膜炎、脑脓肿、脑软化而死亡。

三、治疗

1. 抗生素、止痛剂,早期可理疗。
2. 局部用药。
3. 脓肿切开。
4. 慢性者局部用抗生素+糖皮质激素。
5. 积极治疗中耳炎、糖尿病等。

第四章　中耳炎性疾病

第一节　分泌性中耳炎

分泌性中耳炎(secretory otitis media)是以传导性聋及鼓室积液为主要特征的中耳非化脓性疾病。又名非化脓性中耳炎、分泌性中耳炎、卡他性中耳炎、浆液性中耳炎、浆液性-黏液性中耳炎、中耳积液、胶耳等。

分为:①急性分泌性中耳炎;②慢性分泌性中耳炎:急性分泌性中耳炎病程延续6~8周,中耳炎症未愈者。

案例分析

患者,男性,21岁,因右耳闷及听力下降半个月就诊。查体:右鼓膜完整,内陷,呈琥珀色。

该患者的初步诊断是什么?

下一步应该进行哪些检查?

分析:该患者初步诊断考虑为急性分泌性中耳炎;应行纯音和声阻抗测听,进一步了解听力下降的原因和程度;另应检查鼻咽部情况,排除鼻咽癌等病因。

一、病因

尚未完全明确。主要与下列因素有关:

1. 咽鼓管功能障碍　一般认为是基本原因。

(1)机械性阻塞:如腺样体肥大、肥厚性鼻炎、鼻咽部肿瘤等。

(2)功能障碍:如小儿肌肉薄弱,软骨弹性差,中耳易产生负压;咽鼓管的清洁及防御功能障碍。

2. 中耳局部感染　部分中耳积液中可检出致病菌。

3. 变态反应　在中耳积液中可检到细菌的特异性抗体、免疫复合物及补体等,提示慢性分泌性中耳炎可能是一种由抗体介导的免疫复合物疾病。

二、临床表现

1. 症状

(1)耳聋:听力减退,听声低远,自声增强。急性分泌性中耳炎多有上感病史,头位置变动时,因中耳内积液离开蜗窗,听力可暂时改善。慢性者起病时间患者常说不清楚,发病隐匿。

(2)耳痛及耳闷:急性者可有隐隐耳痛,慢性者耳痛不明显。分泌性中耳炎起病隐袭,尤其一侧患病更不容易察觉,小儿常因对声音反应迟钝、注意力不集中、学习成绩下降而由家长领来就医。是小儿致聋的原因之一。

(3)耳鸣:为间歇性,打呵欠时可出现气过水声。

2. 检查

(1)鼓膜:①充血:急性期鼓膜松弛部或全鼓膜轻度弥漫性充血;②内陷:表现为光锥缩短、变形或消失,锤骨柄向后上移位,短突明显向外突起;③鼓室积液:鼓膜失去正常光泽,呈淡黄、橙红油亮或琥珀色。可见一弧形液平面,称发状线,该线头位变动时,其与地平面平行关系不变。慢性型可见鼓膜灰白,光泽消失,增厚、萎缩、粘连。

(2)听力检查:早期为传导性聋,晚期为混合性聋。

声导抗图为平坦性(B 型)曲线对诊断有重要价值。

三、诊断

根据病史及临床表现结合听力检查,诊断一般不难。诊断性鼓膜穿刺可以确诊。

四、鉴别诊断

1. 排除鼻咽部肿瘤。
2. 传导性聋须与鼓室硬化、听骨链中断等鉴别。
3. 鼓室积液须与脑脊液耳漏、外淋巴漏鉴别。
4. 蓝鼓膜者须与胆固醇肉芽肿、鼓室体瘤(或颈静脉体瘤)鉴别。

五、治疗

治疗原则:清除中耳积液、改善中耳通气引流及病因治疗。

1. 非手术治疗

(1)急性分泌性中耳炎可选用青霉素类、红霉素类等抗生素。

(2)糖皮质激素:做短期治疗。

(3)保持鼻腔及咽鼓管通畅:1% 呋麻滴鼻液滴鼻;咽鼓管吹张等。

2. 手术治疗

(1)鼓膜穿刺抽液。

(2)鼓膜切开术。

(3)鼓室置管术。

第二节　急性化脓性中耳炎

急性化脓中耳炎(acute suppurative otitis media)是中耳黏膜急性化脓性炎症,病变主要位于鼓室,其他部位的黏膜可有轻微炎症。好发于儿童,冬、春季多见。

一、病因

主要致病菌为肺炎球菌、流感嗜血杆菌、溶血性链球菌、葡萄球菌等。

较常见的感染途径有:

1. 咽鼓管途径　最常见。急性上呼吸道感染、急性传染病、在污水中游泳或跳水、不适当的擤鼻或咽鼓管吹张以及小儿平卧位哺乳等使得病原菌经该途径感染中耳。

2. 外耳道鼓膜途径　鼓膜有穿孔时,鼓膜穿刺或切开时未严格无菌操作或不当,导致中耳感染。

3. 血行感染　极少见。

二、临床表现

(一)主要症状

鼓膜穿孔前后的症状比较见表2-4-1。

表2-4-1　鼓膜穿孔前后的症状比较

	穿孔前	穿孔后
全身症状	畏寒,发热,怠倦,食欲减退。小儿前症状较重,常伴呕吐、腹泻	明显减轻或消失
耳痛	耳深部痛,吞咽及咳嗽时加重	顿感减轻
听力减退	耳闷,听力下降	逐渐减轻
耳鸣	可有	若穿孔前有,可消失
耳溢	无	有,可由血性转为黏脓性

(二)主要阳性体征

1. 耳镜检查　鼓膜充血、向外膨隆,甚至穿孔。小穿孔时,脓液呈搏动性溢出,可见“灯塔征”。

2. 耳部触诊　鼓窦区压痛。

三、治疗

控制感染和通畅引流为本病的原则。

1. 全身治疗　及早应用足量抗生素或其他抗菌药物控制感染,应彻底治愈。鼓膜穿孔后,取脓液做细菌培养及药敏试验,参照结果调整用药。注意休息,饮食要清淡易消化。

2. 局部治疗

(1)鼓膜穿孔前:2% 酚甘油滴耳,可消炎止痛。

(2)鼓膜穿孔后:先用 3% 过氧化氢清洗外耳道,然后拭干,滴入滴耳剂。炎症控制后穿孔多可自行愈合,长期不愈合的可行鼓室成形术。

第三节　慢性化脓性中耳炎

慢性化脓性中耳炎(chronic suppurative otitis media)指急性中耳化脓性炎症病程超过 6～8 周时,病变侵及中耳黏膜、骨膜或深达骨质,造成不可逆损伤,常合并存在慢性乳突炎,称为慢性化脓性中耳炎。反复耳流脓、鼓膜穿孔及听力下降为主要临床特点。严重者可引起颅内、外并发症。

一、病因

1. 急性化脓性中耳炎未及时治疗或用药不当,身体抵抗力差,或病菌毒性过强。

2. 常见致病菌多为变形杆菌、铜绿假单胞菌、大肠杆菌、金黄色葡萄球菌等。

3. 近年病理研究发现,中耳系统内通风引流通道的病理阻塞是促使慢性化脓性中耳炎形成的一个重要病因。

二、病理及临床表现

分为三型(图 2-4-1)。

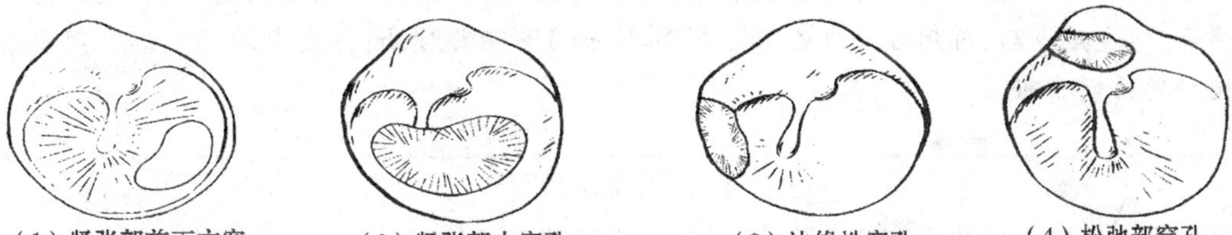

(1)紧张部前下方穿孔多示咽鼓管感染　(2)紧张部大穿孔锤骨柄部分腐烂　(3)边缘性穿孔　(4)松弛部穿孔

图 2-4-1　各种鼓膜穿孔示意图

1. 单纯型　最多见。病变主要局限于中耳鼓室黏膜,表现为黏膜充血、肿胀,圆形细胞浸润,杯状细胞及腺体分泌活跃。临床特点为:耳流脓为间歇性,量多少不定,耳流脓多为黏液性或黏脓性,无明显臭味。鼓膜穿孔多为紧张部中央型,大小不定,通过穿孔可见鼓室黏膜,多苍白或微红,可略增厚。耳聋为传导性聋,轻、中度居多。

2. 骨疡型　组织破坏较广泛,病变超出黏膜组织,多有不同程度听小骨坏死,伴鼓环、鼓窦或鼓室区域骨质破坏及肉芽形成。此型特点为:耳流脓为持续性,量不多,较黏稠常有臭味。鼓膜穿孔多为边缘型,通过穿孔可见鼓室有肉芽和息肉。耳聋多为较重的传导性聋,或混合性聋。颞骨 CT 显示上鼓室、鼓窦或乳突有软组织影及轻微骨质破坏区,边缘多不整齐。

3. 胆脂瘤型　是由于鼓膜、外耳道的复层鳞状上皮经穿孔向中耳空腔生长堆积成团块,其外层由纤维组织包围，内含脱落坏死上皮、角化物和胆固醇结晶，故称为胆脂瘤，非真性肿瘤。目前也将其单列为一种疾病，称中耳胆脂瘤。该病的临床特点为：耳流脓持续性，量多少不等，但有特殊恶臭。鼓膜穿孔多为紧张部后上或松弛部，通过穿孔可见鼓室内有灰白鳞屑状或豆腐渣样无定形物，奇臭。鼓室黏膜可略增厚。耳聋多为较重的传导性聋，或混合性聋。颞骨CT显示上鼓室、鼓窦或乳突有骨质破坏区，边缘多整齐，浓密。

三、鉴别诊断

1. 中耳癌　好发中年以上的患者，有长期耳流脓史，近期耳流血，耳内新生物接触性出血，新生物活检可确诊。

2. 结核性中耳乳突炎　起病隐匿，听力减退明显，鼓膜大穿孔有苍白肉芽，肺或其他部位有结核病灶，肉芽病检可确诊。

四、治疗

治疗原则为消除病因，控制感染，消除病灶，通畅引流，以及尽可能恢复听觉。

1. 药物治疗　引流通畅者，以局部用药为主，炎症急性发作时，宜全身应用抗生素。

知识链接

局部用药注意事项：用药前用3%过氧化氢或氯化钠溶液彻底清洗外耳道及鼓室的脓液；滴耳剂应以无耳毒性抗生素为主，如氧氟沙星耳液；脓液多时，不宜用粉剂以免与脓液结块，影响引流；忌用氨基苷类抗生素（如新霉素、庆大霉素等）；忌用腐蚀剂；炎症基本消退，脓液减少后，可用甘油或乙醇制剂滴耳，如3%硼酸甘油；鼓室无脓而潮湿可用水溶性好的粉剂喷布。

2. 手术治疗　目的为彻底清除病变组织，重建传音结构，预防并发症。

(1) 中耳胆脂瘤诊断明确应及早手术治疗。

(2) 中耳有肉芽或息肉，应行乳突开放＋鼓室形成术。

(3) 中耳炎症已完全吸收，遗留鼓膜穿孔可行单纯鼓室成形术。

第五章　梅尼埃病

梅尼埃病（Meniere disease）：是以膜迷路积水为基本病理基础，以发作性眩晕、耳聋、耳鸣和耳胀满感为临床特征的特发性内耳疾病。

知识链接

眩晕(vertigo)是因机体对空间定位障碍而产生的一种运动性或位置性错觉。人体的平衡是由前庭系统、本体感觉系统和视觉系统这三个系统互相作用,以及外周与中枢神经系统之间的复杂联系和整合而维持的。在这个系统中任何部位受到生理刺激或病理性因素的影响,在客观上将表现为平衡障碍,主观感觉则为眩晕。

一、病因和病理

迄今病因不明,几种常见的学说为:

1. 内淋巴管机械阻塞与内淋巴吸收障碍。
2. 免疫反应学说。
3. 内耳微循环障碍学说。
4. 其他学说,如内淋巴囊功能紊乱学说、病毒感染学说及遗传学说等。

二、临床表现

典型的梅尼埃病的表现为发作性眩晕,波动性、渐进性耳聋,耳鸣以及耳内胀满感。

(1)眩晕:多呈突发旋转性,患者感觉自身或周围物体沿一定方向与平面旋转,或感摇晃等。眩晕均伴有恶心、呕吐、面色苍白、出汗等自主神经反射症状。患者神志清楚,眩晕持续短暂,多数持续十几分钟或数小时,通常 2 ~ 3 小时转入恢复期。

(2)耳鸣:多出现在眩晕发作之前,初为持续低音调,后转为高调蝉鸣、哨鸣等,耳鸣在眩晕发作期时加剧,间歇期缓解,一般不消失。

(3)耳聋:患病初期不觉耳聋,多次发作后觉明显,发作期时加重,间歇期减轻。

(4)其他症状:耳胀满感。

三、检查

(1)耳镜检查鼓膜正常。

(2)听力评估:呈感音神经性聋。

(3)前庭功能检查:发作期是有节律整齐、强度不同、初向患侧继向健侧的水平或旋转水平性自发性眼震。间歇期自发性眼震及各种诱发试验结果可能正常。

(4)脱水剂试验:常用甘油试验,按 1.2 ~ 1.5 g/kg 的甘油加等量的生理盐水或果汁空腹饮下,服用前与之后 3 小时内,每隔 1 小时做 1 次纯音测听,若患耳在服用甘油后平均听阈提高 15 dB,或言语识别率提高 16% 以上者为阳性。本病患者为阳性,发作间歇期为阴性。

(5)影像学检查:颞骨 CT 一般无明显异常,偶尔显示导水管短而直。

四、诊断与鉴别诊断

（一）诊断

梅尼埃病的诊断主要依靠详细的病史、全面的检查和细致的鉴别诊断后可作出临床诊断。依据如下：

1. 反复发作的旋转性眩晕，一般持续20秒至数小时，至少发作2次以上，常伴恶心、呕吐，无意识丧失。

2. 至少一次纯音测听为感音神经性听力损失。早期低频听力下降，听力波动，随病情进展听力损失逐渐加重。

3. 耳鸣，间歇性或持续性，眩晕发作前、后多有变化。

4. 可有耳胀满感。

5. 排除其他疾病引起的眩晕，如位置性眩晕、前庭神经原炎。

（二）常见周围性眩晕疾病的鉴别

1. *良性位置性眩晕*　是指特定头位时出现的短暂阵发性眩晕，通常持续数秒钟，伴眼震，一般无耳鸣及听力改变。

2. *突发性聋*　大约半数突发性聋伴有眩晕，该类患者听力下降快而重，不反复者少，无明显波动性。

3. *前庭神经元炎*　可能与病毒感染有关，一般表现为突发眩晕、向健侧的自发性眼震、恶心、呕吐。前庭功能检查为功能减弱，不伴有耳聋和耳鸣。

4. *药物性前庭耳蜗损害*　有应用耳毒性药物的病史，一般眩晕起病缓慢，病程长，程度轻，非发作性，常伴有耳鸣和耳聋.

5. *Hunt综合征*　耳郭或其周围皮肤的带状疱疹及周围性面瘫可与其他疾病相鉴别。

6. *迷路瘘管或迷路炎*　一般有中耳炎病史或手术史。

7. *Cogan综合征*　除眩晕及双侧耳聋和耳鸣外，非梅毒性角膜炎和脉管炎是其特点。

8. *听神经瘤*　颞骨影像学检查有助鉴别。

9. *其他疾病*　如头部创伤、外淋巴瘘等。

五、治疗

由于病因和发病机制不明，目前多采用以调节自主神经功能，改善内耳微循环，以及解除膜迷路积水为主的药物综合治疗。

1. *药物治疗*　发作期可卧床休息，可用去前庭神经抑制剂如地西泮、苯海拉明等；抗胆碱能药如山莨菪碱和东莨菪碱；血管扩张药及钙离子拮抗剂如桂利嗪、氟桂利嗪；利尿脱水剂等。

2. *手术治疗*　方法较多，宜先选破坏性小又保存听力的术式。

3. *前庭康复治疗*　本病间歇期时程变化较大，有自愈倾向，故疗效评估颇有争议。

第六章　耳聋及其防治

耳聋（deafness）是听觉传导路器质性或功能性病变导致不同程度听力损害的总称。

一、耳聋的分类

根据耳聋的发生部位与性质，将耳聋分为传导性聋、感音神经性聋和混合性聋。在声音传导径路上如外耳、中耳病变导致的听力障碍称传导性聋。因内耳螺旋器毛细胞、听神经、听觉传导径路或各级神经元受损害，导致声音的感受与神经传递障碍以及皮质功能缺失者，称感音性或神经性或中枢性聋。临床上用常规测听法未能将其区分时，可统称感音神经性聋。

二、耳聋的分级

国际通用的耳聋分级标准为：以500、1000和20 000 Hz三个频率的平均听阈为准，听力损失26~40 dB为轻度耳聋，一般听低声谈话有困难；听力损失41~55 dB为中度耳聋，听一般谈话有困难；听力损失56~70 dB为中、重度耳聋，要大声说话才能听到；听力损失71~90 dB为重度耳聋，需耳旁大声说话才能听到；听阈>91 dB为极重度耳聋，耳旁大声呼唤也能听不到。

第一节 传导性聋

一、病因

（一）先天性疾病

外耳道闭锁、鼓膜、蜗窗、前庭窗及听骨链缺如、固定、畸形等。

（二）后天疾病

1. 炎症　外耳道、中耳、鼓膜的各种炎症。
2. 创伤　颞骨骨折、鼓膜穿孔及听骨链中断等。
3. 外耳道异物或机械性阻塞。
4. 耳硬化症。

二、传导性耳聋的治疗

根据不同的病因作相应的治疗。

1. 畸形　外耳道成形术、听骨链重建术、鼓室成形术。
2. 炎症　鼓室成形术、耳咽管吹张术、鼓膜切开术、鼓膜植管术。
3. 耳硬化症　人工镫骨术。
4. 选配适宜的助听器，也可选用振动声桥、BAHA等听觉植入装置。

第二节 感音神经性聋

一、病因

1. 遗传性聋　是指基因或染色体异常所致的感音神经性聋。
2. 非遗传性先天性聋　妊娠早期母亲患风疹、流感等，或大剂量应用耳毒性药物等。
3. 非遗传性获得性感音神经性聋

(1)耳毒性聋:指误用某些药物或长期接触某些化学制品所致的耳聋。如氨基糖苷类抗生素、水杨酸类止痛药、奎宁等。

(2)特发性突聋:指无明显原因瞬息间突然发生的重度耳聋,与感音性有关。圆窗膜与前挺膜破裂曾也被认为是致病原因之一。

(3)老年性:是人体老化过程在听觉器官中的表现,似与遗传及整个生命过程中所遭受到的各种有害因素影响有关。

(4)创伤性:如头颅闭合性创伤,若发生于头部固定时,压力波传至颅底,因听骨惯性引起镫骨底板相对动度过大导致迷路震荡,内耳出血。

(5)病毒或细菌感染性:系指有各种急、慢性病产生或并发的感音性神经聋。如白喉、伤寒、猩红热等。

(6)全身疾病相关性:常见者首推高血压、动脉硬化、糖尿病、甲状腺功能低下等。

(7)自身免疫性内耳疾病:多发于青壮年的双侧同时或先后出现的,非对称性,波动性感音性神经性聋。

(8)其他:能引起耳聋的疾病尚有很多,较常见者如梅尼埃病、耳蜗性耳硬化等。

二、诊断与鉴别

在全面系统地收集病史、个人史、家族史的基础上,进行临床详尽的耳鼻咽部检查,全身体检与听力学检查,必要的影像学、血液学免疫学、遗传学等方面的实验室检测,是感音性神经性聋的诊断与鉴别诊断的基础,并可为确定感音性神经性聋的病因与类型提供科学依据。

三、预防与治疗

1. 预防

(1)杜绝近亲结婚,积极预防妊娠期疾病,减少产伤。

(2)防治传染病,积极治疗全身性疾病。

(3)严格掌握应用耳毒性药物的适应证,尽可能减少用量及疗程。

(4)避免脑损伤,减少强噪声等有害物理及化学损伤。

2. *治疗*　感音神经性聋的治疗原则是恢复或部分恢复已丧失的听力,尽量保存并利用残余的听力。方法有:

(1)药物治疗:迄今尚无一个简单有效且适宜任何情况的疗法或药物,一般尽早选用扩张内耳血管的药物、降低血黏度和溶栓的药物、维生素 B 族药物、能量制剂等。

(2)助听器:是一种帮助聋人听取声音的扩音装置,药物治疗无效者可选用助听器。

(3)人工耳蜗:又称电子耳蜗,是精密的电子仪器,包括植入体及言语处理器两部分。是极重度聋的人获得听力,获得或保持言语功能的良好手段。语前极重度聋者,应在语言发育最佳时期或之前植入该装置。

(4)听觉和语言训练:听觉训练是借助助听器利用聋人的残余听力,或植入人工耳蜗后获得的听力,通过有计划的长期的声响刺激,逐步培养聆听习惯,提高听觉注意、察觉、识别和记忆等能力;语言训练是指以科学方法训练聋儿发音、读唇,进而理解并积累词汇,掌握语法规则,灵活准确表达思想感情。

第三节　混合性聋

耳传音和感音系统同时受累所致的耳聋称混合性聋。如化脓性中耳炎所致传导性耳聋的基础上，因合并迷路炎或因细菌毒素，耳毒性药物经窝窗膜渗入内耳，继发感音神经性聋等。混合性聋的治疗方法应根据病因及病情综合分析选择。

达标与评价

(一)选择题

1. 鼓膜正常标志不包括

A. 锤骨柄　B. 光锥　C. 鼓岬　D. 锤骨短突

2. 急性分泌性中耳炎

A. 主要症状为突然耳剧痛，听力减退

B. 外耳道有大量脓汁

C. 可见鼓膜穿孔　D. 主要由于咽鼓管功能障碍引起

3. 梅尼埃病的主要病理改变是

A. 圆窗膜破裂　B. 膜迷路积水

C. 中枢神经病变　D. 血液循环障碍

4. 佩戴助听器受益最大者为

A. 中度耳聋　B. 轻度耳聋

C. 重度耳聋　D. 极度耳聋

5. 中耳包括哪些部分

答：鼓室，咽鼓管，乳突及股窦。

(二)简答题

1. 简述急性化脓性中耳炎的感染途径

2. 梅尼埃病诊断的依据有哪些？

答案

(一)选择题

1. C　2. D　3. B　4. A

(二)简答题

略

(付　敏　曾宪海)

第三篇

鼻科学

目标与任务

目标

1. 掌握

(1)鼻腔外侧壁的结构,鼻窦的分组及各窦开口的部位。

(2)变应性鼻炎的机制、典型症状、诊断依据和治疗原则。

(3)急性、慢性鼻窦炎诊断和治疗原则。

(4)鼻窦恶性肿瘤的诊断要点。

2. 了解

(1)急、慢性鼻炎的治疗原则。

(2)鼻出血的病因及鼻外伤的治疗原则。

任务

1. 学会鼻部的体检方法。

2. 操作鼻出血的常用止血方法。

3. 操作鼻内镜的检查方法。

第一章　鼻及鼻窦的应用解剖学

鼻分为外鼻、鼻腔和鼻窦三部分。在鼻腔的上方、上后方和两旁由左右成对的四对鼻窦环绕。鼻和鼻窦共同占据大部分面颅和一小部分脑颅(图 3-1-1)。

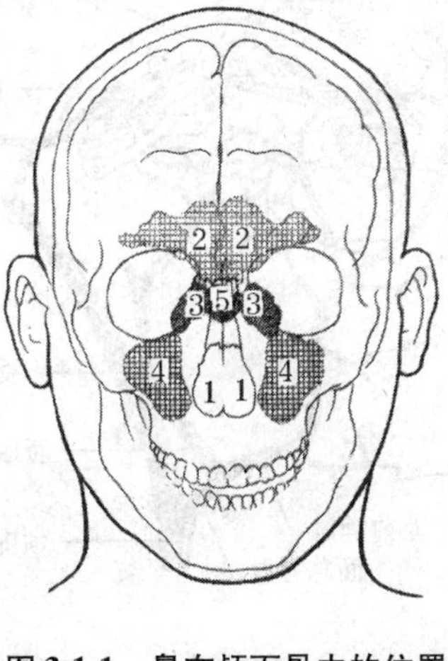

图 3-1-1　鼻在颅面骨中的位置

1. 鼻腔　2. 额窦　3. 筛窦　4. 上颌窦　5. 蝶窦

鼻腔和鼻窦以及各鼻窦之间、鼻窦与眼眶、颅前窝和颅中窝之间仅由一层菲薄的骨板相隔，故鼻腔或鼻窦病变可波及眼眶或颅内，反之亦然。

第一节　外鼻的应用解剖

外鼻（external nose）呈锥体形，上窄下宽，有骨和软骨构成支架，外覆皮肤及软组织，鼻尖、鼻翼和鼻前庭有较多汗腺及皮脂腺，是疖肿和痤疮好发部位（图 3-1-2）。

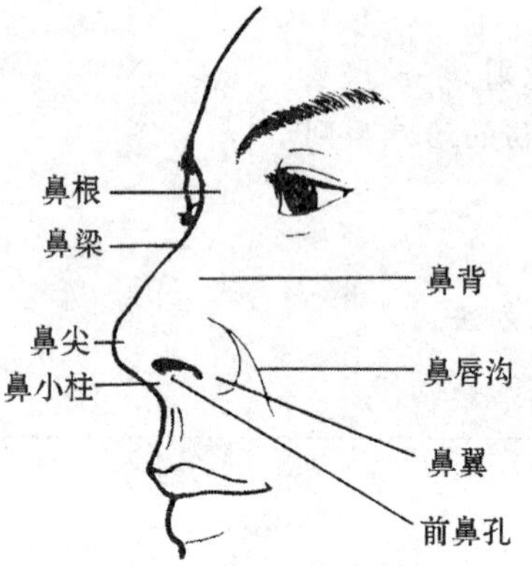

图 3-1-2　外鼻

外鼻血管丰富，动脉来自面动脉，外鼻的静脉分别经内眦静脉、面静脉而汇入颈内静脉（图 3-1-3）。

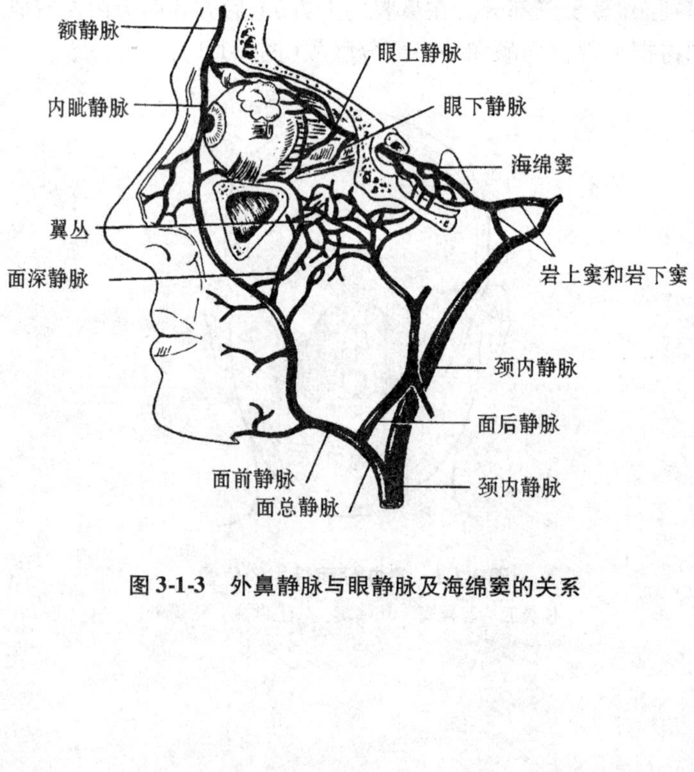

图 3-1-3　外鼻静脉与眼静脉及海绵窦的关系

知识链接

注意：鼻面部的静脉可经内眦静脉和眼上、眼下静脉而与海绵窦相通，静脉管内又无瓣膜，血液可上下流通，故当鼻面部感染或疖肿时，若治疗不当或用力挤压，则可引起海绵窦栓塞或其他颅内并发症。

第二节　鼻腔的应用解剖

鼻腔（nasal cavity）由鼻中隔分为左右各一，每侧鼻腔为一前后开放的狭长腔隙，顶部较窄，底部较宽，前起于前鼻孔，后止于后鼻孔。每侧鼻腔分为鼻前庭和固有鼻腔两部分。

一、鼻前庭

鼻前庭（nasal vestibule）为介于前鼻孔和固有鼻腔之间的一个小空腔，位于鼻腔最前段，起于鼻前孔，止于皮肤与黏膜交接处的鼻阈。

鼻阈为鼻前庭的内界和最狭窄处，对鼻的呼吸功能有重要的影响。

鼻前庭皮肤富于皮脂腺和汗腺，并生有鼻毛，在男性更为丰富，且较粗硬，较易发生疖肿，疼痛较剧。

二、固有鼻腔

固有鼻腔（cavum nasi proprium）常简称为鼻腔，位于鼻阈和后鼻孔之间，有内、外、顶、底四壁。

（一）内壁

即鼻中隔，主要由鼻中隔软骨和筛骨垂直板（正中板）组成（图3-1-4）。

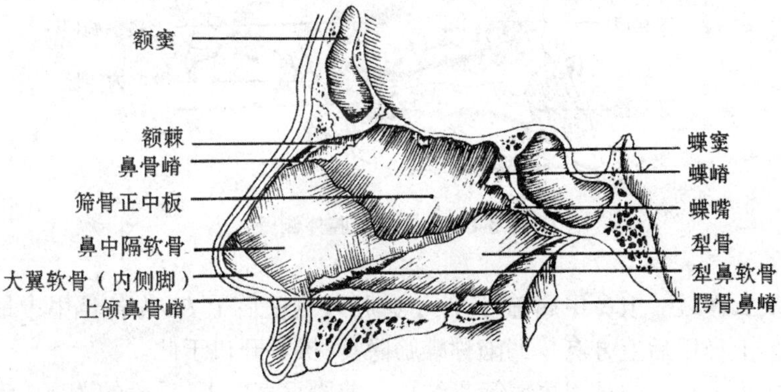

图3-1-4　鼻中隔支架

在鼻中隔最前下部分的黏膜内血管汇集成丛称为利特尔区（Little's area）。此处黏膜常发生上皮化生，并呈现小血管扩张和表皮脱落，因此最易出血，大多数鼻出血皆发源于此，故亦称鼻中隔易出血区（图3-1-5）。

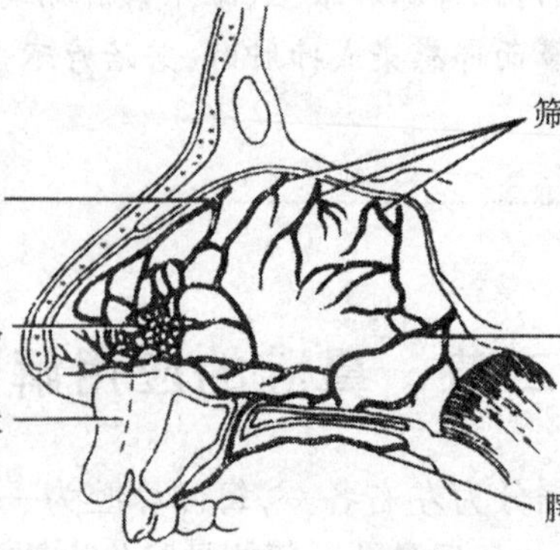

图3-1-5　鼻中隔的动脉

（二）外侧壁

是鼻解剖结构中最为复杂的区域，也是最具生理意义和病理意义的部位，亦即鼻窦炎发病的关键之处，其结构极不平整。有突出于鼻腔的三个骨片，表面覆盖黏膜，呈梯形排列，分别为上鼻甲、中鼻甲、下鼻甲。各鼻甲的外下方均有一裂隙样空间，称为鼻道，共有上、中、下三个鼻道，各鼻甲与鼻中隔之间的共同狭窄腔称为总鼻道（图3-1-6，图3-1-7）。

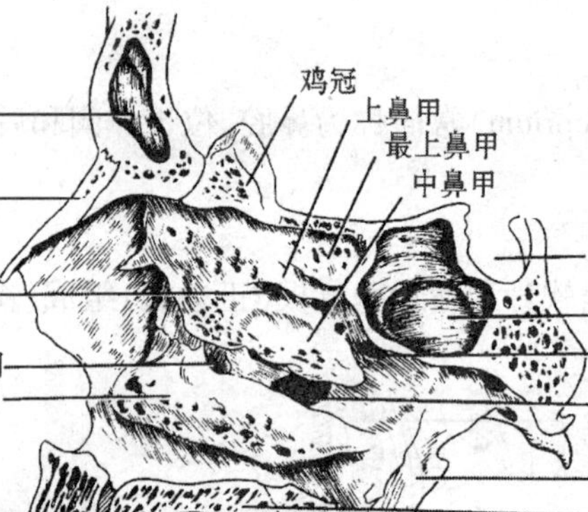

图3-1-6　骨性鼻腔外侧壁

1. 上鼻甲及上鼻道　上鼻甲属筛骨，位于鼻腔外侧壁后上方，为各鼻甲中最小者，有时仅为一黏膜皱襞。上鼻甲后上方有一凹陷称蝶筛隐窝，蝶窦开口于此。

2. 中鼻甲及中鼻道　中鼻甲也属筛骨结构。前段垂直向下，后段的游离缘渐外卷，几乎与鼻腔底平行。中鼻甲是重要的解剖标志，手术操作时应严格保持在中鼻甲的外侧进行，可防止损伤筛板。中鼻道位于中鼻甲之外侧，约占鼻腔外侧面的2/3。其外侧壁解剖结构复杂，是内窥镜鼻窦手术进路中最为重要的区域，也是前、中组筛窦的内侧壁。

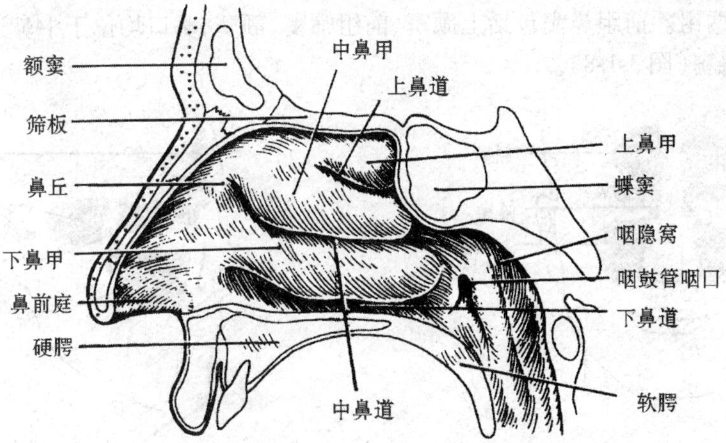

3-1-7　鼻腔外侧壁

中鼻道外侧壁上有两个隆起，后上者为筛泡，在筛泡前下方有一弧形嵴状隆起，名筛沟，也是筛骨的一部分。在筛泡和钩突之间有一半月形裂隙，名半月裂孔。

半月裂孔向前下和外上延伸并逐渐扩大形成的漏斗状沟槽，称筛漏斗。额窦、前组筛窦、上颌窦开口均开口于筛漏斗。

窦口鼻道复合体(ostiomeatal complex OMC)：是指以筛漏斗为中心的附近区域，包括筛漏斗、钩突、筛泡、半月裂孔、中鼻甲、中鼻道、前组和后组筛房、额窦开口及上颌窦自然开口等一系列结构。

功能性内窥镜鼻窦外科(FESS)将窦口鼻道复合体作为一个整体来对待，认为是治疗鼻窦炎的症结所在。FESS之原则是通过小范围或局限的手术，恢复鼻窦窦口正常的通气引流及鼻腔、鼻窦黏膜的功能，从而解决广泛的鼻窦病变。

3. 下鼻甲及下鼻道　下鼻甲最大，前端距前鼻孔约 2 cm，后端距咽鼓管咽口 1～1.5 cm，故下鼻甲肿大或肥大时，鼻塞甚剧，可引起耳部症状。下鼻道前上方有鼻泪管开口。下鼻道外侧壁前段近下鼻甲附着处骨质较薄，是上颌窦穿刺冲洗的最佳进针位置。

(三)顶壁

呈穹窿状，甚为狭小，分为三段。

1. 前段　倾斜上升，为额骨鼻部及鼻骨的背侧面。

2. 中段　是分隔颅前窝与鼻腔的筛骨水平板，又称筛板。筛板薄而脆，受创伤时易发生骨折，为鼻部手术的危险区。

3. 后段　主要由蝶窦前壁构成。

(四)底壁

即硬腭，与口腔相隔。

第三节　鼻窦的应用解剖

鼻窦(accessory nasal sinuses)是鼻腔周围颅骨中的一些含气空腔，一般两侧对称，共有四对，分别为上颌窦、筛窦、额窦和蝶窦；依照窦口引流的位置和方向以及各个鼻窦的位置，又将鼻窦分为前、后两组。前组鼻窦包括上颌窦、前组筛窦、额窦，窦口均位于中鼻道。后组鼻窦包括后组筛窦和蝶窦(图 3-1-8)。

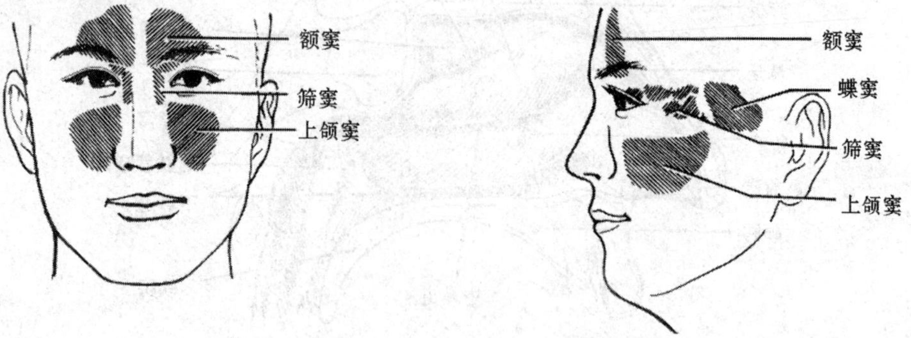

图 3-1-8　鼻窦的面部投影

一、上颌窦(maxillary sinus)

出生时就存在，为四个鼻窦中最大者，平均容积约 13 ml，有五个壁。

1. 前壁　中央薄而凹陷，也称尖牙窝，行上颌窦根治手术时经此凿入窦腔。在尖牙窝上方眶下缘之下有一孔称眶下孔，是眶下神经和血管通过之处。

2. 后壁　与翼腭窝及颞下窝毗邻，上颌窦肿瘤破坏此壁时，可侵犯翼肌，导致下颌骨运动受限，引起张嘴困难。

3. 内壁　即中鼻道和下鼻道外侧壁的大部分，仅在接近鼻腔底处骨质较厚，愈向上愈薄，在下鼻甲附着处最薄，是经下鼻道进行上颌窦穿刺的良好部位。上颌窦自然开口位于上颌窦内侧壁前上方。

4. 上壁　为眼眶的底部。

5. 底壁　相当于上颌骨牙槽突，此壁与上列第二尖牙及第一、二磨牙根部有密切关系，这些牙齿的根部通常与窦腔仅由一层菲薄骨质相隔，有时直接埋藏于窦内黏膜之下，故牙根感染容易侵入窦内，引起牙源性上颌窦炎。

二、额窦

额窦位于额骨内，在筛窦的前上方，左右各一，形态不对称，出生时额窦尚未形成。

三、筛窦

位于鼻腔外上方筛骨内，是鼻腔外侧壁上部与眼眶之间、蝶窦之前、前颅底之下的蜂窝状气房结构，为四组鼻窦中解剖关系最复杂、变异最多、与毗邻器官联系最密切的解剖结构。

四、蝶窦

位于蝶骨体内，居鼻腔最上后方。

第二章 鼻及鼻窦的生理学

第一节 鼻的生理学

一、外鼻的生理

外鼻位于颜面的中央，其形状因种族的不同而有一定的差异。外鼻的外形和轮廓及其与面部各结构或器官之间的匀称关系对人的容貌有着十分重要的影响，鼻翼的活动有助于调整面部表情和鼻阻力。

二、鼻腔的生理

鼻腔的主要功能为呼吸、嗅觉与共鸣，另有反射、腺体分泌、免疫、吸收和排泄泪液等功能。

（一）呼吸功能

是鼻腔的主要功能。鼻腔为呼吸道的首要门户和通道，吸入的空气在鼻内可以形成正常鼻阻力，有助于吸气时形成胸腔气压，使肺泡扩张以增加气体交换面积；对吸入的空气起到调节湿度和温度的作用；鼻前庭的鼻毛对空气中较粗大的粉尘颗粒及细菌有阻挡和过滤作用。

（二）嗅觉功能

空气中含有气味的微粒刺激嗅区黏膜的嗅细胞，产生神经冲动，经嗅神经传导到嗅觉中枢产生嗅觉。嗅觉可以影响食欲、促进消化；不良嗅物质的刺激使人屏住呼吸，对机体有保护作用。

（三）发声共鸣功能

鼻腔在发声时起共鸣作用，鼻音为语音形成的一部分。

（四）鼻的反射功能

鼻腔内神经分布丰富，当鼻黏膜受到机械性、物理性或化学性刺激时，可引起广泛的心血管和呼吸方面的反应。反应的程度从打喷嚏到呼吸、心跳停止。

（五）其他

鼻黏膜腺体分泌功能、鼻黏膜的免疫功能、鼻黏膜的吸收功能、排泄泪液功能等。

第二节 鼻窦的生理学

1. 增加呼吸区黏膜面积，进一步加强对吸入空气的加温加湿作用。四组鼻窦均通过其开口和鼻腔相通，与鼻腔呼吸区黏膜相延续，进一步增强了鼻腔对吸入空气的加温加湿作用。

2. 对声音的共鸣作用。

鼻窦是头颅上鼻腔周围含气的空腔，有鼻窦开口与鼻腔直接相通，间接与咽腔和喉腔相通，当喉部发音时可起到共鸣腔的作用。

3. 减轻头颅重量及增加头部在水中的浮力，维持平衡作用。

因四组含气的鼻窦在颅骨内占据一定的空间，减轻了头颅的重量，也增加了头部在水中的浮力。

4. 缓冲外来冲击力，保护重要器官的作用。

当颅面部受到外力冲击时，因鼻窦内是个空腔，可以起到缓冲腔的作用，对其深部的重要器官起到保护作用。

第三章　鼻部检查法

第一节　外鼻及鼻腔检查法

一、外鼻检查法

观察外鼻的形态有无畸形；皮肤有无红肿、破溃、新生物形成，颜色是否正常；触及鼻梁有无压痛，有无骨擦感；听其发音，有无“开放性鼻音”或“闭塞性鼻音”等。

二、鼻腔检查法

1. 鼻前庭检查法　嘱受检者头略后仰，检查者用拇指将受检者鼻尖抬起，观察鼻前庭的鼻毛有无脱落，皮肤有无红肿、破溃、结痂，有无触痛。

2. 前鼻镜检查法　戴好额镜，聚光，左手持前鼻镜，平行于鼻底细伸入鼻前庭，不要超过鼻阈，以免损伤鼻中隔黏膜引起出血及疼痛。右手扶持受检者头部随检查而需变动头位。第一头位：受检者头部稍低或呈垂直位，可观察鼻腔底、下鼻道、下鼻甲、鼻中隔前下部和总鼻道下段。第二头位：受检者头部后仰至与地面呈 30°，可观察中鼻道、中鼻甲、鼻中隔中段和嗅裂区。第三头位：受检者头部继续后仰 30°，可观察中鼻甲前端、鼻丘、嗅裂中鼻道前下部和鼻中隔上部。

3. 后鼻镜检查法　又称间接鼻咽镜检查法，可弥补前鼻镜检查的不足，可同时检查鼻咽部和后鼻孔。检查时，左手持压舌板下压舌前 2/3 舌体，右手持间接鼻咽镜以执笔式从口角将镜子送到软腭和咽喉壁之间，适当倾斜和转动镜面，全面观察。

第二节　鼻窦检查法

观察面颊部、眉根及内眦部有无皮肤红肿、有无局部隆起和压痛，前额部有无叩痛等。鼻镜检查时观察中鼻道、嗅裂区有无脓涕、血迹及新生物。上颌窦穿刺冲洗、鼻窦 X 线平片、鼻窦 CT 及 MRI 检查均有助于鼻窦病变的检查。

第三节　鼻内镜检查法

常用的鼻内镜有0°、30°和70°两种规格,可根据检查部位来选择。检查前先用1%丁卡因和1%麻黄碱麻醉及收缩鼻腔黏膜。其优点是比前、后鼻镜更清晰和全面地观察鼻腔各部、鼻窦开口和邻近组织及鼻咽部的情况。

第四节　鼻功能检查法

1. 呼吸功能检查法　主要检查患者的鼻腔通气功能。除常规的鼻镜检查外,可借助仪器进行,如鼻测压计、声反射鼻测量仪。

2. 嗅觉检查法　人类嗅觉功能远不如其他哺乳类动物,对嗅觉的研究较落后,迄今尚无统一的检查方法和评定标准。简单的检测方法为可将不同的嗅剂,如醋、香精、煤油、樟脑油、乙醇等分别装入同一种规格的小瓶子中,嘱受检者任选其一,手指堵住一侧鼻孔,用另一侧鼻孔嗅之,说出嗅剂的名称,一次检查完毕。

第四章　鼻出血

鼻出血(epistaxis,nosebleed)是鼻科常见急症,又称鼻衄。既可由鼻腔本身病变引起,也可由鼻周乃至全身性病变所致,故在治疗时应全面考虑,查找病因。

一、病因

(一)局部病因

1. 创伤　鼻部挫伤及骨折、挖鼻、鼻腔及鼻窦手术等损伤鼻黏膜和血管。

2. 鼻腔及鼻窦炎症　急、慢性鼻炎、鼻窦炎、鼻中隔黏膜炎症、鼻结核等。

3. 鼻腔、鼻窦及鼻咽部恶性肿瘤　早期可以是涕中带血,晚期肿瘤侵及大血管可引起大出血。

4. 其他　如鼻中隔偏曲、鼻中隔糜烂、鼻腔异物等。

(二)全身病因

能引起血压增高、凝血功能障碍或血管张力改变的疾病均可引起鼻出血。如高血压、动脉硬化等心血管疾病;白血病、血小板减少等血液系统疾病;肝、肾功能障碍等全身慢性疾病;营养障碍或维生素缺乏等。

二、临床表现

可以是单侧或双侧鼻出血,可以是间歇性反复性、也可以是持续性鼻出血,轻者鼻涕中带血,严重者出血不止,如果不及时止血,可导致出血性休克,反复出血可导致贫血。鼻出血的好发部位在鼻中隔前下方的易出血区(即利特尔动脉丛或克氏静脉丛),中老年者的鼻出血可发生在鼻腔后部。

三、治疗

治疗原则是有效、迅速止血,心理治疗,注意全身情况,针对病因治疗。

1. 一般处理　患者取坐位或半卧位,嘱其勿将从后鼻孔流下的血液咽下,有休克者,取平卧低头位,按休克急救。因大量出血,常导致患者情绪紧张和恐惧,应予以心理安慰,使之镇静。

2. 常用止血法

(1) 指压法:鼻中隔易出血区出血多见,出血量一般较少,可教会患者用拇指和示指向中间捏紧两侧鼻翼,压住出血点 10~15 分钟,出血多可停止。

(2)烧灼法:适用于鼻腔反复少量出血,且能看到出血点者。包括用 30%~50% 硝酸银和 30% 三氯醋酸的化学烧灼法、电烧灼法、微波烧灼法和激光烧灼法。

(3)填塞法:适用于出血较剧烈、渗血面大、出血部位不明者。

1)鼻腔纱条填塞法:用抗生素油膏纱条、凡士林纱条或碘仿纱条填塞鼻腔,压住出血点以止血。填塞时间一般在 24~72 小时,出血严重者可用碘仿纱条填塞 1 周。

2)鼻腔可吸收材料填塞法:对于白血病等凝血功能差、鼻腔黏膜广泛渗血者,可用吸收性明胶海绵、纳吸棉、蛋白海绵等填塞,减少对鼻黏膜的副损伤。

3)后鼻孔填塞:适用于鼻腔后端出血,上述方法不能有效止血者。行后鼻孔纱球堵塞后,同时还要行鼻腔纱条填塞。该方法痛苦较大,患者疼痛明显,吞咽困难。

4)鼻腔或鼻咽部水囊或气囊填塞法:用乳胶指套或气囊缚在导尿管头端,置于鼻腔或鼻咽部,囊内加入适量凉水或空气以压住出血点,达到止血目的。目前,国内已生产有一次性止血水囊或气囊成品。该方法优点是痛苦较小。但要注意,充水及充气不要过多,以防止水囊或气囊滑至口咽部引起呼吸困难。

(4)血管结扎法和血管栓塞法:适用于严重出血者。

3. 全身及病因治疗

(1)镇静剂:使患者安静,有助于止血。

(2)止血药:常用巴曲酶、酚磺乙胺、6-氨基己酸等。

(3)补充维生素。

(4)纠正休克、贫血,预防继发感染。

(5)针对病因治疗。

第五章　鼻部外伤和鼻部疾病

第一节　鼻骨骨折

外鼻是面部中央最突出部位,易受到撞击发生鼻骨骨折(fracture of nasal bone)。在鼻外伤中最常见。

一、病因

多由直接暴力引起。

二、临床表现

受伤后立即出现鼻梁歪斜或下陷，伴有疼痛，数小时后因软组织发生肿胀或血肿，畸形不明显，数日消肿后畸形复现。常伴有鼻出血、鼻阻塞。鼻中隔也可因受暴力的影响而发生移位，出现血肿。检查时，可触知鼻骨塌陷，有时可触及骨擦感。

三、诊断

根据病史、临床表现，结合 X 线鼻骨侧位片、鼻骨 CT 检查可明确诊断。

四、治疗

闭合性骨折发生畸形者，最好在受伤 2～3 小时或 10 天内进行鼻骨复位，以免影响鼻腔的生理功能或后遗难治畸形；单纯骨折无移位者，不需复位。皮肤有伤口者，需清创缝合。如伴有鼻中隔脱位、偏曲和血肿时，应切开复位（图 3-5-1）。

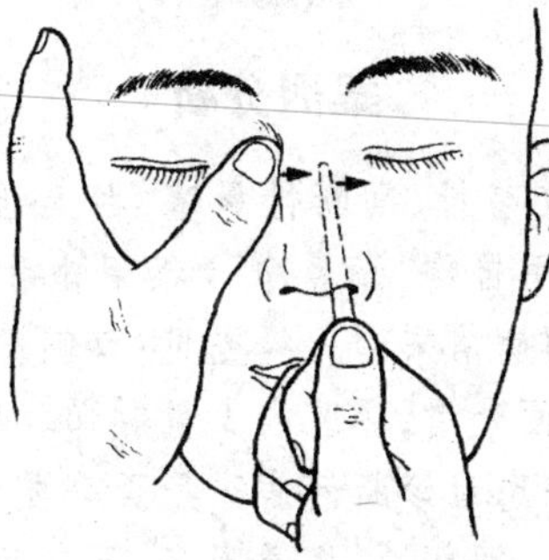

图 3-5-1　鼻骨骨折整复法

第二节　鼻　疖

鼻疖（furuncle of nose）是指鼻前庭或鼻尖部毛囊、皮脂腺或汗腺的局限性急性化脓性炎症。致病菌主要是金黄色葡萄球菌。

一、病因

多因挖鼻或创伤所致，也可继发于慢性鼻前庭炎。糖尿病或抵抗力低者易患此病。

二、临床表现

局部表现为红、肿、热、痛，局部隆起，其中疼痛较为剧烈，可出现全身不适或伴低热。疖肿成熟后顶部出现黄色脓点，继而破溃，脓液流出，疼痛随之减轻。病情严重者可致上唇和面颊蜂窝织炎，表现为同侧上唇、面颊和下睑红、肿、热、痛，全身症状加重。

三、并发症

鼻疖处理不当可引起严重的颅内并发症——海绵窦血栓性静脉炎。

四、治疗

疖肿未成熟时采用热敷、超短波、红外线等物理疗法，配合全身应用抗生素；已成熟者，忌挤压，可用无菌尖刀挑破脓头，以利排脓。疖破溃后局部清洁引流，破口处可涂以抗生素软膏。如合并海绵窦感染者需立即入院治疗，使用大剂量抗生素并请眼科协助治疗。

五、预防

以预防为主，戒除挖鼻及拔鼻毛等不良习惯，积极治疗鼻及鼻腔疾病，避免有害粉尘刺激，糖尿病者应积极治疗，稳定血糖。

第三节 慢性鼻炎

案例分析

患者，男，23岁，近3年出现交替性、间断性鼻塞，白天活动后鼻塞减轻，静坐和睡觉时鼻塞明显，鼻涕不多，鼻塞严重时偶用自购“滴鼻净”（萘甲唑啉）滴鼻缓解鼻塞。在外院检查，被告知需行手术治疗，为进一步了解病情来诊。检查见：双侧鼻腔黏膜慢性充血，鼻中隔无偏曲，双侧下鼻甲暗红色，中度肿大，表面光滑，鼻腔内少量黏涕。用1%麻黄碱喷入鼻腔，3分钟后，见下鼻甲缩小，鼻腔通气较好。该患者诊断何病？是否需要手术治疗？

分析：根据患者鼻塞为交替性、间断性，鼻涕不多，下鼻甲光滑，对血管收缩剂敏感，病程近3年，可诊断为慢性单纯性鼻炎。该患者目前病情不需要手术治疗，应先采用系统的保守治疗，停用“滴鼻净”。

慢性鼻炎（chronic rhinitis）：鼻腔黏膜或黏膜下的炎症持续数月以上，或炎症反复发作，间歇期内亦不能恢复正常，且无明确的致病微生物感染，伴有不同程度的功能紊乱者，称为慢性鼻炎。

一、病因

1. 局部因素　急性鼻炎反复发作治疗不彻底；慢性鼻窦疾病的影响；严重的鼻中隔偏曲阻碍鼻腔引流；邻近感染性病灶，如慢性扁桃体炎、腺样体肥大等；鼻腔用药不当或过久；职业和环境因素，例如空气中有害化学物质诱发所致。

2. 全身因素　许多慢性疾病，如贫血、糖尿病、心、肝、肾疾病，营养不良，甲状腺功能减退，妊娠期，长期吸烟、饮酒等。

二、临床表现

在临床上分为慢性单纯性鼻炎和慢性肥厚性鼻炎两种类型,两者病因基本相似,在病理学上无明确的界线,且常有过渡型存在,后者多由前者发展而来。临床表现不同,治疗亦有区别。

1. 慢性单纯性鼻炎　主要症状是鼻塞和多涕。鼻塞特点:①间歇性:白天及活动时减轻或不明显,夜间、寒冷及休息时加重;②交替性:侧卧位时,下方鼻腔阻塞,上方鼻腔通气,变换侧卧方位时,两侧鼻腔阻塞也随之交替。涕多,一般为白色黏液涕,继发感染时变为黏脓涕。检查可见鼻黏膜充血,下鼻甲肿大,表面光滑有弹性,对血管收缩药敏感,在鼻腔底、下鼻道或总鼻道可看到黏液涕或脓涕。

2. 慢性肥厚性鼻炎　鼻塞较重,为单侧或双侧持续性,无交替现象,有闭塞性鼻音和嗅觉减退。鼻涕不多,为黏液涕或黏脓涕。检查可见下鼻甲黏膜肥厚,呈暗红色或淡紫红色,黏膜表面不平,呈桑葚状或结节状,弹性差,对血管收缩药不敏感。

三、诊断

根据病史、临床表现特点对慢性单纯性鼻炎和慢性肥厚性鼻炎可以作出诊断。

四、治疗

主要是改善鼻腔通气功能,减少鼻腔异常分泌物。对两种慢性鼻炎的治疗方法有所不同。

1. 慢性单纯性鼻炎

(1)积极查找并根除病因。

(2)局部治疗:鼻内用糖皮质激素,有良好的感染作用,可根据需要较长期应用。鼻用减充血剂可选用0.05%盐酸羟甲唑啉喷雾剂,1~2次/日,或0.5%~1%麻黄碱滴鼻液,3次/日。连续应用不应超过7天,如需继续应用应间断3~5天。因萘甲唑啉滴鼻液易引起药物性鼻炎,应禁用。中药及针刺疗法。

2. 慢性肥厚性鼻炎

(1)保守治疗:对早期病变患者,因鼻黏膜尚有弹性,可采取与慢性单纯性鼻炎相同的治疗方法。也可行下鼻甲硬化剂注射、微波、激光等治疗。

(2)手术治疗:适用于保守治疗无效者。可在鼻内镜下行下鼻甲部分切除术。但要注意避免切除组织过多,防止术后鼻腔干燥和萎缩。

第四节　鼻息肉和鼻息肉病

鼻息肉(nasal polyp)是一常见的鼻部慢性疾病,它是由于鼻黏膜长期炎性反应引起组织水肿的结果。好发于前组筛窦。来自上颌窦的息肉多经窦口下垂至后鼻孔,称为上颌窦后鼻孔息肉。

鼻息肉病:有下列情况者,应考虑本病。

(1)有鼻息肉前期手术及术后复发史。

(2)糖皮质激素治疗有效。

(3)息肉样变黏膜与正常黏膜无明显界线。

(4)双侧鼻-鼻窦黏膜广泛性炎症反应和息肉样变性,累及多个鼻窦。

(5)组织学以嗜酸性粒细胞为主。

一、病因

病因目前不明,认为是多种因素共同作用所致,鼻腔慢性炎症和变应性鼻炎是鼻息肉形成的主因。

> **知识链接**
>
> **变应性鼻炎**
>
> 变应性鼻炎(allergic rhinitis)一般又称过敏性鼻炎,是发生在鼻黏膜的Ⅰ型变态反应性疾病,有时和支气管哮喘同时存在。
>
> 临床上分常年性和季节性过敏性鼻炎。近年来发病率增加。变应原主要有吸入性变应原,如花粉、真菌、尘螨、羽毛等;还有食入性变应原,如牛奶、蛋类、鱼虾等。主要表现是当患者接触变应原时会出现鼻痒、阵发性打喷嚏、流大量清水样鼻涕、间歇性或持续性鼻塞以及嗅觉减退等。检查可见鼻腔黏膜苍白水肿,皮肤点刺和抽血化验可检测出变应原。其并发症有变应性鼻窦炎、分泌性中耳炎、鼻息肉、支气管哮喘等。治疗方法:包括糖皮质激素、抗组胺药物、肥大细胞膜稳定剂、减充血药等非特异性治疗,还有脱敏治疗等特异性治疗方法。

二、临床表现

鼻息肉多为双侧发病,单侧较少。随息肉组织的增大可出现渐进性、持续性鼻塞;流黏液样或黏脓涕,可间或伴有打喷嚏、流清涕;嗅觉减退或丧失;当阻塞咽鼓管时,可引起分泌性中耳炎表现。

鼻镜检查可见鼻腔内、后鼻孔多发或单发的新生物,表面光滑,呈灰白色或淡红色半透明状,质软,不易出血。鼻部CT检查有助于明确病变范围并了解鼻窦情况。

三、诊断

结合病史、临床表现、鼻部CT检查及新生物组织活检可作出诊断。

四、治疗

因鼻息肉与多种因素有关,易复发,目前主张综合治疗。

1. *激素治疗*　对于初发较小的息肉,可选用鼻部吸入型糖皮质激素喷鼻剂,如布地奈德、氟替卡松或糠酸莫米松等,持续应用2~3个月以上。

2. *手术治疗*　对糖皮质激素治疗无效者、多发和复发鼻息肉伴有鼻窦炎者,须接受手术治疗。目前主要采用鼻内镜下手术,彻底切除鼻息肉。

第五节　急性鼻窦炎

急性鼻窦炎(acute sinusitis)是发生于鼻窦黏膜的急性卡他性或化脓性炎症。多继发于急性鼻炎。主要致病菌为肺炎链球菌和流感嗜血杆菌,其次为卡他莫拉菌和葡萄球菌。

一、病因

1. 鼻腔源性感染

(1)急性鼻炎:是鼻窦炎,特别是急性鼻窦炎的常见病因之一,尤易并发急性筛窦炎。系黏膜互相连续便于炎症侵入鼻窦之故。

(2)鼻腔其他疾病:如鼻中隔偏曲、鼻甲肥大、黏膜肥厚、鼻腔的肿瘤和异物以及鼻的变态反应等,都可堵塞窦口,使鼻窦通气引流受阻而发炎。

(3)污染物经鼻腔进入鼻窦:如游泳、跳水、潜水的方法不当,使污水进入鼻窦而发炎。

2. 邻近组织器官感染　如扁桃体炎、面骨骨髓炎、牙病。

3. 血源性感染　急性传染病如流感、肺炎、麻疹。

4. 创伤性感染

(1)创伤:以上颌窦和额窦外伤为多见,如骨折、异物、血块、感染等引起鼻窦的急性病变。

(2)气压损伤:由气压骤变所致的鼻窦炎,较多见于额窦和上颌窦。

5. 其他

(1)全身因素:如身体过度疲劳、受凉、受湿、营养不良等抵抗力下降。

(2)中毒:碘中毒时可发生中毒性鼻窦炎。

二、临床表现

1. 全身症状　畏寒、发热、食欲缺乏、便秘、周身不适等,小儿可伴有呕吐、腹泻、咳嗽等。

2. 局部症状

(1)鼻阻塞 :多为持续性。

(2)脓涕:大量脓性或黏脓性鼻涕,可带少许血丝。伴有厌氧菌或大肠杆菌感染者,脓涕有恶臭。

(3)头痛: 很常见。

各鼻窦炎引起的头痛各有特点:①急性上颌窦炎:眶上额部痛,晨起重、午后轻,可伴有同侧面颊部或上颌磨牙痛;②急性筛窦炎:局限于内眦或鼻根部,也可放射到头顶部;③急性额窦炎:头痛具有周期性,即晨起头痛逐渐加重,至午后减轻,晚间则完全消失,次日重复发作;④急性蝶窦炎:眼球深处痛,枕部痛,早晨轻,午后重。

三、检查

1. 局部红肿和压痛　急性上颌窦炎在颌面和下眼睑有红肿和压痛;急性额窦炎在额部有红肿,在眶内上角有压痛,额窦前壁有叩痛;急性筛窦炎在鼻根和内眦处偶有红肿和压痛。

2. 前鼻镜及鼻内镜检查　鼻黏膜充血、肿胀,以中鼻甲和中鼻道为重。鼻腔内有大量黏脓涕或脓涕,急性上颌窦炎、急性额窦炎、急性筛窦炎可见中鼻道有大量黏脓涕或脓涕;急性筛窦炎和急性蝶窦炎可见中嗅裂有大量黏脓涕或脓涕。

3. X线或鼻CT检查 主张首选鼻CT扫描，可清晰显示鼻窦黏膜增厚，窦腔内脓性分泌物蓄积及病变范围。如没有CT设备，可选择鼻窦X线平片检查。

4. 上颌窦穿刺冲洗 既可以明确诊断，也可以作为治疗手段。

知识链接

上颌窦穿刺冲洗法

本方法是耳鼻喉科医生必须掌握的基本诊治手段。用1%丁卡因棉签或面片放入下鼻道外侧壁、距离下鼻甲前段1~1.5 cm处进行黏膜表面麻醉10~15分钟，直视下将上颌窦穿刺针尖端抵入该部位，针尖方向对向同侧耳廓上缘，稍加用力钻动即可穿透骨壁进入上颌窦腔内，此时有“落空感”，将针头接上注射器回抽，有空气或脓液被抽出，即证明针头确实进入上颌窦腔内，此时可用注射器向窦内注入生理盐水将其中脓液冲洗干净，最后可向腔内注入抗炎药液。拔出针头，针眼处可用棉球压迫5~10分钟，以防出血。

四、诊断

详细询问和分析病史，患者在急性鼻炎之后出现上述临床表现，结合检查所见，可以明确诊断。

五、治疗

1. 全身治疗 适当注意休息，足量抗生素应用，对症治疗。

2. 局部治疗 鼻内减充血剂和糖皮质激素，局部热敷、红外线照射，上颌窦穿刺冲洗等。

第六节 慢性鼻窦炎

慢性鼻窦炎(chronic sinusitis)多因急性鼻窦炎反复发作而未彻底治愈迁延所致。病程超过8周，或复发性急性鼻窦炎每年发作3~4次。常为多个鼻窦受累。如所有鼻窦均受累则称为全组鼻窦炎。

一、病因

病因和致病菌与急性化脓性鼻窦炎相似。牙源性上颌窦炎也可慢性起病。

二、临床表现

1. 全身症状 多不明显。可有头昏、精神不振、记忆力减退和注意力不集中等。

2. 局部症状

(1)脓涕多：是主要症状之一。可从前鼻孔流出，也可从后鼻孔流入咽部。

(2)鼻塞：是另一主要症状。因脓涕多而黏稠、鼻黏膜肿胀、鼻息肉形成所致。

(3)头痛:不明显。可有钝痛和闷痛,远不及急性鼻窦炎者。

(4)其他:嗅觉减退或消失、视功能障碍等。

三、检查

检查方法和慢性鼻窦炎一样。可见鼻腔黏膜慢性充血,肿胀或肥厚,中鼻甲肥大或息肉样变;中鼻道变狭窄,可见黏膜水肿或息肉;于中鼻道、嗅裂区及鼻腔可见脓涕。鼻部 CT 检查可准确判断各鼻窦病变范围。

四、诊断

根据病史、临床表现及检查所见可以作出诊断。

五、治疗

应首先选择药物和物理治疗,只有在上述规范治疗无效或出现并发症时才考虑手术治疗。

1. 鼻腔用药:鼻用糖皮质激素、鼻腔减充血剂。

鼻用糖皮质激素具有较强的抗炎、抗水肿作用,无论是感染性还是变态反应性病因,无论病变范围及程度轻重,其都可作为主要用药。对于慢性鼻窦炎用药时间 3 个月以上,最终达到改善鼻腔通气和引流的目的。

鼻腔减充血剂可以减轻鼻腔肿胀,通畅引流,但长期使用会破坏黏膜纤毛系统形态与功能,应根据不同病情酌情选用,一般短期用于慢性鼻窦炎急性发作时,尽量选用浓度低、副作用小的,如盐酸羟甲唑啉。

2. 上颌窦穿刺冲洗。

在慢性鼻窦炎急性发作,上颌窦积脓难以自行引流排出时,可行上颌窦穿刺冲洗,一般每周 1 ~2 次,冲洗至无脓液冲出为止。

3. 负压吸引置换法。

可以促进鼻窦引流,并可将药物通过负压置换入鼻窦内,起到排脓抗炎的作用。

4. 鼻内镜鼻窦手术。

当药物治疗无效的时候,可采取手术治疗。手术原则主要是,解除鼻腔鼻窦解剖结构异常造成的机械性阻塞,通畅鼻窦的通气和引流,尽量保留黏膜。

第六章　鼻内镜手术

鼻内镜手术(nasal endoscopic surgery,NES)是指在光学系统和监视系统支持下,应用鼻内镜和配套的手术器械,在鼻腔内施行鼻腔、鼻窦及其邻近区域手术的外科技术。现代鼻内镜外科技术的发展和完善是 20 世纪 80 年代以来鼻科领域最重要的进展,具有划时代的意义。功能性鼻内镜鼻窦外科(FESS)出现在 20 世纪 70 年代初,由奥地利鼻科学者 Messerklinger 首创,在我国从 20 世纪 80 年代兴起,90 年代呈蓬勃发展之势,目前已接近世界水平。

一、鼻内镜手术的应用领域

目前,鼻内镜手术领域仍在不断扩展中,已延伸至颅底、侧颅底外科及鼻眼相应外科等领域,在视神经管减压术、蝶鞍内肿瘤切除术、颞骨岩尖病变处理以及听神经瘤手术与前庭神经切断术中的应用都取得了一定的进展。

在慢性鼻窦炎的治疗上,FESS将传统的去除大部或全部窦内黏膜的破坏性根治手术,变为根据病变的程度,在彻底清除病变的基础上,尽可能保留鼻腔、鼻窦的正常黏膜和结构,形成良好的通气和引流,促使鼻腔、鼻窦黏膜的形态和生理功能恢复的功能性手术。

二、术式

主要有两种基本术式:

1. *Messerklinger术式*　是最常用的术式,在鼻腔内从前向后进行。首先切除钩突,依次开放筛泡、切除中鼻甲基板开放后组筛窦、开放蝶窦、扩大上颌窦自然开口及开放额窦开口。

2. *Wigand术式*　较少采用,是在鼻腔内从后向前进行的术式。先切除中鼻甲后端暴露蝶窦口,开放蝶窦,再依次开放后组筛窦、前组筛窦、额窦及上颌窦。

三、鼻内镜鼻窦手术的并发症

随着技术和设备的不断进步,并发症的发病率明显下降。

1. *鼻内并发症*　鼻出血、鼻腔粘连、鼻中隔血肿、鼻泪管损伤等。

2. *眶内并发症*　眶周淤血、眶周气肿、眶内血肿及感染、内直肌损伤等。

3. *颅内并发症*　脑脊液鼻漏、脑膜炎、脑脓肿、颈内动脉或海绵窦损伤大出血等。

三、手术并发症的预防

手术者要熟悉掌握鼻、鼻窦及颅脑的解剖及内镜下手术的操作技巧,术前对患者的病情有充分的了解,详细阅读CT片,对可能出现的并发症作出判断,并做好应对方案,术后合理用药,这些对预防并发症的发生均有积极的意义。

第七章　鼻腔及鼻窦恶性肿瘤

案例分析

患者,男,48岁,因右上列压痛2个月伴涕中带血来诊。检查见右上列牙完整,无龋洞。右鼻腔外侧壁内移,中鼻道可见较小的暗红色新生物。鼻CT示右上颌窦充满软组织影,内侧壁及下壁骨质有破坏。考虑何病?如何确诊?如何治疗?

分析:根据病史及目前检查,考虑有上颌窦恶性肿瘤可能性大。可于中鼻道新生物处或穿刺入上颌窦内取活检,以明确诊断。根据肿瘤病理类型、肿瘤范围、有无远处转移及身体状况再制订具体治疗方案。鼻腔及鼻窦的恶性肿瘤较常见,在国内占全身恶性肿瘤的2.05%~3.66%。癌多于肉瘤,临床上又以鳞状细胞癌居首位,占70%~80%,好发于上颌窦。腺癌及腺样囊性癌次之,好发于筛窦。肉瘤占鼻及鼻窦恶性肿瘤的10%~20%,好发于鼻腔及上颌窦,其他窦少见。肉瘤又以恶性淋巴瘤为最多,超过60%。

一、病因

未明,可能与下列因素有关。

1. 长期慢性炎症刺激　大部分鼻窦癌患者有长期慢性鼻炎、鼻窦炎的病史,临床上各鼻窦炎发病率差异与鼻窦恶性肿瘤发病率的差异相符,即均以上颌窦为最常见,筛窦次之,蝶窦最少。

2. 经常接触致癌物质　长期吸入镍、砷、铬及化合物易导致癌变。

3. 良性肿瘤恶变　如内翻性乳头状瘤反复复发,多次手术则有恶变之可能。

4. 创伤　肉瘤患者常有创伤史。

5. 免疫功能低下。

二、症状

1. 鼻塞　为鼻腔恶性肿瘤的早期症状,在鼻窦恶性肿瘤则属晚期症状。

2. 鼻出血或流血性分泌物　凡在成人一侧鼻腔分泌物中经常带血,或有少量鼻出血,须考虑有恶性肿瘤的可能。

3. 疼痛与麻木　疼痛可为恶性肿瘤较早出现的症状之一,多属神经痛,晚期因肿瘤侵犯眶内或颅底而常有难以忍受的头痛。

4. 流泪与复视　当肿瘤压迫鼻泪管使之阻塞而流泪,压迫眼球使之移位或出现眼肌瘫痪,眼球运动受限,则可发生复视。

5. 张口困难　肿瘤侵犯翼腭窝、颞下窝和颞窝时,可使翼内肌、翼外肌、咬肌受累,下颌关节运动受限而致张口困难。

6. 恶病质　表现为衰竭、贫血、体重减轻,在此时期内尚可发生颈淋巴结和远处转移、颅内并发症及动脉侵蚀性大出血,常为致死原因。

三、诊断

1. 病史综合分析　鼻腔及鼻窦恶性肿瘤症状出现较晚,易误诊,早期确诊较难,凡出现一侧进行性鼻塞,经常有鼻出血或涕中带血,尤其是40岁以上者,应高度怀疑、仔细检查。

2. 前、后鼻镜检查　鼻腔中可发现基底较广、菜花状新生物,表面常伴有溃疡及坏死组织,易出血。原发于鼻窦的肿瘤可见中、下鼻甲有向内侧推移现象,中鼻甲或嗅裂区可见血迹、息肉或新生物。

3. 鼻腔及鼻窦内镜检查　可观察肿瘤的原发部位、大小、外形以及鼻窦开口的情况。

4. CT与MRI检查　可清楚显示肿瘤的大小和侵及范围。

5. 病理学检查　活检及组织涂片等检查是确诊的依据。

鼻腔及鼻窦恶性肿瘤的TNM分期:

四、治疗

应根据肿瘤的性质、大小、部位、侵犯范围以及患者承受能力，采用手术、放射治疗和化学治疗相结合的综合治疗方法。

达标与评价

(一)填空题

1. 前组鼻窦指________、________、________，均开口于________；后组鼻窦指________、________，前者开口于________，后者开口于________。

2. 鼻腔被________分为左右两腔，前面皮肤覆盖的部分为________，其后由黏膜覆盖称________。

(二)选择题

1. 外鼻静脉的特点为

A. 直接与海绵窦相通　B. 无瓣膜　C. 静脉较粗
D. 静脉较细　E. 静脉较多

2. 鼻阈指

A. 鼻前孔的另一种称呼　B. 鼻前孔处皮肤与黏膜的交界处
C. 鼻前孔处有鼻毛的部位　D. 鼻腔易出血的部位
E. 从前鼻孔可看到的鼻腔区域

3. 鼻中隔易出血的主要原因是

A. 丰富　B. 太脆　C. 太粗
D. 弯曲　E. 易暴露

4. 多发性息肉多来源于

A. 中鼻甲　B. 中鼻道　C. 上颌窦
D. 筛窦　E. 额窦、上颌窦

5. 鼻出血较多时处理原则首先是

A. 问明出血侧别，迅速止血　B. 输血　C. 寻找出血原因
D. 抢救休克　E. 视病情而定

6. 关于急性鼻窦炎哪项是错误的

A. 常为多组感染　B. 全身症状突出　C. 头痛较重，有规律性
D. 治疗以全身用抗生素为主　E. 及时做上颌窦穿刺抽脓

7. 上颌窦穿刺多在下鼻道距下鼻甲前端 1.5 cm 的下鼻根部是因为

A. 骨壁较薄　B. 脓液聚集最多　C. 血管丰富
D. 上颌窦开口的位置　E. 该位置无重要结构

8. FESS 是指

A. 上颌窦根治术　B. 功能性鼻内镜鼻窦手术　C. 鼻息肉摘除术

D. 鼻中隔黏膜下软骨切除术E. 下鼻甲部分切除术

9. 鼻和鼻窦的常见恶性肿瘤为

A. 腺样瘤囊性腺瘤　　B. 鳞状细胞癌　　C. 软骨肉瘤

D. 混合瘤　　E. 基底细胞癌

10. 一侧面部麻木伴持续性头痛或上颌牙痛应考虑

A. 三叉神经疾病　　B. 面神经疾病　　C. 上颌窦囊肿

D. 上颌窦癌　　E. 颞颌关节紊乱

答案

(一)填空题

1. 上颌窦;前组筛窦;额窦;中鼻道;后组筛窦;蝶窦;上鼻道;蝶筛隐窝。

2. 鼻中隔;鼻前庭;固有鼻腔。

(二)选择题

1. B　2. B　3. A　4. D　5. A　6. A　7. A　8. B　9. B　10. D

(赵　萍　周轶群)

第四篇

咽科学

目标与任务

目标

1. 掌握

(1)咽淋巴环的特点及在婴幼儿的特点和临床意义。

(2)急性化脓性扁桃体炎的诊断和治疗方法。

(3)慢性化脓性扁桃体炎的治疗原则、手术适应证和禁忌证。

(4)鼻咽癌的早期症状及治疗原则。

2. 了解

(1)急、慢性咽炎的症状、诊断和治疗原则。

(2)睡眠呼吸暂停低通气综合征的诊断标准和治疗原则。

任务

1. 学会咽部的体检方法。

2. 操作扁桃体周围脓肿的穿刺及引流。

3. 熟悉扁桃体的手术方法。

第一章　咽的应用解剖和生理

第一节　咽的应用解剖

咽(pharynx)起于颅底,达第 6 颈椎,长约 12 cm,前后扁平,上宽下窄,略呈漏斗状,是呼吸和消化的共同通道。前方与鼻腔、口腔和喉相通;后面与椎前筋膜相邻,下端与食管入口相接(图 4-1-1)。

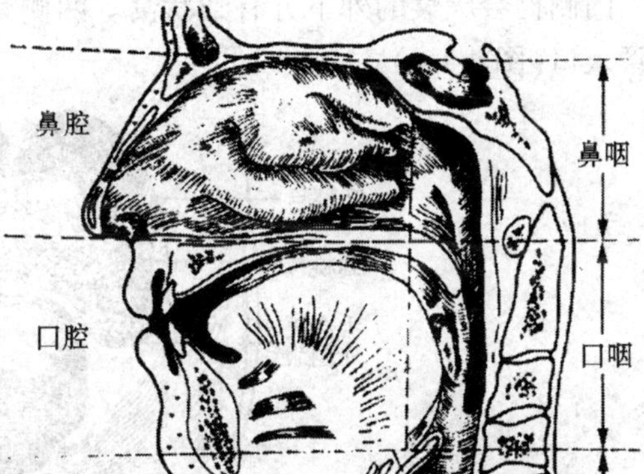

图 4-1-1　咽的分段解剖

一、咽的分部

(一)鼻咽(nasopharynx)

软腭游离缘平面以上的咽部称鼻咽,也称上咽。其顶壁由蝶骨体及枕骨底构成,穹窿状,顶后交界有腺样体,前方为鼻腔后壁,下方接口咽部,两侧壁有咽鼓管咽口,该管与中耳相通,咽鼓管周围有淋巴组织称咽鼓管扁桃体,咽鼓管咽口的后上方为咽隐窝(pharyngeal receas)，是鼻咽癌的好发部位(图 4-1-2)。

(二)口咽(oropharynx)

位于鼻咽以下，软腭游离缘平面以下与会厌上缘平面之间的部分一般称咽部。其前方经咽峡与口腔相通，其两侧有腭舌弓和腭咽弓围成的扁桃体窝，其内有(腭)扁桃体；两侧腭咽弓后有纵行条索状的淋巴组织称咽侧索；咽后壁散在的淋巴组织颗粒称淋巴滤泡；口腔顶盖称腭，由硬腭、软腭组成，口腔下方是舌和口底部，舌后 1/3 为舌根，其后部的淋巴组织称舌根扁桃体(图 4-1-3)。

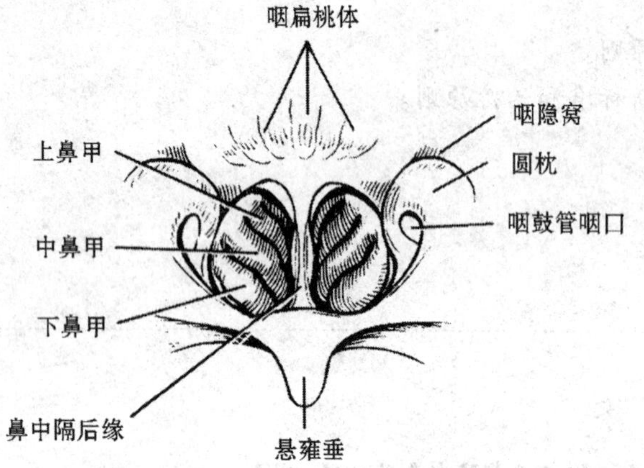

图 4-1-2　鼻咽

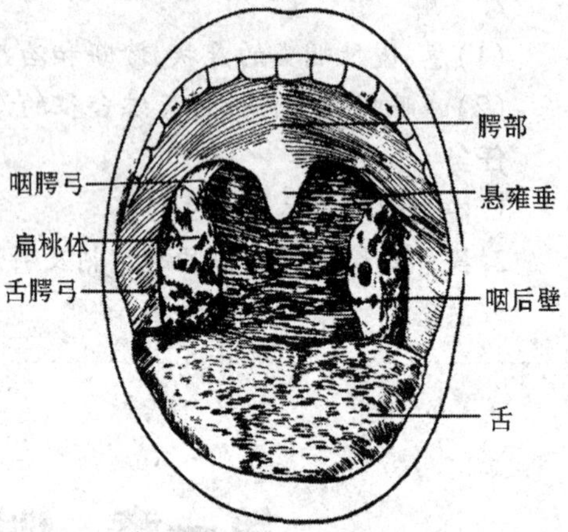

图 4-1-3　口咽

(三)喉咽(laryngopharynx)

会厌上缘平面以下部分，也称下咽(hypopharynx)。前方通喉腔，下端连接食管。在会厌前方、舌会厌外侧襞和会厌正中襞之间，左右各一称会厌谷(vallecula epiglottica)，是异物易存留处。两侧杓会厌襞的外下方有梨状窝。两侧梨状窝之间，环状软骨板之后称环后隙，其下方即食管入口(图 4-1-4)。

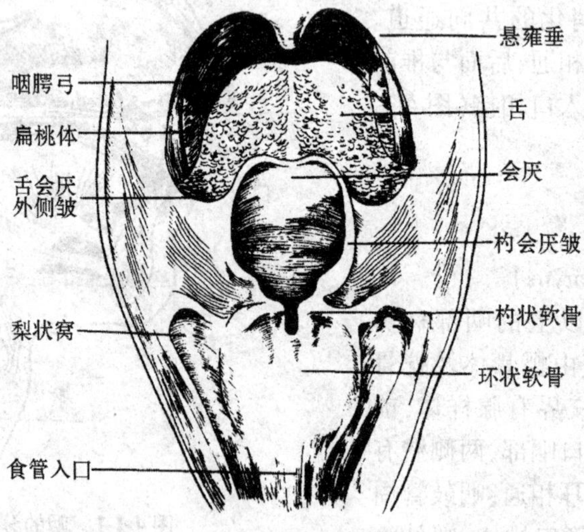

图 4-1-4　喉咽

知识链接

临床常见误咽鱼刺等异物的患者,那么咽部异物容易存留在什么部位呢?它们易存留在扁桃体、舌根部、会厌谷及梨状窝等处。该病好发于老年人、儿童、醉酒者以及进食时注意力分散者。

二、咽壁的构造

(一)咽壁的分层

咽壁是肌行管壁,由内到外由黏膜层、纤维层、肌肉层、外膜层(也称筋膜层)组成。

(二)筋膜间隙

咽筋膜与邻近筋膜之间的疏松组织间隙。较重要的有咽后间隙和咽旁间隙。这些间隙的存在有利吞咽时咽腔的运动,并可协调头颈部的活动(图 4-1-5)。

1. 咽后间隙　位于椎前筋膜和颊咽筋膜之间,上起颅底、下达纵隔,两侧仅以薄层筋膜与咽旁间隙相隔,中线处被咽缝将其分为左、右两部分。婴幼儿期在间隙内有较多淋巴结,成人时仅极少量残留。当鼻及咽部炎症时可引起该处淋巴结感染,形成咽后脓肿,常见于 1 岁以下婴儿。

2. 咽旁间隙　又称咽侧间隙或咽上颌间隙。位于咽后间隙的两侧,左右各一,底向上,尖向下形如锥体,上为颅底,下达舌骨大角处。内侧为颊咽筋膜及咽缩肌;外侧为下颌骨升支、翼内肌和腮腺;后侧为颈椎前筋膜。茎突及其附着的肌肉将此间隙分为前、后两间隙。

三、咽的淋巴组织

非常丰富,构成内、外淋巴环(图 4-1-6)。

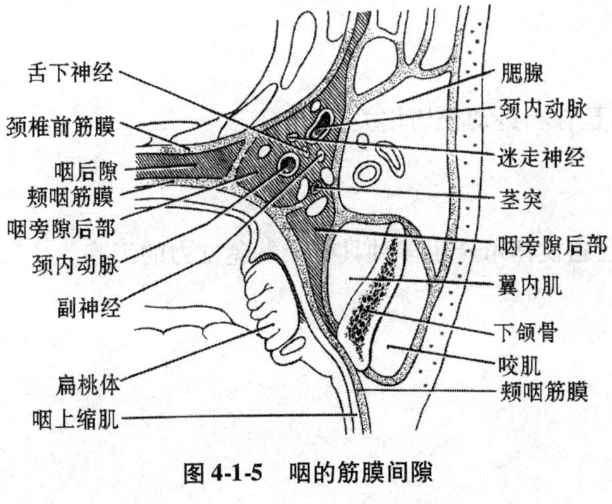

图 4-1-5　咽的筋膜间隙

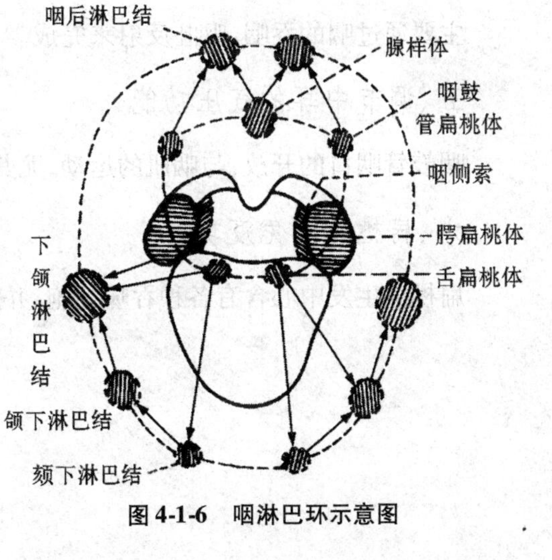

图 4-1-6　咽淋巴环示意图

(一)咽淋巴内环

由(腭)扁桃体、腺样体、舌扁桃体、咽鼓管扁桃体、咽侧索及咽后壁淋巴滤泡等组成。

1. 腺样体　又称增殖体或咽扁桃体,位于鼻咽顶壁与后壁交界处,形似半个包皮的橘子。6~7岁最大,10岁后渐萎缩。

2. 腭扁桃体　习称扁桃体。位于口咽两侧腭舌弓与腭咽弓围成的三角形扁桃体窝内。为咽淋巴组织中最大者,3~5岁时淋巴组织增生,腭扁桃体可呈生理性肥大,中年以后逐渐萎缩。

(二)咽淋巴外环

咽淋巴内环的淋巴流向颈部淋巴结,这些淋巴结间又互相交通,自成一环,称外环。主要由咽后壁淋巴结、颌下和颏下淋巴结等组成。

第二节　咽的生理功能

咽是呼吸和消化的共同通道。常见的生理功能如下。

一、呼吸功能

正常呼吸时空气经由鼻咽、口咽、喉咽、气管、支气管进到肺。

二、吞咽功能

吞咽动作是一种由许多肌肉参与的反射性协同运动。吞咽过程分口腔期、咽腔期和食管期三期。

三、言语形成

咽腔为共鸣腔之一。

四、防御和保护功能

主要通过咽的吞咽、呕吐反射来完成。

五、调节中耳的气压功能

咽鼓管咽口的开放,与咽肌的运动,尤其是吞咽运动密切相关。

六、扁桃体的免疫功能

扁桃体生发中心含有各种吞噬细胞,并且扁桃体可产生多种具有天然免疫力的细胞。

第二章 咽部的检查

临床各科诊断疾病时经常检查咽部,从耳鼻喉科专科的角度,咽部的检查范围和观察的内容则有其特定的要求。检查前应详细询问病史。视诊患者面容、表情及全身情况。然后分别对口咽、鼻咽和喉咽进行检查,必要时还需辅以影像学检查。

一、口咽检查

受检者端坐,放松,自然张口,检查者应按顺序检查口腔和咽腔。用压舌板轻压舌前2/3处,观察口咽黏膜有无出血、溃疡或新生物;软腭有无下塌或裂开,双侧运动是否对称,可嘱患者发“啊”声;悬雍垂是否过长、分叉;双侧扁桃体、腭舌弓及腭咽弓有无充血、水肿、溃疡;扁桃体表面有无瘢痕、隐窝口是否有脓栓或干酪样物;咽后壁有无淋巴滤泡增生、肿胀和隆起。咽部触诊可以了解后、咽旁肿块的范围、大小、质地及活动度。口腔、齿、舌及口底的检查详见其他章节。

二、鼻咽检查

1. 间接鼻咽镜检查　常用而简便。咽反射较敏感者,可经口喷用1%丁卡因,使咽部黏膜表面麻醉后再进行检查。受检者端坐,头微前倾,用鼻轻呼吸以使软腭松弛。检查者左手持压舌板,压下舌前2/3,右手持加温而不烫的鼻咽镜(或称后鼻镜),镜面朝上,由张口之一角伸入口内,置于软腭与咽后壁之间,勿触及周围组织,以免咽反射而妨碍检查。调整镜面角度,依次观察鼻咽各壁、软腭背面、鼻中隔后缘、后鼻孔、咽鼓管咽口、咽鼓管圆枕、咽隐窝及腺样体。观察鼻咽黏膜有无充血、粗糙、出血、溃疡、隆起及新生物等。

2. 鼻咽内镜检查　有硬质镜和纤维镜两种。硬质镜可经口腔或鼻腔导入;纤维镜是一种软性内镜,其光导纤维可弯曲,从鼻腔导入后,能随意变换角度,全面检查鼻咽部。鼻咽内镜一般连接摄像系统,可在观察的同时摄录,以供存档。

3. 鼻咽触诊　主要用于儿童。助手固定患儿指紧压患儿颊部,用戴好手套的右手示指经口腔伸入鼻咽,触诊鼻咽各壁,注意后鼻孔有无闭锁及腺样体大小。若发现肿块,应注意其大小、质地以及与周围组织的关系。撤出手指时,观察指端有无脓液或血迹。此项检查有一定痛苦,应向患儿家长或患者说明。检查者操作应迅速、准确而温柔。

三、喉咽检查

见间接喉镜检查。

咽影像学检查:一般临床检查和内镜检查只能发现咽部表面各种病变,而要诊断咽部侧壁和后壁深部病变则需要进行影像学检查。如X线平片、CT扫描及磁共振成像(MRI)。如临床常用的鼻咽侧位片、颈侧位片、颅底片等;鼻咽部和咽旁间隙肿瘤的CT扫描;MRI优良的软组织对比,对肿瘤部位和侵犯范围的诊断优于CT。

第三章 咽 炎

第一节 急性咽炎

急性咽炎(acute pharyngitis):是咽黏膜及黏膜下组织的急性炎症,多累及淋巴组织。常为上呼吸道感染的一部分,也可单独发生。

一、病因

1. 病毒感染 常见的有柯萨奇病毒、腺病毒等。
2. 细菌感染 以链球菌、葡萄球菌等为主,其中A组乙型溶血性链球菌感染最严重,可导致远处器官的化脓性病变,称之为急性脓毒性咽炎。
3. 物理、化学因素 如高温、粉尘等。

二、病理

咽黏膜充血等急性炎症表现。

三、临床表现

起病较急,咽干燥,明显咽痛,尤空咽时。全身症状一般较轻。

四、检查

咽黏膜呈急性弥漫性充血、肿胀等。颌下淋巴结肿大,且有压痛。

五、诊断

根据病史、症状及局部检查的体征,诊断不难。

六、并发症

可引起中耳炎、鼻窦炎、急性上、下呼吸道炎症。急性脓毒性咽炎可能并发急性肾炎、风湿热及败血症等。

七、治疗

1. 轻者可局部用药。
2. 感染较重者、全身症状明显者可抗病毒的同时应用抗生素。
3. 中医中药:用银翘散加减,可选用六神丸等。

第二节　慢性咽炎

慢性咽炎(chronic pharyngitis)是咽部黏膜、黏膜下及淋巴组织的弥漫性炎症,常为慢性上呼吸道炎症的一部分。多见于成年人,病程长,症状顽固,较难治愈。

知识链接

咽异感症是临床非常常见的,它常泛指除疼痛以外的各种咽部异常感觉,如梗阻感、痒感、灼热感、蚁行感等。祖国医学称之为“梅核气”。它的病因极其复杂,与咽部疾病如咽炎、扁桃体炎等有关;与咽邻近器官的疾病如茎突过长等有关;与全身状况、远处器官的疾病有关;也与精神因素和功能性疾病相关。该病需要排除器质性疾病后方可诊断。

一、病因

1. 局部因素

(1)急性咽炎反复发作转为慢性。

(2)各种鼻病及呼吸道慢性炎症,长期张口呼吸及炎性分泌物刺激咽部。

(3)烟酒过度、粉尘、有害气体等刺激。

2. 全身因素　贫血、消化不良、下呼吸道慢性炎症等。

二、病理

分为三类。

1. 慢性单纯性咽炎　咽部黏膜充血,黏膜下有广泛的结缔组织及淋巴组织增生。

2. 慢性肥厚性咽炎　咽部黏膜增厚,黏膜下组织及淋巴组织增生。

3. 萎缩性咽炎及干燥性咽炎　少见,主要病理改变是腺体减少,黏膜萎缩变薄。

三、临床表现

一般无全身症状,咽部症状有异物感、痒感、灼热感等。有黏稠分泌物附于咽后壁,晨起咳嗽等。

四、检查

1. 慢性单纯性咽炎　咽部黏膜弥漫性充血,血管扩张,呈暗红色,咽后壁有少量黏稠分泌物。

2. 慢性肥厚性咽炎　黏膜肥厚,弥漫性充血,咽后壁有多个淋巴滤泡,可融合,咽侧索充血肥厚。

3. 萎缩性咽炎及干燥性咽炎　咽部黏膜干燥,萎缩变薄,苍白发亮,咽后壁有黏稠分泌物或有臭味的痂皮。

五、诊断

诊断不难。但必须排除其他疾病,尤其是恶性肿瘤后方可作出诊断。

六、治疗

1. 去除病因　戒烟酒,改善环境,积极治疗鼻及鼻咽等部位疾病。
2. 中医中药　如双花、麦冬、胖大海等。
3. 局部治疗　含化片等;增生处可用冷冻或激光等治疗。

第四章　扁桃体炎

第一节　急性扁桃体炎

急性扁桃体炎(acute tonsillitis)为腭扁桃体的急性非特异性炎症,往往伴有程度不等的急性咽炎。

一、病因

主要为乙型溶血性链球菌、非溶血性链球菌和葡萄球菌感染等。
有传染性,潜伏期2~4天,经飞沫或直接接触传播。

二、病理

分为三类。

1. 急性卡他性　多为病毒引起,炎症局限在黏膜表面。表现为扁桃体黏膜充血,无明显渗出,隐窝及扁桃体实质无明显炎症表现。

2. 急性滤泡性　炎症侵及扁桃体实质内的淋巴滤泡,引起充血、肿胀甚至化脓。在隐窝口之间的黏膜下可呈现黄白色斑点。

3. 急性隐窝性(化脓性)　扁桃体充血、肿胀。隐窝内有脓性渗出物,可相互连接成片,形成假膜,易拭去。

三、临床表现

1. 全身症状　多为急性滤泡性和隐窝性,起病急,可有畏寒、高热、头疼、乏力等。
2. 局部症状　剧烈咽痛为主要症状,常放射到耳部,多伴有吞咽困难,可伴下颌角淋巴结肿大,炎症可波及咽鼓管引起耳部不适等。

四、检查

患者呈急性病容,局部检查可见以扁桃体为中心的咽部黏膜急性充血,腭扁桃体肿大。急性化脓性时，扁桃体隐窝内有脓性渗出物，可相互连接成片，形成假膜，不超出扁桃体，易拭去。患者下颌角淋巴结肿大。

五、诊断及鉴别诊断

急性扁桃体炎有典型的临床特点，一般诊断不难，但需与其他疾病相鉴别（表4-1-1）。

表4-1-1　急性扁桃体炎的鉴别诊断

	咽痛	咽部所见	淋巴结	全身症状	临床检验结果
急性扁桃体炎	咽痛剧烈，常伴吞咽困难	两侧扁桃体表面覆盖黄白色点状渗出物。有时连成膜状，易擦去	下颌角淋巴结肿大，压痛	急性病容，常高热、寒战	涂片：多为链球菌、葡萄球菌、肺炎球菌 血液：白细胞明显增多
咽白喉	咽痛较轻	灰白色假膜常超出扁桃体范围，如舌、咽腭弓、软腭、咽后壁等。假膜坚韧，不易擦去，强剥易出血	颈部淋巴结可肿大，有时呈“牛颈”状	精神委靡，低热，面色苍白，脉搏微弱，呈现中毒症状	涂片：白喉杆菌 血液：白细胞一般无明显变化
猩红热	咽痛轻重不一	咽部充血，灰黄色假膜，易擦去	颌下淋巴结肿大	急性病容，常高热、寒战，典型皮疹和杨梅舌	涂片：溶血性链球菌 血液：白细胞增多，中性及嗜酸性粒细胞增高
樊尚咽峡炎	单侧疼痛	一侧扁桃体覆有灰色或黄色假膜，擦去后见下面有溃疡。牙龈常见类似病变	患侧颈部淋巴结有时肿大	全身症状不明显，较轻	涂片：梭形杆菌及樊尚螺旋体 血液：白细胞可稍有增多
白血病性咽峡炎	一般无咽痛	早期为一侧扁桃体浸润肿大，继而表面坏死，覆有灰白色假膜，常伴有口腔黏膜肿胀、溃疡、坏死、牙龈肿胀、苍白	可有全身淋巴结肿大	急性期体温升高，早期出现全身性出血，以致衰竭	涂片：阴性，或查到一般细菌 血液：白细胞增多显著，分类以原始或幼稚白细胞为主

六、并发症

1. 局部并发症　由于炎症波及邻近组织所致。常见的有扁桃体周围脓肿，急性中耳炎，急性鼻炎和鼻窦炎，急性喉炎，急性淋巴结炎和咽旁脓肿。

2. 全身并发症　常见的有急性风湿热，急性关节炎，急性骨髓炎，急性心肌炎，急性肾炎。

七、治疗

1. 一般治疗　适当隔离，卧床休息，清淡饮食。
2. 抗生素应用　为主要治疗方法。青霉素类为首选。
3. 局部部治疗　簌口、含含化片等。
4. 中医中药　可选银翘柑橘汤或清咽防腐汤服用，可取合谷穴、曲池穴针刺。
5. 手术治疗　对多次反复发作的急性扁桃体炎，尤已有并发症者，应待急性炎症消退 2 周以后实施扁桃体切除术。

第二节　慢性扁桃体炎

慢性扁桃体炎（chronic tonsillitis）多由急性扁桃体炎反复发作或隐窝引流不畅，窝内细菌、病毒滋生而演变为慢性炎症。

一、病因

本病的发病机制不清楚，链球菌和葡萄球菌等为主要的致病菌。

二、病理

1. 增生型　腺体淋巴组织与结缔组织增生，腺体肥大、质软，多见于儿童。
2. 纤维型　淋巴组织和滤泡变形萎缩，为广泛结缔组织所取代，腺体小而硬。
3. 隐窝型　腺体隐窝内有大量脱落上皮细胞、淋巴细胞、白细胞及细菌聚集而形成脓栓或囊肿，称为感染灶。

三、临床表现

常有扁桃体炎急性发作史，发作时常有咽痛，间歇期自觉症状少，可有咽干、异物感等。

四、检查

扁桃体和腭舌弓慢性充血，色暗红，挤压其隐窝口可见黄白色干酪样分泌物，扁桃体表面可见瘢痕，常与周围组织粘连。患者下颌角淋巴结常肿大。

五、诊断及鉴别诊断

根据病史、症状及结合局部检查进行诊断。需鉴别的疾病有：
1. 扁桃体肥大　多见于小儿和青少年，一般无自觉症状。扁桃体大而光滑，质软。
2. 扁桃体角化症　角化症为扁桃体隐窝口上皮过度角化，成沙粒样，触之坚硬，附着牢固。

3. 扁桃体肿物　需要病理切片确定。

六、并发症

主要有风湿热,关节炎,心脏病,肾炎等。

七、治疗

1. 非手术治疗　通常采用:①免疫疗法和抗变应性疗法;②局部涂药;③加强体育锻炼等。
2. 手术治疗　目前仍以扁桃体切除为主要的治疗方法。

第三节　扁桃体切除术

案例分析

一家长为她18岁的女儿来咨询,其孩子经常咽痛、发热反复发作,每年4~5次,并有讲话声含糊不清晰。家长想知道孩子是否需要做扁桃体切除术及何时做?那我们就要知道扁桃体手术的适应证和禁忌证等知识。

一、手术适应证

1. 慢性扁桃体炎反复急性发作或多次并发扁桃体周围脓肿。
2. 扁桃体过度肥大,妨碍吞咽或呼吸。
3. 慢性扁桃体炎已成为引起其他器官疾病的病灶。
4. 白喉带菌者,保守治疗无效。
5. 各种扁桃体的良性肿物、恶性肿物应慎重选择适应证和手术范围。

二、手术禁忌证

1. 急性扁桃体炎时,一般待急性炎症消退后2~3周再做。
2. 造血系统疾病及有凝血机制障碍者。
3. 严重全身疾病。
4. 在脊髓灰质炎、流感等呼吸道传染病流行期或区域,及其他传染病流行期。
5. 妇女月经前期或月经期、妊娠期。
6. 患者家属中免疫球蛋白缺乏或自身免疫病的发病率高等;白细胞计数特别低者。

三、手术手术方法

1. 扁桃体剥离术。
2. 扁桃体挤切术。

四、术后护理

1. 术后体位:平卧或半卧位。

2. 饮食:手术4小时后进冷流食,次日可改半流。

3. 注意出血情况。

4. 创口白膜形成　手术第2天可见创面有白膜附着,对创面是一种保护。

5. 术后疼痛　手术24小时较明显,可对症治疗。

知识链接

病例:某男,24岁,行扁桃体剥离术后2小时余,自口内不断有新鲜血性分泌物呕出,量渐多。对该患者我们应采取什么措施?该患应该是扁桃体手术并发症——出血,扁桃体手术后24小时之内出血称原发性出血;如超过24小时则称继发性出血,多发生于术后5~6天。应该首先了解失血多少,失血过多应采取补液;另立即要查明出血部位,活动出血点可用双极电凝结、缝扎止血;如果为弥漫性出血,可局部压迫止血。

第五章　腺样体肥大

腺样体又称咽扁桃体,位于鼻咽顶后交界中线,腺样体出生即存在,6~7岁时最为显著,10岁后逐渐萎缩,成人则基本消失。若腺样体增大且引起相应症状者称腺样体肥大。

一、病因

常见的病因为鼻咽炎的反复发作,以及邻近器官如鼻部、扁桃体的炎症亦可波及鼻咽部,刺激腺样体组织增生。

二、临床表现

肥大的腺样体不同程度地阻塞后鼻孔和压迫咽鼓管,以及下流分泌物对咽喉和下呼吸道的刺激,故可引起耳鼻咽喉和下呼吸道的多种症状。

1. 局部症状

(1)鼻部:鼻塞为该病的主要症状。由于鼻塞,说话时带有闭塞性鼻音。

(2)耳部:由于咽鼓管受压迫,将会出现分泌性中耳炎等的症状。

(3)咽喉和下呼吸道症状:因分泌物下流并刺激呼吸道黏膜,引起咽部不适、阵咳和支气管炎。

2. 全身症状　主要为慢性中毒、营养发育障碍等症状。患者全身发育和营养状态差,并有睡眠多梦多惊醒、反应迟钝、注意力不集中等表现。

3. 与阻塞性睡眠呼吸暂停低通气综合征相关的症状　腺样体肥大是儿童 OSAHS 最常见的病因之一。鼾声过大和睡眠时憋气为两大主要症状。

三、检查

1. 腺样体面容　由于长期张口呼吸,致使颌面部骨骼发育较差,上颌骨变长腭骨高拱,上切牙突出,牙齿排列不整齐,唇厚,并缺乏表情,即所谓的"腺样体面容"。

2. 口咽部检查　可见口咽后壁有来自鼻烟部的分泌物附着,常伴有腭扁桃体肥大。

3. 前鼻镜检查　在部分患儿可见鼻咽部红色块状隆起。

4. 鼻咽部触诊　用手指做鼻咽部触诊,可触及鼻咽顶后壁处柔软肿块。

5. X 线鼻咽侧位片　可见鼻咽部软组织增厚。

四、治疗

腺样体肥大并出现上述症状者,应尽早行腺样体切除手术。

第六章　扁桃体周围脓肿

扁桃体周围脓肿(peritonsillar abscess)为扁桃体周围间隙内的化脓性炎症,早期发生蜂窝织炎(称扁桃体周围炎),继之形成脓肿。

一、病因及病理

常继发于慢性扁桃体炎急性发作期,由于扁桃体隐窝(尤其上隐窝)堵塞,引流不畅,感染向深层发展,穿透被膜,进入扁桃体周围间隙所致。分前上和后上两型。致病菌一般为金黄色葡萄球菌、乙型溶血性链球菌、甲型草绿色链球菌及厌氧菌等。

二、临床表现

患者呈急性病容,表情比较痛苦,常有唾液垂滴,讲话时似有口中含物。一般扁桃体炎急性发作期 3 ~4 天后,发热仍持续或加重,一侧咽痛加重,尤其吞咽时更重,疼痛常向同侧耳部或牙齿放射。

三、检查

在早期扁桃体周围炎时,可见一侧腭舌弓红肿明显。若局部隆起明显,并伴张口障碍时,常表明脓肿已形成。如为前上型者,腭舌弓上方隆起,扁桃体被遮盖并被推向内下方,可见同侧的软腭和悬雍垂红肿,并向对侧偏斜。如为后上型腭咽弓红肿呈圆柱状,扁桃体被推向前下方。

四、诊断

根据病史及检查所见诊断不难。超声检查有助于鉴别周围炎和脓肿。穿刺可明确诊断。

五、鉴别诊断

需要和咽旁脓肿及智齿冠周炎相鉴别。

咽旁脓肿部位在咽侧或颈外下颌角处，患侧扁桃体被推向中线，扁桃体本身无病变。

智齿冠周炎常因阻生牙而起病，多发生于下齿槽的内侧，牙冠上覆盖的组织红肿，可扩展到腭舌弓，但扁桃体及悬雍垂一般不受影响。

六 并发症

1. 咽旁脓肿。

2. 喉炎和喉水肿。

七、治疗

1. 脓肿形成前　按急性扁桃体炎处理。

2. 脓肿形成后

(1)穿刺抽脓。

(2)切开排脓。

(3)扁桃体切除术：因本病易复发，故应在急性炎症消退两周后行扁桃体切除术。

第七章　鼻咽癌

鼻咽癌(carcinoma of nasopharynx)是我国高发的肿瘤之一，占头颈部肿瘤的首位。尤以广东、广西、湖南和福建等省发病率高。40 ~50 岁为高发年龄组。

一、病因

目前认为与遗传因素、EB 病毒及环境因素等有关。

1. 遗传因素　该病具有种族及家族聚集现象。

2. EB 病毒　研究发现 EB 病毒在鼻咽癌的发展中有着重要的作用，该病毒的研究已成为探索鼻咽癌病因学中的重要方面。

3. 环境因素　亚硝酸盐、高含量镍及缺乏维生素等对鼻咽癌的发生都有一定的作用。

二、病理

98%属低分化鳞癌，其他类型较少见。

三、临床表现

由于鼻咽部位置隐蔽，癌症早期症状不典型，不易早期发现。

1. 鼻部症状　早期可出现涕中带血，瘤体增大时可组塞后鼻孔，引起鼻塞。

2. 耳部症状　咽隐窝是鼻咽癌的好发部位,该部位的肿瘤早期可压迫或阻塞咽鼓管咽口,出现耳闷、耳鸣等分泌性中耳炎的症状。

3. 颈部淋巴结肿大　颈部淋巴结转移者较常见,为首发症状者约占60%,以颈深上群淋巴结为主,始为单侧,继之发展为双侧。

4. 脑神经症状　肿瘤经患侧咽隐窝由破裂孔侵入颅内,常先侵犯Ⅴ、Ⅵ脑神经,继而累及Ⅱ、Ⅲ、Ⅳ脑神经,引起头痛、面部麻木和复视。也可由瘤体侵犯或转移淋巴结压迫而导致Ⅸ、Ⅹ、Ⅺ、Ⅻ脑神经受损,出现软腭瘫痪、呛咳、声嘶、伸舌偏斜等症状。

5. 远处转移　晚期可有肺、肝和骨等处转移,出现相应症状。

四、检查

1. 后鼻镜检查　是最简便的方法。鼻咽癌好发于鼻咽顶前壁和咽隐窝,表现为小结节或肉芽肿样,表面粗糙,易出血。

2. 颈部触诊　可及颈深上群淋巴结质硬,活动度差或固定,无压痛。

3. 电子或纤维鼻咽镜及鼻内镜检查　有利于发现微小病变。

4. EB 病毒血清检查　可作为鼻咽癌诊断的辅助指标。

5. 影像学检查　可显示鼻咽癌向周围结构浸润的情况。

五、诊断

鼻咽部活检以明确诊断。

六、治疗

以放射治疗为主。对放疗后残留或复发的局部病灶,可进行选择性手术。

第八章　阻塞性睡眠呼吸暂停低通气综合征

阻塞性睡眠呼吸暂停低通气综合征(obstructive sleep apnea hypopnea syndrome, OSAHS):是指睡眠时上气道反复发生塌陷和阻塞引起的睡眠呼吸暂停和通气不足,伴有打鼾与睡眠结构紊乱,频繁发生血氧饱和度下降和白天嗜睡等症状。

睡眠呼吸暂停:一般是睡眠状态下呼吸气流消失至少 10 秒以上,其中呼吸气流消失时胸腹运动也消失,称中枢性睡眠呼吸暂停;如呼吸运动存在,仅气流消失,则为阻塞性睡眠呼吸暂停;如果两者均存在为混合性睡眠呼吸暂停。

一、病因

病因目前尚不清楚,相关因素有:

1. 上呼吸道解剖结构异常导致气道不同程度的狭窄或堵塞

(1)鼻腔和鼻咽:如鼻甲肥大、鼻中隔偏曲及腺样体肥大等。

(2)口咽:扁桃体肥大、软腭肥厚和舌根肥厚等。

(3)喉咽及喉:如婴儿型会厌和喉肿物等,较少见。

2. 上呼吸道扩张肌肌张力异常　咽部肌肉张力随年龄增长而降低,主要是咽壁肌肉、颏舌肌及软腭肌肉张力异常。

3. 呼吸中枢调节功能异常　主要表现为睡眠中呼吸驱动力减低及对高二氧化碳和低氧的反应阈提高,此功能异常可为原发也可继发 OSAHS 的睡眠低氧血症。

二、病理、生理

1. 夜间反复觉醒导致睡眠结构紊乱,睡眠有效率下降,从而导致白天嗜睡、乏力、记忆力下降等。

2. 血氧饱和度下降可导致儿茶酚胺分泌增高,导致高血压形成等。

3. 咽腔负压值增高可导致胸腔负压值增高,影响心功能,并可导致反流性食管炎和咽喉炎。

4. 瘦素分泌减少导致脂肪代谢障碍,加重患者向心性肥胖及咽部脂肪堆积。

三、临床表现

1. 睡眠中打鼾,随年龄和体重的增加而加重,有呼吸停止,严重者可憋醒,甚至不能平卧睡眠。

2. 白天嗜睡,程度不一。

3. 可有记忆力下降、注意力不集中。

4. 晨起后头疼,血压升高。

5. 晨起后口干、咽干、咽部异物感。

6. 部分重症患者出现性功能减退,夜尿增多,性格急躁。

7. 儿童患者注意力不集中,学习效率下降,生长发育障碍。

8. 合并并发症者出现相应症状,如夜间心绞痛等。

四、诊断

1. 多导睡眠检测　多导睡眠图是目前诊断 OSAHS 的金标准。一般是指成人大于 7 小时的夜间睡眠时间内,至少有 30 次呼吸暂停,每次发作时,口、鼻气流停止流通至少 10 秒以上;或呼吸暂停指数(即每小时呼吸暂停平均次数)大于 5。呼吸暂停以阻塞为主。

2. 定位诊断和病因分析　可通过纤维鼻咽喉镜和上气道持续压力检测等方法,评估上气道阻塞的部位和可能的原因。

3. 头颅 X 线测量　用于评估骨性气道狭窄。

五、治疗

1. 非手术治疗　针对轻度鼾症患者。

(1)睡眠时调整体位。

(2)减肥。

(3)药物治疗 尚未发现有效的治疗药物。睡前服用抗抑郁药普罗替林可奏效。应避免使用乙醇、安眠药等。

(4)持续正压通气治疗:通过一定的压力机械通气,来保持上气道的开放状态,避免呼吸暂停和低通气的出现。是非手术治疗中应用广泛和有效的方法。

(5)口腔矫正器治疗:适用舌根后气道狭窄者。

2. 手术治疗　采用相应的措施,如鼻中隔、鼻息肉等手术,以及悬雍垂腭咽成形术,气管切开术。

知识链接

鼾声的产生

睡眠时当气流通过狭窄部位时,产生涡流并引起振动,从而出现鼾声。鼻腔和鼻咽、口咽、喉咽及喉是常见的上呼吸道阻塞的部位,其中常以口咽部阻塞为主。当咽腔左右径与前后径狭小或舌根肥厚上抬使咽峡上下径变小,以致在吸气时引起软腭下缘、咽腭弓及悬雍垂急速震颤而发出鼾声。

达标与评价

(一)选择题

1. 咽部不具有哪个功能?
A. 屏气　B. 吞咽　C. 共鸣　D. 呼吸　E. 吞咽

2. 成年人单侧扁桃体明显肿大,应高度怀疑
A. 急性扁桃体炎　B. 扁桃体癌　C. 扁桃体囊肿
D. 慢性扁桃体炎　E. 扁桃体周围炎

3. 50 岁男性患者,急性咽炎 4 天,口服抗生素后咽痛,发热不退,咽部查见假膜坏死,应首先排除
A. 流感　B. 猩红热　C. 白血病　D. 咽峡炎　E. 咽部溃疡

4. 中年男性应当想到鼻咽癌的早期症状是
A. 原因不明的头痛与眼外展肌麻痹　B. 涕中带血
C. 颈部肿块　D. 分泌性中耳炎
E. 有以上症状之一应引起注意

5. 睡眠呼吸暂停综合征常见检查仪器是
A. 脑电图　B. 眼震电图　C. 影像学检查
D. 多导睡眠描记仪　E. 肺功能

(二)简答题

1. 咽淋巴内环的定义是什么?
2. 如何理解扁桃体手术的适应证和禁忌证?

3. 急性扁桃体炎的全身并发症?

答案

(一)选择题

1. A 2. B 3. C 4. E 5. D

(二)简答题

略

(邬　旭　岳玉秋)

第五篇

喉科学

目标与任务

目标

1. 掌握

(1)临床喉腔的分区及主要结构。

(2)急性会厌炎的病理、症状、诊断及治疗要点。

(3)喉梗阻的分度及治疗。

(4)气管切开的手术适应证和禁忌证。

2. 了解

(1)小儿喉解剖的特点与急性喉炎的症状体征的相关性。

(2)食管、气管异物的症状及并发症。

任务

1. 学会喉部的体检方法。
2. 见习气管切开的手术。
3. 见习急性喉炎的患儿。
4. 操作简单喉部异物取出。

第一章　喉的应用解剖学及生理功能

第一节　喉的应用解剖学

喉(larynx)位于颈前正中,舌骨下方。在成人,其上端为会厌上缘,相当于第3颈椎上缘,下端为环状软骨下缘,相当于第6颈椎下缘。儿童及女性的喉平面位置较男性略高。喉是由软骨为支架,间以肌肉、韧带、纤维结缔组织和黏膜等构成一个锥形管腔状器官。从外到内,由皮肤、皮下组织、筋膜及肌肉覆盖。其两侧是颈部的大血管神经束和甲状腺侧叶(图5-1-1)。

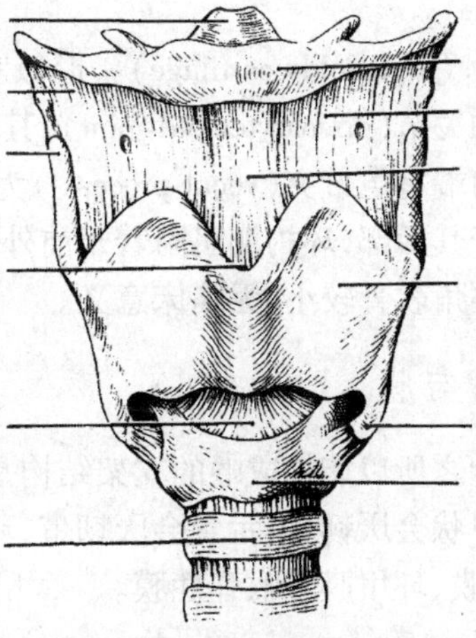

图5-1-1　喉的前面观

一、喉软骨(larynx cartilage)

喉的支架由3块单一软骨——会厌软骨、甲状软骨、环状软骨,以及3块成对软骨——

杓状软骨、楔状软骨与小角软骨构成(图 5-1-2)。

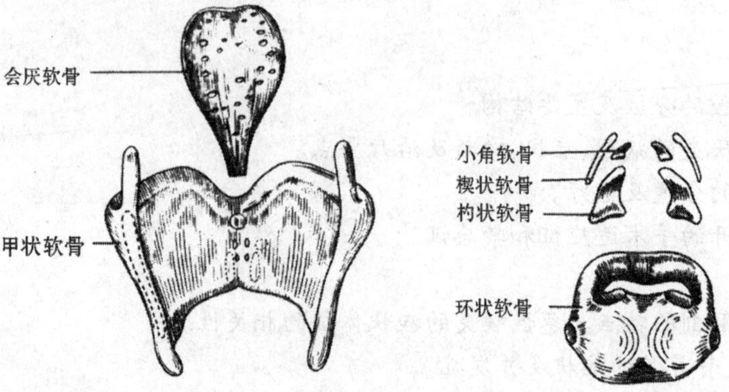

图 5-1-2 喉软骨

1. 会厌软骨(epiglottic cartilage) 位于喉的上部,形状扁平如叶,上端游离呈弧形,下端为茎,儿童时会厌如卷叶状,质较软,成年后近于平坦,质较硬。吞咽时会厌会盖住喉口,防止食物进入喉腔和气管。分为舌面和喉面,两侧为舌会厌谷。舌面组织疏松,炎症时肿胀明显。

2. 甲状软骨(thyroid cartilage) 喉部最大的一块软骨,由左右对称呈四边形的甲状软骨板在前方正中呈一定角度融合而成,和环状软骨一起构成喉支架的主要部分。[喉结(laryngeal prominence):在男性甲状软骨前缘的角度较小,近似直角,上端向前突出,形成喉结,为成年男性的特征之一。在女性这一角度近于钝角,所以喉结不明显。]甲状软骨上缘正中呈一"V"形凹陷,被称之为甲状软骨切迹,是辨别颈中线及颈部手术的一个重要标志。甲状软骨板后缘的上、下各有一角状突起,分别称为甲状软骨上角和下角。两侧的下角和环状软骨形成环甲关节(cricothyroid joint)。

3. 环状软骨(carcoid cartilage) 形状如环,位于甲状软骨之下,第一气管环之上。分前、后两部:前部较窄,称环状软骨弓;后部较宽,称环状软骨板。为喉气管中唯一完整的环形软骨,对保持喉气管的通畅很重要。如果创伤(包括手术创伤或气管切开过高)常可损伤环状软骨而致喉狭窄。

4. 杓状软骨(arytenoids cartilage) 形似三角锥形,位于环状软骨板的上缘其底部和环状软骨连接成环杓关节(cricoarytemoid joint),其沿环状软骨板上缘滑动和旋转时,可使声带张开或闭合。底部前端有声带突(vocal process)为声带附着处。底部外侧肌突(muscular process)环杓后肌附着于其后部,环杓侧肌附着于前外侧面。

5. 楔状与小角软骨较小,无临床意义。

二、喉韧带与膜

喉体各软骨之所以能构成喉的支架结构是因为各软骨之间有纤维韧带组织连接,称喉韧带和膜。包括甲状会厌韧带、舌骨会厌韧带、环甲关节韧带、环杓后韧带、舌会厌韧带、环气管韧带、甲状舌骨膜、环甲膜和喉弹性膜。

1. 舌骨会厌韧带(hyoepiglottic ligament) 是会厌舌面、舌骨体与舌骨大角之间的纤维带组织。会厌、舌骨会厌韧带和甲状舌骨膜的中间部分构成会厌前隙(preepiglottic space),其内为脂肪组织。

2. 舌会厌韧带(glossoepiglottic ligament) 是会厌软骨舌面中都与舌根之间的韧带。

3. 甲状会厌韧带(ghyroepiglottic ligament) 是连接会厌软骨茎和甲状软骨切迹后下方的韧带。

4. 环杓后韧带(posterior cricoarytenoid ligament) 是环杓关节后面的韧带。

5. 环甲关节韧带(capsular ligament of cricothyroid) 是位于环甲关节外表面的韧带。

6. 环气管韧带(cricotracheal ligament) 是连接环状软骨与第一气管环上缘之间的韧带。

7. 甲状舌骨膜(thyrohyoid membrane) 为弹性纤维组织构成,位于舌骨与甲状软骨之间。喉上神经内支及喉上动、静脉自甲状舌骨膜的两侧穿过。

8. 环甲膜(cricothyroid membrane) 是位于环状软骨弓上缘和甲状软骨下缘之间的纤维组织,中间部分增厚,称环甲中韧带,是环甲膜切开术入喉之处。

9. 喉弹性膜 为一宽阔的弹性纤维组织,被喉室分为上、下两部。上部称方形膜,下部称弹性圆锥。

知识链接

环甲膜切开术

对于需要紧急抢救的危重的喉阻塞病人,来不及做气管切开时可先行环甲膜切开术,在甲状软骨和环状软骨之间做一长3~4 cm的横行皮肤切口,分离颈前肌,在环甲膜处做约1 cm长横切口,立即用刀柄或血管钳撑开,使空气进入,随即插入橡皮管或塑料管并加以固定。在呼吸困难缓解后,再做常规气管切开术。环甲膜处插管固定时间不宜超过24小时,以防损伤环状软骨导致术后喉狭窄。

三、喉肌

分为喉外肌和喉内肌两组。

1. 喉外肌 是将喉与周围结构相连的肌肉,与喉的上、下运动及固定有关。按功能不同分为:

(1)升喉肌群:甲状舌骨肌、下颌舌骨肌、二腹肌、茎突舌骨肌。

(2)降喉肌群:胸骨甲状肌、胸骨舌骨肌、肩胛舌骨肌、中咽缩肌、下咽缩肌。

2. 喉内肌 位于喉的内部(环甲肌除外),主要与声带运动有关。喉内肌按其功能分为五组。

1. 声带外展肌——环杓后肌 其收缩时使杓状软骨向外上,使声带外展、声门变大。

2. 声带内收肌——环杓侧肌和杓肌 其收缩时声带内收、声门闭合。

3. 声带紧张肌——环甲肌 可使声带紧张度增加。

4. 声带松弛肌——甲杓肌 收缩时使声带松弛,兼有声带内收、关闭声门的作用。

5. 使会厌活动肌——杓会厌肌及甲状会厌肌 前者使喉入口关闭,后者使喉入口开放。

四、喉黏膜

喉黏膜由上皮层及固有层组成,上皮有复层鳞状上皮和纤毛柱状上皮。喉弹性膜是固有层的一部分。会厌喉面、声带表面等处的黏膜附着甚紧。会厌舌面、声门下区、杓会厌壁处的黏膜则有疏松的黏膜下层。炎症时易发生肿胀或水肿。

五、喉腔

喉腔内部以声带为界分为声门上区、声门区、声门下区(图5-1-3)。

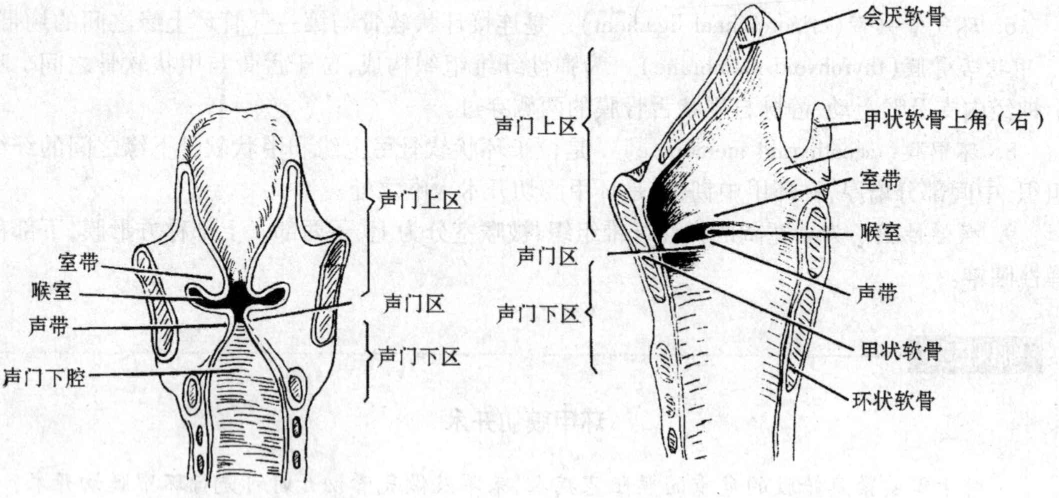

图5-1-3　喉腔的分区

1. 声门上区　是声带以上的部分。

(1)上界:喉入口。

(2)声门上区内有:①喉前庭;②室带;③喉室,喉室内有喉室小囊。

2. 声门区　两侧声带、前联合、后联合、声门裂。

3. 声门下区　是声带以下的喉腔部分和气管相连。

尚有声门旁隙:前外界是甲状软骨,内下界是弹性圆锥,后界为梨状窝黏膜。

六、喉的血管

(一)动脉

1. 喉上动脉、环甲动脉　来自甲状腺上动脉,前者供应喉上部的血运,后者供应环甲膜周围的血运。

2. 喉下动脉　甲状腺下动脉的分支,供应喉下部的血运。

(二)静脉

和同名动脉伴行,分别汇入甲状腺上、中、下静脉,最终汇入颈内静脉。

七、喉的淋巴

喉淋巴分成两个高度分隔的系统——浅层淋巴系统和深层淋巴系统。

1. 浅层淋巴系统　是喉的黏膜内系统,左右相互交通。

2. 深层淋巴系统　是喉的黏膜下系统,左右相互不交通。声门区几乎没有深层淋巴系统,其将声门上区淋巴系统和声门下区淋巴系统分隔开。因此喉的深层淋巴系统分为四个互相分隔的区域:左声门上、左声门下、右声门上和右声门下。

声门上区:淋巴组织最丰富,淋巴管稠密而粗大。引流入颈深上淋巴结、颈深中淋巴结、颈深下淋巴结或副神经链。

声门区:几乎无深层淋巴系统,故声带癌的转移率极低。

声门下区:较声门上区稀少,淋巴管也较纤细。引流入颈深中淋巴结、颈深下淋巴结群。因其可汇入两侧颈深淋巴结群,故声门下癌可向对侧转移。

八、喉的神经

喉的神经有喉上神经和喉返神经,均来自迷走神经(图 5-1-4)。

1. 喉上神经　在舌骨大角平面分为内、外两支。

(1) 外支:主要为运动神经,支配环甲肌。

(2) 内支:主要为感觉神经,分布在声门以上区域的黏膜。

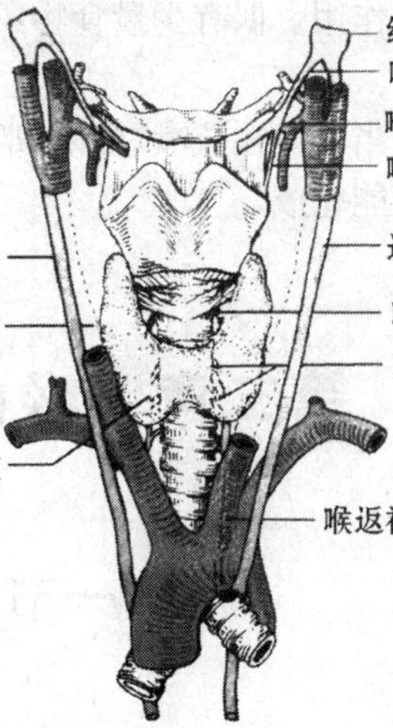

图 5-1-4　喉的神经(正面观)

2. 喉返神经　喉的主要运动神经。支配除环甲肌以外各肌肉的运动。

系迷走神经进入胸腔后分出,右侧绕锁骨下动脉返折上行,路径短,左侧绕主动脉弓后上行,路径长。故临床上左喉返神经较对侧易受损,左声带麻痹多见。

知识链接

小儿喉部的解剖特点

与成人不同,小儿喉部的主要特点为:

1. 小儿喉部黏膜下组织较疏松。炎症时易发生肿胀。

2. 小儿喉腔尤其是声门区较小。急性喉炎时易发生喉阻塞,引起呼吸困难。

3. 小儿喉的位置较成人高。3 个月婴儿,其环状软骨只相当于第 4 颈椎下缘水平;6 岁时降至第 5 颈椎。气管切开时应防止误伤。

4. 小儿喉软骨尚未钙化。急性喉炎时,易发生喉梗阻。

第二节　喉的生理功能

喉既是发声器官,也是呼吸道的门户,主要生理功能有:

1. 呼吸功能　喉是呼吸道的重要组成部分，声门裂又是呼吸道最狭窄处。正常情况下中枢神经系统通过喉神经来控制声带运动，调节声门裂的大小。

2. 发音功能　发音的主要部位是声带，中枢神经系统通过喉神经来控制声带运动，肺内呼出气体振动声带，经咽、口、鼻的共鸣，舌、软腭、牙齿、颊、唇的运动，发出不同的声音和语言。

3. 保护功能　吞咽时，会厌向后下盖住喉入口，两侧室带、声带内收，使食物不进入喉腔，对下呼吸道有保护作用。偶有少量食物或分泌物进入喉腔或下呼吸道，就会引起剧烈的反射性咳嗽，将其咳出。

4. 屏气功能　当机体在咳嗽、排便、举重物、分娩时，需要声带内收，声门紧闭，屏住气息，增加胸腹腔压力才能完成。

第二章　喉的症状学及检查法

第一节　喉的症状学

一、声嘶

声嘶即声音嘶哑（hoarseness）的简称，是喉部疾病最常见的症状，表示病变累及到声带。常见原因有：

1. 喉返神经受损，最常见。
2. 迷走神经主干受损。
3. 喉上神经受损，较少见。
4. 喉部本身病变
5. 喉部炎症性病变。
6. 声带小结、声带息肉、囊肿等。
7. 喉部良性及恶性肿瘤。
8. 先天畸形。
9. 喉外伤。
10. 特殊生理阶段——变声期、月经期及老年阶段。

二、喉痛

喉痛（pain of the larynx）可因病变的不同而程度不同。常见的引起喉痛的疾病有：

1. 喉部急性炎症。
2. 喉外伤。
3. 喉部恶性肿瘤晚期。
4. 喉结核等。

三、吸气性呼吸困难

吸气性呼吸困难常由于上呼吸道狭窄或阻塞引起，表现为吸气费力，吸气时间延长，吸气时胸腔内负压增大，严重时呼吸肌极度紧张，胸廓周围软组织凹陷，在锁骨上窝、胸骨上窝及剑突下发生凹陷，称之为“三凹征”，当肋间隙亦发生凹陷，则称之为“四凹征”。

喉源性呼吸困难即为吸气性呼吸困难，常见疾病有：

1. 喉感染性疾病　小儿急性喉炎、急性会厌炎、会厌脓肿、急性喉气管炎、咽白喉、喉结核等。

2. 喉外伤　喉钝挫伤、喉异物、烫伤、腐蚀伤等。

3. 喉水肿　过敏、血管神经性水肿及全身疾病所致。

4. 喉神经性疾病　双侧喉返神经麻痹、喉痉挛等。

5. 喉肿瘤　喉乳头状瘤、血管瘤、纤维瘤、喉癌等。

6. 先天性喉畸形　喉蹼、喉软骨畸形。

四、喉喘鸣

喉喘鸣(laryngeal stridor)是由于喉或气管发生阻塞，呼吸时气流通过狭窄的管腔发出的特殊声音，是喉部特有的症状之一。能引起吸入性呼吸困难的疾病也可引起喉喘鸣。

五、咯血

咯血(hemoptysis)是指喉以下的呼吸器官出血，经咳嗽从口腔排出。

六、吞咽困难

有些喉部疾病可引起吞咽困难，主要原因：一是喉痛，吞咽时明显加重，患者不敢吞咽。二是喉的保护下呼吸道的功能发生障碍，进食时呛咳。常见疾病有：急性会厌炎、会厌脓肿、喉软骨膜炎、喉关节炎，喉水肿、喉结核，喉肿瘤、喉神经病变等。

第二节　喉的检查法

喉部检查因其部位深在，需要借助一些特殊检查方法。主要包括：喉的外部检查、间接喉镜检查、纤维喉镜检查、电子喉镜检查、直接喉镜检查、动态喉镜检查、喉肌电图检查、喉功能检查及喉影像学检查等。

一、喉的外部检查

主要是视诊和触诊，首先观察喉体是否在颈部正中两侧，是否对称，再进行触诊，注意有无肿胀、触痛、畸形，颈部有无肿大的淋巴结，观察喉体活动情况。

二、间接喉镜检查

是临床上最常用又是最简便的方法。所用器械为间接喉镜、额镜、酒精灯、纱布、站灯、座椅。

三、纤维喉镜和电子喉镜

间接喉镜检查不能顺利完成时,可行纤维喉镜或电子喉镜检查。

1. 纤维喉镜(fibro laryngoscope) 是用光导纤维制成的软性内镜,可弯曲,在黏膜表面麻醉下,从鼻腔导入通过鼻咽、口咽、喉咽到达喉部,并对经过部位进行检查,还可进行活检、异物取出及息肉摘除术;也可经口腔、口咽、喉咽到达喉部,进行检查和操作。

2. 电子喉镜 是近几年来新发展起来的一种软性内镜,其外形类似纤维喉镜,但图像质量明显优于纤维喉镜。其优点是:①图像清晰;②可锁定瞬间图像;③可以很方便地电脑相连,随时调阅图像。但其价格较昂贵。

四、直接喉镜检查

直接喉镜检查不是喉的常规检查,是一种硬性镜检查。必须使口腔和喉腔处于一条直线上,方可进行喉腔内各部检查。患者需要平卧,头后仰,在表面麻醉下或全身麻醉下接受检查。

五、动态喉镜检查

动态喉镜(stroboscope)又称为频闪喉镜。它能发出不同频率的闪光,照在声带上,用来观察声带的运动。可以较早发现其他检查尚未看到的病变

六、喉肌电图检查

喉肌电图(electromyography,EMG)是通过检测喉部在发出不同音调、呼吸、吞咽等生理活动时喉肌生物电活动的情况,来判断喉神经、肌肉功能状态,帮助诊断喉部疾病。

七、喉影像学检查

喉影像学检查在喉部疾病诊断中有重要作用,方法有常规 X 线检查、计算机断层摄影(CT)及磁共振成像(MRI)。

第三章　喉部炎性疾病

第一节　小儿急性喉炎

小儿急性喉炎(acute laryngitis in children)是小儿以声门区为主的喉黏膜的急性炎症,好发于6 个月 ~3 岁儿童。

由于小儿喉腔解剖结构特点,其临床表现与成人不同,比成人重,诊治不及时可导致患儿死亡。属急诊抢救患者。

一、病因

1. 多继发于上呼吸道感染。

2. 可继发于某些急性传染病，如流感、麻疹、百日咳等。

二、临床表现

特点：起病较急。

主要症状：①局部：声嘶、“空空”样即犬吠样咳嗽；吸气性喉喘鸣；吸气性呼吸困难可致三凹征。②全身：畏寒、发热、乏力等，严重者可出现面色苍白、发绀、神志不清、呼吸循环衰竭死亡。

三、诊断

起病急，有声嘶、“空空”样咳嗽、吸气性喉喘鸣、吸气性呼吸困难，即可做出诊断。

四、鉴别诊断

1. *气管、支气管异物* 有明确异物吸入史，阵发性剧烈咳嗽，呼吸困难等，胸部听诊、X线、CT和支气管镜检查有助于鉴别。

2. *喉痉挛* 起病急，也有吸气性喉喘鸣和吸气性呼吸困难，但无声嘶、无“空空”样咳嗽声，发作时间短。

五、治疗

该病危及患儿生命，应分秒必争，预防和解除呼吸困难。

1. 足量抗生素控制感染；糖皮质激素消除喉黏膜肿胀。
2. Ⅲ度呼吸困难行气管切开术。
3. 支持疗法 补充液体，维持水、电解质平衡，给予镇静剂。

第二节 急性会厌炎

急性会厌炎（acute epiglottis）又名急性声门上喉炎，是喉科急重症之一，全年均可发病，但多见于冬、春季节。该病起病急，病情进展迅速，如不及时处理，可导致喉阻塞而窒息死亡。

一、病因

1. 感染：是最主要原因。致病菌多为乙型流感杆菌、葡萄球菌、链球菌等，可与病毒混合感染。
2. 变态反应：是常见病因，较感染引起的急性会厌炎更易引起喉阻塞。
3. 喉部创伤、异物、吸入有害气体等也可引起急性会厌炎。

二、临床表现

1. *全身表现* 起病急，有畏寒、发热。

2. *局部症状* 剧烈的咽喉痛，吞咽时加重，严重者难以吞咽唾液，讲话时语音含糊不清，似口内含物。会厌明显肿胀时可出现吸气期呼吸困难，甚至窒息。因声带多无受累，故很少出现声嘶。

检查:患者呈急性痛苦面容,严重者出现呼吸困难。如患者能够配合,可在间接喉镜下见到会厌不同程度充血肿胀或水肿,严重者会厌增厚如球状,如形成脓肿,会厌表面可出现黄色脓点。会厌肿胀严重时,无法看到室带、声带和声门。

三、诊断

根据患者剧烈咽喉痛,吞咽时加重,间接喉镜下见会厌充血、肿大,可作出诊断。

四、治疗

1. 积极控制感染:全身应用足量抗生素和糖皮质激素,如头孢菌素、地塞米松等。对会厌肿胀明显、出现呼吸困难者,可首先肌内注射地塞米松1次,成人可10~20 mg,儿童根据体重可肌内注射3~5 mg,再进一步治疗。

2. 环甲膜穿刺或气管切开术:如患者出现呼吸困难,在给予抗生素和糖皮质激素治疗后没有改善时,要及时行环甲膜穿刺或气管切开术,防止发生窒息。

3. 会厌脓肿切开排脓。

4. 对症支持疗法,对进食困难者予以静脉补液等。

第四章 喉 癌

喉癌(carcinomokf larynx)是喉部最常见的恶性肿瘤,发病率有日益增高的趋势。高发年龄50~70岁,男性多于女性我国东北部发病率最高。占全身恶性肿瘤的5.7%~7.6%,占耳鼻咽喉肿瘤的7.9%~35%。

一、病因

可能与下列因素有关(确切病因尚不完全明了)。

1. 吸烟　产生的苯丙芘可使喉黏膜癌变。

2. 饮酒　与声门上型喉癌有关。

3. 空气污染　石棉、芥子气等。

4. 病毒感染　人乳头状瘤病毒(HPV)的部分亚型与喉癌的发生、发展有关。

5. 癌前期病变　喉白斑病、声带重度不典型增生。

6. 性激素　性激素及其受体。

二、病理

鳞状细胞癌占93%~99%,其中以分化较好的(Ⅰ~Ⅱ级)为主;腺癌、未分化癌极少见。

喉癌中声带癌占60%,分化较好,转移少。声门上癌约占30%,一般分化较差,转移多见。声门下癌少见,约占6%。

三、扩散转移

1. 直接扩散　可侵及喉内及咽部、食管、气管、颈前软组织及甲状腺等喉外器官。

2. 淋巴转移　至颈动脉分叉处淋巴结、颈内静脉周围淋巴结、喉前及气管前淋巴结。

3. 血行转移　晚期患者可循血液循环转移至肺、肝、骨、肾、脑垂体等。

四、临床表现

癌肿发生部位不同，症状不一。

1. 声门上型　多原发于会厌喉面根部。早期无显著症状，进一步发展有咽喉不适感、异物感，肿瘤增大侵蚀血管可致痰中血丝，肿瘤向下浸润声带出现声嘶。

2. 声门型　首发症状为声嘶，不易发生转移。声带前中1/3处较多，肿瘤增大可引起呼吸困难。

3. 声门下型　早期症状不明显，晚期肿瘤生长出现咳嗽、呼吸困难。

4. 声门旁型　贯声门癌是指原发于喉室的癌肿，以跨越声门上区、声门区，以广泛浸润声门旁间隙为特点。

五、检查

1. 喉部的一般检查　检查喉体是否增大、畸形，触诊颈部有否肿大淋巴结，喉腔各结构变化、肿块大小及外观，注意声带运动状况。

2. 喉部的CT和MRI检查　可显示喉肿瘤大小及浸润范围。

3. 病理学检查　局部活检可确定诊断。

六、诊断和鉴别诊断

根据症状、检查、活检可明确诊断。应与下列疾病鉴别：

1. 喉结核　主要有剧烈喉痛和发音低弱，多伴肺结核症状，喉黏膜苍白、水肿，有浅溃疡。病理活检可确诊。

2. 喉乳头状瘤　病程较长，肿物呈乳头状突起，声带运动无障碍。

七、治疗

采用包括手术、放疗、化疗、免疫相结合的综合治疗方法。根据肿瘤的范围及全身情况，选择合适的治疗方案。

1. 手术治疗　治疗喉癌的主要手段，原则是在保证彻底切除肿瘤的前提下，尽可能保留或重建喉的功能，以提高患者的生存质量。包括全喉切除术、各种部分喉切除术和颈淋巴结廓清术。目前保留喉功能的部分喉切除术已成为喉癌外科的主导术式。

2. 放射治疗　适用于声带癌Ⅰ期病变，声带运动正常者；病变范围广需术前放疗者；全身情况差，不宜手术者。

3. 其他治疗　包括化学治疗、中医治疗和免疫治疗等。

第五章 喉阻塞

喉阻塞(laryngeal obstruction)又叫喉梗阻,是因喉部或其邻近组织的病变使喉部气道发生阻塞而引起呼吸困难。若抢救不及时,可发生窒息死亡。

由于幼儿声门狭小,黏膜下组织疏松,喉软骨尚未钙化,喉部神经发育不完善易受刺激而致痉挛,易发生喉梗阻。

一、病因

1. 炎症　包括咽、喉非特异性感染、特异性感染。
2. 创伤　喉外伤(各种创伤)。
3. 异物　喉、食管、气管异物。
4. 肿瘤　喉的良、恶性肿瘤、甲状腺肿瘤。
5. 水肿　喉血管神经性水肿、药物过敏性反应、心、肾疾病所致水肿。
6. 畸形　先天性喉蹼、喉软骨畸形、喉瘢痕狭窄。
7. 声带瘫痪　各种原因所致的两侧声带外展瘫痪。

二、临床表现

1. 吸气性呼吸困难　是主要症状,表现为吸气时间延长,运动加强,呼气时间缩短。

2. 吸气性喉喘鸣　吸气时的气流通过变窄的声门裂,致声带颤动而产生的一种尖锐的喉鸣音。喉喘鸣声的大小与阻塞程度呈正相关。

3. 吸气性软组织凹陷　吸气时气体不易通过声门进入肺部,胸腔内负压增大,将胸壁及其周围的软组织吸入,使颈部、胸部和腹部出现吸气期凹陷,即三凹征或四凹征(图 5-5-1)。

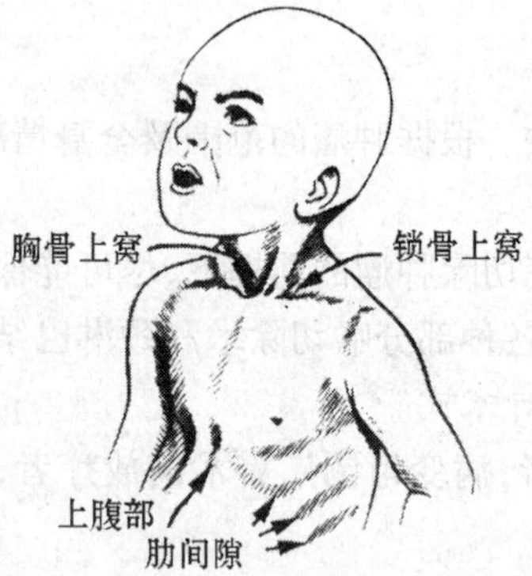

图 5-5-1　吸气期软组织凹陷

4. 声嘶　病变常涉及声带,故常会出现声嘶。

5. 缺氧症状　可逐渐加重,出现发绀、心律不齐、心力衰竭、昏迷、死亡。

三、检查

根据病情程度分为四度:

一度:安静时无呼吸困难,活动或哭闹时出现轻度吸气性呼吸困难。

二度:安静时有轻度呼吸困难,吸气性喉喘鸣,吸气时胸廓周围软组织凹陷,活动时加重,但进食和睡眠不受影响,无烦躁不安,脉搏正常。

三度:吸气性呼吸困难明显,喉鸣声响亮,软组织凹陷明显,因缺氧而出现烦躁不安,不愿进食,不易入睡,脉搏加快。

四度:呼吸极度困难,患者坐卧不安、手足乱动、出冷汗、面色苍白或发绀、定向力丧失,心律不齐、昏迷、大、小便失禁,若不及时抢救,则因窒息致心脏停搏而死亡。

四、诊断

根据病史、症状、体征容易确诊,首先要判断喉阻塞的程度,再进一步明确病因。

五、鉴别诊断

应与支气管哮喘、气管炎、支气管炎等引起的呼气性、混合性呼吸困难相鉴别。

六、治疗

应分秒必争抢救,因地制宜,迅速解除呼吸困难。根据呼吸困难的程度来选择治疗方法。

一度:明确病因,针对病因积极治疗。如为急性炎症引起,则使用足量而有效抗生素和糖皮质激素治疗。

二度:炎性病变者,及时使用足量而有效抗生素和糖皮质激素药物治疗,同时做好气管切开准备;如为异物引起,则行异物取出术;如为喉外伤、肿瘤、双侧声带麻痹等短时间内不能去除病因者,可考虑行气管切开术。

三度:由炎症引起者,使用足量而有效糖皮质激素和抗生素药物治疗,密切观察,做好气管切开准备,如果疗效不明显,应及早行气管切开术;如为肿瘤引起,应立即行气管切开术。

四度:立即行气管切开术。如病情紧急,先行环甲膜切开术或气管插管,再行气管切开术。

达标与评价

(一)选择题

1. 喉部最大的软骨是

A. 甲状软骨　　B. 会厌软骨　　C. 环状软骨
D. 小角软骨　　E. 杓状软骨

2. 喉部唯一完整的软骨是

A. 甲状软骨　　B. 会厌软骨　　C. 环状软骨
D. 小角软骨　　E. 杓状软骨

3. 环甲膜是

A. 弹性圆锥在环状软骨弓上缘与甲状软骨下缘,两环甲肌之间的裸露部分
B. 舌骨或会厌甲状软骨见的筋膜
C. 甲状软骨与环状软骨之间的筋膜
D. 咽部的筋膜
E. 环甲筋膜

4. 使声带紧张度增加的肌肉是

A. 杓会厌肌　　B. 环甲肌　　C. 环杓后肌

D. 甲杓肌　　E. 环杓侧肌

5. 环甲膜切开术插入的气管套管留置时间为

A. 不超过24小时　　B. 不超过48小时　　C. 不超过72小时

D. 不超过1周　　E. 可终身带管

6. 下列关于喉部症状的描述,哪项是正确的

A. 女性没有变声期　　B. 喉返神经的麻痹症状是声嘶

C. 喉狭窄可引起呼气性呼吸困难　　D. 吸入性喉鸣可见于支气管哮喘患者

E. 所有喉癌的早期症状都是声嘶

7. 左侧喉返神经容易受损伤是因为

A. 径路较短　　B. 径路较长　　C. 位置较深

D. 位置表浅　　E. 较右侧喉返神经细

8. 关于喉癌,说法正确的是

A. 早期即可有喉痛　　B. 男女发病比率差别不大

C. 病变多发生于喉的后部　　D. 首选放射疗法

E. 声门型喉癌早期症状为声嘶

9. 喉阻塞所表现的呼吸困难是

A. 吸气性　　B. 呼气性　　C. 满肺哮鸣音

D. 肿瘤型是吸气性的,炎症性是呼气性的

E. 炎症性是吸气性的,肿瘤型是呼气性的

答案

1. A　2. C　3. A　4. B　5. A　6. B　7. B　8. E　9. A

（甘晓玲　侯玉凡）

第六篇

气管、食管科学

一、气管、支气管的解剖学及生理学

气管(trachea)是由16~20个"U"形透明软骨、结缔组织、平滑肌及黏膜构成的扁圆形管腔。始于第6颈椎平面,上达喉的环状软骨,下达第5胸椎上缘平面,分为左、右两主支气管,分叉处有突起的隆嵴。气管后壁与食管前壁紧密附着。气管依所在解剖位置分为颈部气管和胸部气管。颈部气管位于颈前正中部,胸骨上窝以上,位置较浅,是气管切开的区域;胸部气管进入胸腔,下连主支气管。左主支气管较细长,与气管长轴呈45°~75°角;右主支气管较粗、短、直,与气管长轴呈20°~25°角,因此,气管异物易滑入右侧主支气管。左主支气管向下再分出上、下两个叶支气管,右主支气管向下分出上、中、下三个叶支气管。

气管与支气管协同完成生理作用,包括:

1. 通气及呼吸调节功能。
2. 清洁功能。
3. 免疫功能。
4. 特异性免疫(体液、细胞免疫)。
5. 防御性咳嗽和屏气反射。

二、食管的应用解剖学及生理学

食管(esophagus)是消化道的上部,为一富有弹性的肌性管腔。始于环咽肌下缘,或平第6颈椎平面。上接喉咽下端,下与胃的贲门相连,约平第11胸椎。食管基本位于颈胸中线,但行程略有弯曲。食管的长度随年龄增加:出生时8~10 cm,成人20~30 cm,女性较男性略短。

食管静止时(无食物),上段食管的前、后壁几乎相贴,呈冠状扁形。食管内有食物吞咽时,管腔呈不同程度的扩张。

食管自上而下有四处生理性狭窄,是易受损伤及异物存留(图6-1-1)。

1. 第一狭窄区是食管入口,与上切牙间的距离因年龄、长度不同而异,在成人约为16 cm,是食管最狭窄处,最易嵌顿异物。

2. 第二狭窄相当于第4胸椎平面,距第一狭窄约7 cm,是主动脉弓压迫食管左侧壁所致,检查时可见局部搏动。

3. 第三狭窄相当于第5胸椎平面,距第二狭窄约4 cm,为左主支气管压迫食管前壁所致。临床上由于第二、三狭窄位置邻近,常合称为第二狭窄。

4. 第四狭窄平第10胸椎,系食管穿过横膈裂孔所致。

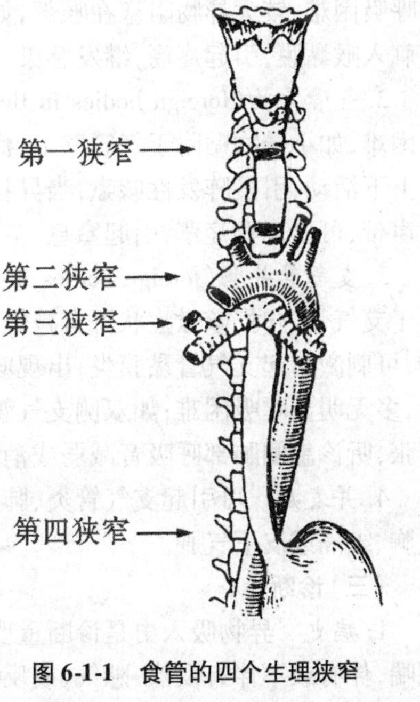

图6-1-1 食管的四个生理狭窄

食管壁厚3~4 cm,从内到外分为黏膜层、黏膜下层、肌层、纤维层。

食管的生理功能有:

1. 食管连接咽和胃,主要作用是通过蠕动把食物送到胃内。

2. 分泌黏液，润滑保护自身功能。

三、喉、气管、支气管异物

案例分析

患儿，女，2.5 岁，因咳嗽、痰多 6 天、发热 2 天来诊。6 天前吃花生米时，因哭闹突然出现剧烈咳嗽、呕吐。查体：体温 38.4℃，脉搏 118 次/分，右侧呼吸音弱，可闻及湿啰音。考虑何病？如何确诊？如何治疗？

分析：根据患儿病史及听诊情况，可考虑是支气管异物。可进一步行肺部 X 线或 CT 检查，根据肺气肿、肺不张或气管内异物影明确诊断。尽早行支气管镜检查及异物取出术。术后积极控制感染。

呼吸道异物是耳鼻喉科急症，多发生在 3 岁以下幼儿，如不及时抢救，可因呼吸困难导致窒息、死亡。

（一）病因

1. 多因进食或口含异物时，突然哭、笑、跌倒、说话等，将口内异物或食物吸入呼吸道。

2. 全身麻醉或昏迷患者护理不当，吸入异物。

3. 医源性异物，如鼻腔异物取之不当，从后鼻孔滑入；咽喉滴药时针头不慎脱落所致。

（二）临床表现

1. 喉异物（foreign body in the larynx）　小异物进入喉腔会立即引起剧烈咳嗽、疼痛、声嘶和呼吸困难；较大异物阻塞在喉部，如在数分钟内不能有效救治，可造成窒息死亡。尖锐异物可刺入喉黏膜，引起疼痛，继发感染。

2. 气管异物（foreign bodies in the trachea）　异物经喉进入气管会突然剧烈咳嗽、憋气、呼吸困难，如小异物贴附于气管壁上，症状可暂时缓解；如异物轻而光滑，则可随呼吸气流在气管内上下活动，引发阵发性咳嗽，当异物撞击声门下时，用听诊器在颈前可听到撞击声，如异物刺激声带，可出现喉痉挛，引起窒息。

3. 支气管异物（foreign bodies in the bronchi）　早期症状类似气管异物。当异物进入并停留于支气管内时，咳嗽症状可有减轻，甚至在一段时间内可以没有明显的症状。如为植物性异物，可刺激引起支气管黏膜炎，出现咳嗽、痰多、喘鸣和发热等全身症状。如异物位于一侧支气管，多无明显呼吸困难；如双侧支气管异物，可出现呼吸困难。因气道受阻，可继发肺气肿、肺不张，听诊患侧肺部呼吸音减弱或消失，肺炎时可闻及湿啰音。

4. 并发症　可引起支气管炎、肺炎或肺脓肿；严重缺氧可导致心力衰竭；剧烈咳嗽会出现气胸、纵隔或皮下气肿。

（三）诊断

1. 病史　异物吸入史是诊断重要依据。对于异物史不明确，但有突然发生且久治不愈的咳喘，伴有或不伴有发热、憋气，或反复发生支气管肺炎的患者，尤其是儿童，应考虑异物的可能性。

2. 体格检查

(1)有无呼吸困难与心力衰竭的表现。

(2)胸部听诊和触诊可发现异物拍击声(感),肺部听诊可闻及患侧肺部喘鸣音、呼吸音减弱或消失。

3. X 线及 CT 检查

(1)金属等不透光异物:X 线胸片可确定位置、大小、形状。

(2)透光异物(植物性等):X 线早期可无异常发现;晚期可见纵隔摆动、肺气肿、肺不张、肺部感染等。

(3)CT 检查:气管及支气管三维重建,有助于确定有无异物及其部位。

4. 支气管镜检查　可以明确诊断,同时取出异物。

(四)治疗

1. 原则　及时诊断、尽早取出异物,有呼吸困难者应立即手术,以避免和减少窒息和并发症的发生。

如异物停留时间过长,产生全身症状,应给予药物治疗,对症处理,在心电监护下及时取出异物。

2. 手术

(1)手术可在咽喉表面麻醉下或全身麻醉下进行,可采取术式有:

①经直接喉镜异物取出术:适用于喉异物、气管内活动性异物。

②经(硬性)支气管镜异物取出术:适用于直接喉镜下不能取出的气管异物及大多数支气管异物。

③气管切开术:对于较大而硬,难以通过声门的异物,应行气管切开,自切开口取出异物。

④纤维支气管镜或电子支气管镜异物取出术:适用于支气管深部的细小异物。

⑤开胸异物取出术:适用于支气管镜下确实难以取出的较大并嵌顿的支气管异物。

(2)术后处理:

①密切观察病情变化。

②酌情给予抗生素及糖皮质激素类药物,控制或预防感染,防止喉水肿发生,如发生喉水肿出现严重呼吸困难,应行气管切开术。

③术前、术后有其他并发症时,应行相应治疗。

(五)预防宣教:

1. 避免给 3~5 岁以下的儿童吃瓜子、花生及豆类等能进入口中、鼻孔的食物,和玩塑料玩具子弹、项链珠子等,教育儿童改正不良习惯。

2. 进食时应细嚼慢咽、不大声说笑,小儿进食时不要嬉笑、打闹和哭闹。吃果冻时不要吸食。

3. 重视昏迷患者、全麻患者的护理,防止误吸呕吐物、义齿及松动脱落的牙齿。

4. 成人改正口中含物作业的不良习惯。

四、食管异物

食管异物(foreign bodies in the esophagus)是临床常见急症之一,主要因进食匆忙、注意力不集中所致,异物最常见于食管入口,其次是食管中段,食管下段少见。

一、病因

1. 食管异物的发生与下列因素有关

(1)年龄:临床上可见于各种年龄,多见于老人及儿童。

(2)精神状态:注意力不集中、神志不清等。

(3)食管疾病:食管狭窄、食管癌。

2. 异物的种类繁多

(1)动物性最常见:鱼刺、鸡骨、肉块等。

(2)金属类:硬币、针、钉等。

(3)化学合成:义齿、塑料瓶盖、围棋子、笔帽等。

(4)植物类:枣核、年糕、花生、豆类等。

二、临床表现

与异物的性质、大小、形状、停留部位、时间以及有无继发感染有关。

1. 吞咽困难　异物嵌顿于食管,吞咽困难明显,表现为只能进半流或流质,重者饮水也困难,常伴有流涎、反呕等。

2. 吞咽疼痛

(1)异物小或较圆钝,疼痛不明显或仅有梗阻感。

(2)尖锐异物或继发感染,疼痛多较重。

(3)异物位于食管上段,疼痛多在颈根部或胸骨上窝。

(4)异物位于食管中段,疼痛多在胸骨后可放射至肩部。

3. 呼吸道症状　异物压迫喉部或气管前壁,可出现呼吸困难,尤其在幼小儿童,甚至有窒息可能。

三、诊断

1. 详细询问病史　异物史对诊断十分重要,应认真、详细询问异物的性质、形状、大小、停留时间等。

2. 间接喉镜检查　异物位于食管入口或上段,梨状窝有积液征。

3. X 线检查

(1)显影异物:颈、胸正侧位片定位,了解异物形状、大小。

(2)不显影异物:行食管剂(钡棉)检查,以确定异物是否存在及部位。

4. 食管镜检查　适于对摄片及食管钡剂不能确诊者,可明确诊断,发现异物及时取出。

四、并发症

多因未及时就诊而耽误治疗,或异物发生后继续强行进食,导致食管穿孔或损伤性食管炎、颈部皮下气肿或纵隔气肿、食管周围炎及颈间隙感染或纵隔炎、大血管破溃、气管食管瘘。

治疗:一般情况下,可在表面麻醉下,经硬质食管镜取出异物。对较细小而尖锐的异物,可经纤维食管镜或电子食管镜取出异物。对于较大而尖锐、无法从食管安全取出的异物,需与胸外科协同开胸取出异物。若患者全身情况差,有感染,伴高热,应在情况控制好转后再手术,术后给予足量抗生素、对症处理。疑有穿孔者,应行鼻饲饮食。

达标与评价

选择题

1. 气管切开术不适用于

A. 各种极度的呼吸困难　　B. 各种喉阻塞

C. 插管全麻下进行颌面部手术　　D. 下呼吸道分泌物潴留者

E. 周围型肺癌

2. 明确有支气管异物,即应

A. 喉插管　　B. 吸氧　　C. 支气管镜下取出异物

D. 开胸手术　　E. 抗生素治疗

3. 食管异物常发生的部位是

A. 食管入口　　B. 食管第二狭窄　　C. 食管第三狭窄

D. 食管第四狭窄　　E. 食管憩室内

答案

选择题

1. A　2. C　3. B

（甘晓玲　侯玉凡）

第七篇

口腔内科学

第一章 口腔卫生保健

目标与任务

目标

1. 掌握:常见的机械性菌斑控制方法。
2. 熟悉:特殊人群的口腔保健内容。
3. 了解:常见的化学性菌斑控制方法。

任务

1. 掌握:常用的刷牙方法;婴幼儿的口腔保健内容。
2. 熟悉:如何使用牙线和牙签;中小学生、妊娠期妇女和老年人的口腔保健内容。
3. 了解:龈上洁治术和龈下刮治术。

世界卫生组织(World Health Organization,WHO)对健康的定义是:个体在身体、精神和社会上的完好状态,是一个人或一组人能力的程度,包括实现渴望与满足需要和改变与适应环境两个方面。关于健康状态的Blum模式认为,环境、行为与生活方式、卫生保健服务与人类生物学等四大主要因素决定着一个人的健康状态。口腔健康是人体健康的重要组成部分。WHO指出牙齿健康是指牙齿、牙周组织、口腔相邻部分及颌面部均无组织结构与功能异常。表现为牙齿清洁,无龋齿,无疼痛感,牙龈颜色正常,无出血现象。各国根据自己的国情也提出相应的国民口腔保健计划,如美国为"7722"计划(即77岁时仍有22颗功能牙嚼食);日本则提出"8020"计划(即80岁时仍有20颗功能牙嚼食)。这些目标的实现离不开卫生保健服务,菌斑控制和口腔保健是口腔卫生保健的两项基本内容。

第一节 菌斑控制

牙齿萌出至口腔后,含有细菌抗原、有机酸和水解酶等底物的各种有机物会迅速沉积于牙面,引起龋病或牙周病,这其中最有临床意义的是牙菌斑。牙菌斑中的细菌利用食物残渣分解糖转化成酸性物质,引起牙釉质脱矿,进而逐渐造成龋病。此外,随着时间的推移,牙菌斑会继续在牙齿表面扩大、钙化,逐渐沉积形成牙石。牙石内含有大量的细菌,还会对牙龈产生机械性压迫,导致牙龈发炎、糜烂、出血。牙龈炎继续发展会引起牙槽骨的破坏,出现牙周炎。因此,口腔卫生保健的重点是控制菌斑。目前常用的菌斑控制方法包括机械性措施和化学方法。

一、机械性菌斑控制方法

（一）刷牙

刷牙是保持口腔卫生的重要方法，借助机械性摩擦作用，它可以去除黏附在牙面或牙颈部的食物碎屑和细菌，并可按摩牙龈，从而减少口腔环境中的致病因素。一次有效的刷牙可以清除牙面60%左右的口腔微生物。

刷牙的方法种类很多，日常使用时不需要局限于一种，可以联合应用几种方法。常见的方法包括巴斯刷牙法、Fones 刷牙法和旋转刷牙法等。

1. *巴斯刷牙法* 巴斯刷牙法（Bass method）又称贝式法或水平颤动法，是一种有效去除龈缘附近及龈沟内细菌和食物残渣的方法。

刷牙要领：手持刷柄，刷毛指向根尖方向（如上颌牙齿指向上），与龈缘呈45°角，在短距离内轻轻水平震颤5~10次，小范围内震动（不宜超过一颗牙的宽度），然后向切端移动，将龈沟内的食物碎屑和细菌清除。重新放置牙刷将牙刷移至下一组牙齿（注意应该与上一组牙齿有重叠，以免遗漏）。依次刷完口内所有牙齿的唇（颊）面和舌（腭）面。最后清理牙齿的𬌗面。

2. *Fones 刷牙法* 又称圆弧法，该法操作简便，易于掌握，适合于年幼儿童。因为该法动作较快，掌握不当容易损伤牙龈，所以应选择柔软的牙刷。

3. *旋转刷牙法* 旋转刷牙法是指将牙刷平行于牙列放置，从牙龈向牙齿𬌗面方向旋转式的刷牙方法，它适用于牙龈相对健康、组织外形正常、掌握巴斯刷牙法困难的儿童，用颤动方法做一般性清洁。

（二）牙线

牙线是用尼龙、塑料等纤维制成的细线，是一种清洁牙齿的用品，分涂蜡和不涂蜡两种。前者一般用于清除牙间隙的食物残渣和软垢，后者用于清洁牙齿邻面的牙菌斑。

（三）牙签

对于牙龈乳头萎缩及牙间隙增大的牙齿，还可以选用牙签清洁牙齿的邻面和根分叉区。以硬质、光滑无毛刺、横断面扁圆形或三角形的竹子或木材牙签为佳，尖端略细。

二、化学性菌斑控制方法

除了上述机械性菌斑控制的方法，还可以利用化学性制剂控制菌斑。化学制剂必须依靠一定的载体，如含漱剂、口香糖等才能到达牙齿，发挥控制菌斑的作用。含漱剂主要组分为香精、表面活性剂、氟化物、乙醇和水等。口香糖则是以天然树胶或甘油树脂为胶体基础，加入甜味剂等调和压制而成。

知识链接

常见的控制菌斑化学性制剂包括：①氯己定；②氟化亚锡；③血根碱；④三氯羟苯醚。

三、龈上洁治和龈下刮治

龈上洁治和龈下刮治是特殊的机械性菌斑控制方法，需要由专业技术人员操作，因此单独讲述。

（一）龈上洁治术

龈上洁治术是指用洁治器械去除龈上菌斑、牙石和色素，并磨光牙面，防止和延迟龈上菌斑、牙石的再沉积。

> **知识链接**
>
> **龈上洁治术的适应证和禁忌证**
>
> 适应证包括：①牙龈炎、牙周炎的治疗；②预防性治疗；③口腔内其他治疗前的准备。禁忌证包括：①某些血液病患者，如凝血机制障碍、急性白血病等；②患有严重全身系统疾病者；③急性坏死性溃疡性牙龈炎患者。

（二）龈下刮治术

龈下刮治术即根面平整术，是用比较精细的龈下刮治器刮除位于牙周袋内根面上的牙石和菌斑。

第二节　口腔保健

不同年龄段的人群身体素质有较大差别，口腔患病情况也各不相同，因此对口腔保健的需求也有明显差异。如幼儿虽然模仿力强，但自制力和动手能力差，不易长期自觉坚持刷牙，患龋率高；妊娠期妇女因为机体激素水平的变化易患牙龈炎；残疾人由于缺乏生活自理能力而不能正常使用口腔卫生用品；中老年人牙体缺损和牙列缺失较常见。因此，口腔保健需要根据不同人群的特点和患病情况，采取不同的措施。

一、婴幼儿的口腔保健

婴幼儿一般是指0~3岁的小龄儿童，6个月左右时下颌乳中切牙萌出，至两岁半左右乳牙萌出完成。这一时期口腔保健的目标是无龋并保持牙龈健康。婴幼儿的口腔保健内容包括：

1. 加强婴幼儿的营养。
2. 家长辅助婴幼儿加强口腔保健。
3. 定期口腔检查。

二、中小学生的口腔保健

除了日常家庭口腔保健措施外，还可以依靠专业人员进行局部用氟和窝沟封闭。

> **知识链接**
>
> 窝沟封闭是指不损伤牙体组织，将封闭材料涂布于牙冠殆面、颊舌面的窝沟点隙，阻止致龋菌及酸性代谢产物对牙体的侵蚀，以达到预防窝沟龋的方法。

课堂互动

一名9岁男童在母亲的带领下来到诊室询问如何保护牙齿,作为接诊医生,你会如何回答?

三、妊娠期妇女的口腔保健

妊娠期妇女由于身体的生理(如激素水平)及生活习惯(进食量和进食频率)的变化,会使口腔卫生状况变差。为保证胎儿顺利的生长发育和母亲的健康,必须加强妊娠期妇女的口腔保健。这一时期的口腔保健内容包括:

1. 坚持日常口腔保健。
2. 定期口腔卫生检查。
3. 建立良好的生活习惯。

四、老年人的口腔保健

老年人的口腔卫生保健包括以下主要内容:

1. 自我口腔保健。

(1)刷牙。

(2)漱口。

(3)牙齿邻面的清洁。

(4)养成良好的生活方式。

2. 康复口腔基本功能。
3. 定期口腔健康检查。

案例分析

6岁儿童,下颌第一磨牙完全萌出,检查发现殆面窝沟深,上颌第一磨牙部分萌出,殆面有部分牙龈覆盖,此时宜采取的措施是:

A. 口服氟片　　B. 使用含氟牙膏

C. 上、下颌第一磨牙进行窝沟封闭　　D. 下颌第一磨牙进行窝沟封闭

分析:窝沟封闭的适应证包括:①殆面、颊面及舌腭面的窝沟点隙深,特别是有可以插入或卡住探针的窝沟(包括可疑龋);②对侧同名牙已经患龋或者有患龋倾向;③牙萌出达咬合平面或牙冠窝沟点隙均完全暴露于口腔后。

案例思考:窝沟封闭是一种有效预防龋病的方法,但对于殆面无深窝沟点隙、自洁作用好以及尚未完全萌出、部分殆面被牙龈覆盖的牙不宜进行窝沟封闭。

案例点评:窝沟封闭在临床应用比较广泛,实施前应确认是否符合窝沟封闭的适应证。

达标与评价

(一)单项选择题

1. 常见的机械性菌斑控制方法不包括

A. 刷牙　　B. 氯己定漱口　　C. 使用牙线　　D. 使用牙签

2. 婴幼儿口腔卫生保健不包括哪项内容

A. 定期口腔检查　　B. 家长辅助婴幼儿加强口腔保健

C. 窝沟封闭　　D. 加强婴幼儿的营养

(二)简答题

1. 什么是窝沟封闭？

2. 老年人口腔卫生保健的主要内容有哪些？

答案

(一)单项选择题

1. B　2. C

(二)简答题

略

（尹　伟　王丽娜）

第二章　牙体牙髓病学

目标与任务

目标

1. 掌握：牙体牙髓病的临床表现、诊断及治疗。

2. 熟悉：牙体硬组织非龋性疾病的诊断与治疗。

3. 了解：牙体牙髓病及牙体硬组织非龋性疾病的临床表现。

任务

1. 掌握：龋病、牙髓病及根尖周病的临床表现、诊断、治疗及根管治疗术的基本技能。

2. 熟悉：氟牙症、畸形中央尖、楔状缺损和牙本质过敏的诊断及其防治。

3. 了解：各种环境的改变对牙齿结构的影响及有关因素对牙齿发育和萌出后的影响。

第一节　龋　病

龋病(dental caries, tooth decay)是在以细菌为主的多种因素作用下，牙齿硬组织发生的慢性、进行性破坏的一种感染性疾病。

龋病的临床特征是牙齿硬组织在色、形、质各方面均发生变化。龋洞一旦形成，则缺乏自身修复能力。龋病是口腔主要的常见病,也是人类最普遍的疾病之一。龋病的流行特点是女性高于男性,沿海高于内地,城市高于农村,年龄因素在发病过程中占有重要地位,7岁为发病高峰,25岁平稳,中年以后由于邻秴面龋、颈部龋的发生而增高。最易发生龋病的牙是下颌磨牙,最易患龋的部位为窝沟、邻面及牙颈部。

一、病因

目前公认的龋病病因学说是四联因素学说,主要包括:①口腔致龋菌群的作用;②蔗糖等适宜的细菌底物;③敏感的宿主;④在口腔滞留足够的时间(图8-2-1)。

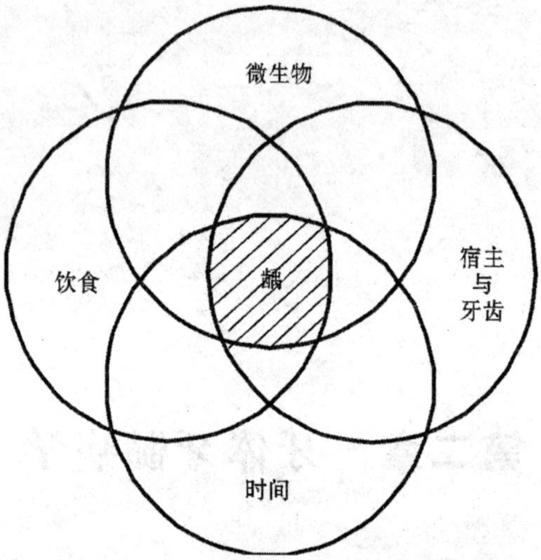

图8-2-1　龋病发病的四联因素理论

二、临床表现

根据龋病的临床表现,可按其进展速度、解剖部位及病变程度进行分类。

(一)按发病情况和进展速度分类

1. 急性龋(acute caries)　又称湿性龋,多见于儿童或青少年,病变进展较快,软龋较多,质地松软,着色也浅,呈浅棕色,易被挖除,洞底缺乏硬化牙本质层。

猖獗龋又称放射性龋,常见于颌面部及颈部接受放射治疗的患者,多数牙在短期内同时患龋,病程发展很快。口干综合征患者及有严重全身性疾病的患者,由于唾液分泌量减少或未注意口腔卫生,亦可能发生猛性龋齿。

2. 慢性龋(chronic caries)　又称干性龋,一般龋病都属此类型。它进展慢,因病程较长,质地较干而软龋较少,龋坏组织染色深,呈黑褐色。

静止性龋是一种慢性龋,龋病发展到某一阶段时,由于病变环境发生变化,隐蔽部位变得开放,原有致病条件发生了变化,龋病不在继续进行,但损害仍保持原状,这种特殊的龋损害叫做静止龋。如邻面龋损由于相邻牙被拔除,受损的表面容易清洁,龋病病变进程自行停止。

3. 继发龋(secondary caries)　龋病治疗后,由于充填物边缘或窝洞周围牙体组织破裂,形成菌斑滞留区;或修复材料与牙体组织不密合,留有小的缝隙或存在微渗漏;或原有的病变组织未除净就进行充填,这些都可能形成致病条件,再发生龋病,称继发龋。

(二)按损害的解剖部位分类

1. 殆面窝沟龋和平滑面龋　窝沟龋指发生于磨牙或前磨殆面、磨牙颊面沟、上前牙舌面的龋损。窝沟龋损呈锥形,底部朝牙本质,尖向釉质表面。有些龋损的釉质表面无明显破坏,具有这类临床特征的龋损又称潜行性龋。

平滑面龋可分为两个亚类:发生于牙近、远中面的损害称邻面龋;发生于颊面或舌面,靠近釉牙骨质界处为颈部龋。釉质平滑面龋损呈三角形,其底部朝釉质表面,尖向牙本质。当龋损到达釉牙本质界时,可沿釉牙本质界向侧方扩散,在正常的釉质下方发生潜掘性破坏。

2. 根面龋　在根部牙骨质发生的龋损称为根面龋,多发生于牙龈退缩、根面外露的老年人牙列。

3. 线形釉质龋　是一种非典型性龋损,常见于拉丁美洲和亚洲的儿童乳牙列。发生于上颌前牙唇面的新生线处,龋损呈新月形。

(三)按病变深度分类

可分为浅龋、中龋和深龋。

三、诊断

1. 浅龋　位于牙冠部时,一般均为釉质龋或早期釉质龋,但若在牙颈部,则一开始就是牙骨质或牙本质龋。浅龋位于牙冠时,分为窝沟龋和平滑面龋。患者一般无自觉症状,对冷、热、酸、甜刺激亦无明显反应。X线片检查有利于发现隐蔽部位的龋损。

2. 中龋　中龋的龋坏已到达牙本质浅层形成龋洞,洞内牙本质软化呈黄褐或深褐色。患者对酸、甜饮食敏感,过冷,过热刺激也能产生酸痛感觉,冷刺激尤为显著,但刺激去除后症状立即消失。颈部牙本质龋的症状较为明显。

3. 深龋　深龋的龋洞深大,达牙本质深层。位于邻面的深龋,外观略有色泽改变,洞口较小而病损破坏很深。无自发性痛,若食物嵌塞入洞中,可出现疼痛症状。遇冷、热和化学刺激时,产生较为剧烈的疼痛,去除刺激后症状立即消失。

四、治疗

(一)药物治疗

是用化学药物处理龋损,使病变终止或消除的方法。

(二)再矿化疗法

用人工方法使已脱矿、变软的釉质发生再矿化,恢复硬度,使早期釉质龋终止或消除的方法。

(三)窝沟封闭

窝沟封闭是预防窝沟龋的有效方法。主要用于窝沟可疑龋。

(四)非创伤性修复治疗

非创伤性修复治疗(ART)是指用手用器械清除龋坏组织,然后用黏结性和耐磨性能较好的新型玻璃离子体黏固剂充填龋洞的方法。其优点是不需要电动牙科设备,使口腔医生可以离开医院深入到患者的生活环境中,如学校、社区及家庭中,让更多的人获得口腔保健的机会。

1. 适应证　适用于乳牙和恒牙的中、小龋洞，无牙髓暴露，无可疑牙髓炎。

2. 方法　用棉卷隔湿，保持充填牙干燥，用挖器去除龋坏组织，制备洞形；涂处理剂，放置成型片；用玻璃离子体黏固剂充填龋洞并涂凡士林；雕刻刀除去多余材料保证对verified牙不破坏修复体为好；修整邻面牙龈缘；嘱患者1小时内不要进食。

（五）修复性治疗

用手术的方法去除龋坏组织，制成一定洞形，然后选用适宜的修复材料修复缺损部分，恢复牙的形态和功能。修复性治疗的步骤如下：

1. 窝洞制备　基本原则包括：①去净龋坏组织；②保护牙髓组织；③尽量保留健康的牙体组织。

（1）窝洞的分类：G. V. Black 分类，是目前国际上普遍采用的窝洞分类法。

1）Ⅰ类洞：发生于所有牙面发育点隙裂沟的龋损所制备成的窝洞。

2）Ⅱ类洞：发生于后牙邻面的龋损所制备成的窝洞。

3）Ⅲ类洞：前牙邻面未累及切角的龋损所制备成的窝洞。

4）Ⅳ类洞：前牙邻面累及切角的龋损所制备成的窝洞。

5）Ⅴ类洞：所有牙的颊（唇）舌面颈1/3处的龋损所制备成的窝洞。

按窝洞涉及牙面数分类：根据窝洞涉及的牙面数将窝洞分为单面洞、双面洞和复杂洞。

（2）窝洞的命名：窝洞的名称以其所在的牙面命名，如位于𬌗面的洞称为𬌗面洞。

（3）窝洞的结构：窝洞均由洞壁、洞角和洞缘组成。

1）洞壁：分侧壁和髓壁。①侧壁：与牙面垂直的洞壁。②髓壁：与洞侧壁垂直、位于洞底覆盖牙髓的洞壁称髓壁。与牙长轴平行的髓壁又称为轴壁。③洞角：洞壁相交形成洞角，分线角和点角。两壁相交构成线角，三壁相交构成点角。④洞缘：窝洞侧壁与牙面相交构成洞的边缘即洞缘（图8-2-1）。

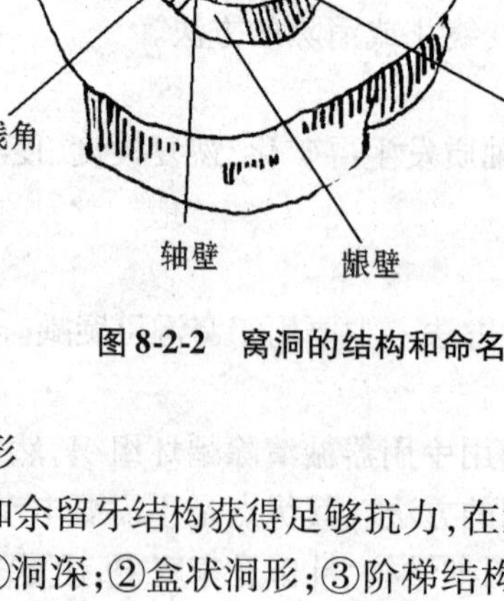

图8-2-2　窝洞的结构和命名

（4）预备抗力形和固位形

1）抗力形：是使修复体和余留牙结构获得足够抗力，在承受正常咬合力时不折裂的形状。窝洞的主要抗力形结构有：①洞深；②盒状洞形；③阶梯结构；④窝洞的外形呈圆缓曲线；⑤去除无基釉和避免形成无基釉;⑥薄壁弱尖的处理。

2)固位形:是防止修复体在侧向或垂直方向力量作用下移位、脱落的形状。主要的固位形结构有:①侧壁固位;②倒凹固位;③梯形固位;④鸠尾固位。

2. 术区隔离　为防止唾液进入窝洞,避免唾液中的细菌污染洞壁、唾液中的水分和蛋白等影响充填材料的性能和与洞壁的密合,需将准备修复的患牙与口腔潮湿环境隔离。常用方法为棉卷隔离法和橡皮障隔离法。

3. 窝洞封闭、衬洞及垫底　为隔绝外界和修复材料的刺激,保护牙髓,并垫平洞底,形成充填洞形,充填前应根据窝洞的深度和修复材料的性质对窝洞做适当处理。

(1)窝洞封闭:在窝洞洞壁涂一层封闭剂,以封闭牙本质小管,阻止细菌侵入,隔绝来自修复材料的化学刺激,增加修复材料与洞壁的密合性,减小微渗漏,减少银汞合金中的金属离子渗入牙本质小管,防止牙变色。

(2)垫底:在洞底(髓壁和轴壁)垫一层足够厚度(>0.5 mm)的材料,隔绝外界和修复材料的温度、化学、电流及机械刺激,同时垫平洞底,形成充填洞形,承受充填压力和咀嚼力的作用。

4. 充填　根据牙的部位、窝洞所在部位和承受的咬合力及患者的具体情况,选用适当的修复材料,填入预备好的窝洞,恢复牙的外形和功能。常用的充填材料有银汞合金、复合树脂和玻璃离子体黏固剂。复合树脂修复术是目前认为较理想的牙色修复材料,黏接材料与技术的发展,使牙体修复变得更加简便快捷。

知识链接

复合树脂修复的基本步骤为:①根据修复牙齿和邻牙的颜色,选择合适色泽的复合树脂;②窝洞制备较保守,洞缘釉质壁制成短斜面;③牙面处理:常用全酸蚀或自酸蚀黏接系统;④放置成型片和楔子;⑤充填材料:材料需分次填入窝洞,分层固化,一般为 20~40 秒;⑥修整外形、调𬌗 、抛光。

第二节　牙体硬组织非龋性疾病

一、氟牙症

氟牙症(dental fluorosis)又称氟斑牙或斑釉,具有地区性分布特点,是地区性慢性氟中毒的一种突出症状。在6、7岁以前长期居住在饮水中氟含量高的地区则会导致氟牙症。

(一)临床表现

1. 在同一时期萌出的釉质上有白垩色到褐色的斑块,严重者还并发有釉质的实质缺损。
2. 多见于恒牙,发生在乳牙者甚少,程度亦较轻。
3. 对摩擦的耐受性差,但对酸蚀的抵抗力强。
4. 严重的慢性氟中毒患者,可有骨骼的增殖性变化,骨膜、韧带等均可钙化,并从而产生腰、腿和全身关节症状。

5. 根据 Dean 分类法，对某地区受检者的病损程度确定一个相应的等级，并用数字来表示该受检者所属等级，然后在分别计数的基础上，计算该地区群体的氟牙症指数。

（二）治疗

1. 磨除、酸蚀涂层法　适用于无实质性缺损的氟牙症。此法简便、快捷，一次完成，效果佳。

2. 复合树脂修复　适用于有实质缺损的氟牙症。

二、畸形中央尖

畸形中央尖多见于下颌第二前磨牙，偶见于上颌前磨牙。一般在𬌗面中央窝处突出一圆锥状尖锐的额外尖。此外，该尖也可出现在颊嵴、舌嵴、近中窝和远中窝。半数的中央尖内有牙髓伸入，很易折断而继发牙髓和根尖周病。

治疗

1. 低而圆钝的中央尖，患牙无症状不需处理。

2. 高而锐的中央尖容易折断或磨损而露髓。牙刚萌出在未建立咬合关系前，将此尖一次磨除，然后按常规进行盖髓治疗。另一种方法是多次少量调磨该尖，每次间隔 2～3 周，1 次调磨的厚度不得超过 0.5 mm。

3. 年轻恒牙并发牙髓病时，应行直接盖髓术或活髓切断术；并发根尖周炎者，应行根尖诱导成形术。

4. 成人患牙已并发牙髓和根尖周病者，做根管治疗。

三、楔状缺损

楔状缺损是牙齿唇、颊侧颈部硬组织发生缓慢消耗所致的缺损，由于这种缺损常呈楔形因而得名。

治疗：

1. 使用正确的刷牙法（竖刷法），刷牙时不要过分用力，切忌用粗糙牙膏刷牙，以免损伤牙龈。牙体缺损少者，无症状，可不必治疗。

2. 有牙本质过敏者，可用药物脱敏。

3. 过大、过深的缺损可用充填法修复。洞深或有敏感者，充填前先垫底，已穿髓者可行牙髓治疗，后做缺损修复。

4. 如缺损已导致牙横折者，可根据病情和条件，行根管治疗术后，予以桩核冠修复。无保留价值者则拔除。

四、牙本质过敏症

牙本质过敏症又称过敏性牙本质，是牙齿在受到外界刺激如温度（冷、热）、化学物质（酸、甜）以及机械作用（摩擦或咬硬物）等所引起的酸痛症状，其特点为发作迅速、疼痛尖锐、时间短暂。牙齿感觉过敏不是一种独立的疾病，而是各种牙体疾病共有的症状，其发病高峰年龄为 40 岁左右。

（一）临床表现

主要表现为刺激痛，当刷牙、吃硬物、遇冷、热、酸、甜刺激时均可发生疼痛，尤其对机械刺激最敏感。检测牙本质过敏症的手段主要有以下三种：

1. 探诊　最可靠的诊断方法是用尖锐的探针在牙面上划动，可找到一个或数个过敏区。

2. 冷测验　通过牙科椅的三用气枪将室温空气吹向敏感的牙面，确定是否敏感。

3. 主观评价　用患者的主观评价来判断牙的敏感程度。

(二)治疗

1. 脱敏治疗。

2. 激光治疗。

3. 修复治疗。

第三节　牙髓病和根尖周病

牙髓病是指牙髓组织的疾病。根尖周病是指发生于根尖周围组织的炎症性疾病，又称根尖周炎。

一、牙髓病

(一)可复性牙髓炎(reversible pulpitis)

可复性牙髓炎是当患牙受到冷、热温度刺激或甜、酸化学刺激时，立即出现瞬间的疼痛反应，尤其对冷刺激更敏感，刺激一去除，疼痛随即消失。无自发性疼痛。

(二)不可复性牙髓炎(irreversible pulpitis)

1. 急性牙髓炎

(1)临床表现

①疼痛剧烈，疼痛性质具有以下几点：a. 自发痛；b. 阵发痛；c. 冷、热刺激痛；d. 夜间疼痛加剧；e. 疼痛不能定位。

②患牙可查及极近髓腔的深龋或其他牙体硬组织疾患，或见牙冠有充填体存在，或有深牙周袋。

③探诊常可引起剧烈疼痛，有时可探及微小穿髓孔。

④处于晚期炎症的患牙，可出现垂直方向的轻度叩痛。

⑤温度测验时，患牙的反应极其敏感。刺激去除后，疼痛症状要持续一段时间。进行牙髓活力电测时，患牙在早期炎症阶段其反应性增强，晚期炎症则表现为迟钝。

知识链接

牙髓活力温度测验

是根据患牙对冷或热刺激的反应来检查牙髓状态的一种诊断方法，其基本原理是突然、明显的温度变化可诱发牙髓一定程度的反应或疼痛。正常牙髓对冷、热刺激有一定的耐受阈，对20～50℃的水一般无明显反应，10～20℃的冷水和50～60℃的热水很少引起疼痛，故以低于10℃为冷刺激，高于60℃为热刺激。

2. *慢性牙髓炎* 是临床上最为常见的一型牙髓炎。由于龋病等大多是慢性病变,对牙髓有长期持续的刺激,可使牙髓发生慢性炎症的过程。慢性牙髓炎临床上分为三类:慢性闭锁性牙髓炎;慢性开放性牙髓炎及慢性增生性牙髓炎。慢性开放性牙髓炎又叫做慢性溃疡性牙髓炎。慢性增生性牙髓炎又称牙髓息肉。

(1)临床表现:一般不发生剧烈的自发性疼痛,有时可出现阵发性隐痛或钝痛。慢性牙髓炎的病程较长,患者可诉有长期的冷、热刺激痛病史。患牙常表现有咬合不适或轻度的叩痛。患者一般多可定位患牙。①慢性闭锁性牙髓炎:无明显的自发痛,有长期的冷、热刺激痛史;②慢性溃疡性牙髓炎:无自发痛,患者常诉有当食物嵌入患牙洞内即出现剧烈的疼痛,冷、热刺激激惹患牙时产生剧痛;③慢性增生性牙髓炎:多见于青少年患者,一般无自发痛,有时可诉说进食时患牙疼痛或有进食出血现象,因此长期不敢用患侧咀嚼食物。

(2)诊断

①可以定位患牙,有长期冷、热刺激痛病史和(或)自发痛史。

②可查到引起牙髓炎的牙体硬组织疾患或其他病因。

③患牙对温度测验的异常表现。

④叩诊反应。a. 慢性闭锁性牙髓炎:查及深龋洞、冠部充填体或其他近髓的牙体硬组织疾患。探诊洞内患牙感觉较为迟钝,去净腐质后无肉眼可见的露髓孔。患牙对温度测验和电测验的反应多为迟缓性反应,或表现为迟钝。多有轻度叩痛(+)。b. 慢性溃疡性牙髓炎:查及深龋洞或其他近髓的牙体损害。患者由于怕痛长期废用患牙,可见患牙有大量软垢、牙石堆积。去除腐质可见有穿髓孔。用尖锐探针探查穿髓孔时,浅探不痛,深探剧痛且见有少量暗色血液渗出。温度测验表现为敏感。一般没有叩痛。c. 慢性增生性牙髓炎:患牙大而深的龋洞中有红色的牙髓息肉,探之无痛,但极易出血。由于长期废用,常可见患牙及其邻牙有大量牙石堆积。

3. *残髓炎* 也属慢性牙髓炎。发生在牙髓治疗后的患牙,由于残留了少量炎症根髓或多根牙遗漏未作处理的根管,因而命名为残髓炎。

4. *逆行性牙髓炎* 逆行性牙髓炎的感染来源于患牙牙周病所致的深牙周袋。袋内的细菌及毒素通过根尖孔或侧、副根管逆行进入牙髓,引起根部牙髓的慢性炎症。

(三)牙髓坏死(pulp necrosis)

牙髓坏死是牙髓组织的死亡,患者常无自觉症状,根据牙冠变色、牙髓活力测验结果和X线片的表现可进行诊断。

二、根尖周病

(一)急性根尖周炎(acute apical periodontitis)

急性根尖周炎是从根尖周牙周膜由浆液性炎症反应到根尖周组织的化脓性炎症的一系列反应过程,可发展为牙槽骨的局限性骨髓炎,严重时还将发生为颌骨骨髓炎。

急性浆液性根尖周炎主要症状是咬合痛。急性化脓性根尖周炎常由急性浆液性根尖周炎发展而来,也可由慢性根尖周炎急性发作而来,是临床所见的最严重的牙病之一。分为根尖脓肿、骨膜下脓肿及黏膜下脓肿三个阶段。根尖脓肿阶段患牙出现自发性强烈、持续的跳痛,伸长感加重,患者因而不敢对 。骨膜下脓肿阶段患牙的持续性、搏动性跳痛更加剧烈,疼痛达到最高峰,可伴有体温升高、乏力等全身症状。黏膜下脓肿阶段患牙自发性胀痛及咬合痛减轻，全身症状缓解。

(二)慢性根尖周炎(chronic apical periodontitis)

慢性根尖周炎是指根管内由于长期有感染及病原刺激存在，根尖周围组织呈现慢性炎性反应，表现为炎性肉芽组织形成和牙槽骨破坏。病变类型包括根尖周肉芽肿、慢性根尖周脓肿、根尖周囊肿和根尖周致密性骨炎，主要通过 X 线片的表现来鉴别。①根尖周肉芽肿的根尖部有圆形的透射影像，边界清晰，透影区范围较小，直径一般不超过 1 cm；②慢性根尖周脓肿的透影区边界不清楚，形状也不规则；③根尖周囊肿可见较大的圆形透影区，边界清楚，并有一圈由致密骨组成的阻射白线围绕；④根尖周致密性骨炎表现为根尖部局限性的骨质致密阻射影像。

三、常用的治疗方法

牙髓病和根尖周病的治疗原则是保存具有正常生理功能的牙髓或保存患牙。门诊病例中大部分的牙髓病和根尖周病的患者需要即刻减轻疼痛。应急处理是治疗中最需要解决的重要问题。主要方法有：①开髓引流；②切开排脓；③安抚治疗；④调𬌗；⑤消炎止痛。

牙髓病和根尖周病的治疗主要通过临床表现和临床诊断选择两类不同的治疗方法：盖髓术和根管治疗术。

(一)盖髓术

是一种保存活髓的方法，即用具有使牙髓病变恢复效应的制剂覆盖在近髓的牙本质上或已穿露的牙髓创面上，保护牙髓，使其病变消除。分为直接盖髓术和间接盖髓术，常用的盖髓剂有氢氧化钙。

(二)根管治疗术(root canal therapy, RCT)

根管治疗术是一种治疗牙髓病、根尖周病的有效方法。其核心是去除感染，杜绝再感染。根管治疗术是通过机械和化学的方法预备根管，彻底清除根管内的炎症牙髓及坏死物质，进行适当的消毒，充填根管，以去除根管内容物对根尖周围组织的不良刺激，防止发生根尖周病变或促进根尖周病变愈合的一种治疗方法。根管治疗由根管预备、根管消毒和根管充填三大步骤组成。

1. 适应证

(1)任何原因引起的牙髓炎及牙髓坏死不能保留活髓的情况。

(2)各型根尖周病。

(3)创伤牙。

(4)某些非龋牙体硬组织疾病。

(5)牙周-牙髓联合病变患牙。

(6)因义齿修复需要治疗的牙。

(7)因颌面外科手术需要治疗的牙。

(8)移植牙、再植牙。

2. 主要步骤及方法

(1)根管预备：是根管治疗术的关键步骤。包括开髓，进入髓腔，清理炎症牙髓及坏死物质，测量根管工作长度，根管扩大成形及冲洗。

1)开髓：开髓前必须去净腐质，正确开髓的基本要求是使根管器械尽可能地循直线方向进入根管。开髓位置为前牙在舌面,后牙在𬌗面。洞口大小一般以去除髓室顶后,不妨碍器械进入根管为准。开髓后应将洞壁修整光滑,使之与根管壁连成一线。修整时避免使髓室壁形成台阶,注意寻找根管口。

2)测量根管工作长度:是从切缘或牙尖到根尖止点的距离。根管预备的长度只需到达根尖部的牙本质牙骨质界,该处距根尖0.5~1 mm,因此,器械到根尖的实际长度应比牙长度短1 mm左右。临床常用的测量方法主要有以下三种:①根管器械探测法,亦称感觉法,即根据术者的手感和患者痛感来确定器械是否达到根尖孔的一种方法;②X线透视或照片法;③根管长度电测法。

3)根管清理:包括去除根管内容物和根管冲洗两个步骤。如果牙髓组织坏死,选用光滑髓针或细的扩孔钻在根管内轻轻捣动,直接去除或冲洗去除不成形的坏死牙髓组织。如果牙髓有炎症没有坏死,可用拔髓针深至根中1/3和根尖1/3交界处,轻轻转动180°抽出,尽可能抽出完整牙髓组织。根管冲洗必不可少,应尽可能地贯穿于整个根管清理扩大成形过程中。

4)根管扩大成形:在根管清理的基础上,进一步清除感染;建立根尖周病灶的引流通道;便于根管内封药,以保证药物的消毒杀菌作用;便于根管充填,使根充严密准确。临床上普遍使用扩孔钻和扩孔锉,应由细到粗,依号序进行预备。

5)根管预备方法 ①标准法:适用于直或较直的根管,不适用于弯曲根管;②逐步后退法,直或弯曲的根管均可采用,尤其可用于弯曲细小的根管的预备,是临床上较为常用的方法;③逐步深入法,先预备根管冠方再预备根方;④平衡力法,适用于明显弯曲的根管,可维持根管解剖走向不变;⑤抗弯曲根管预备法,适合中至重度弯曲的根管;⑥根管的化学预备,为机械预备的辅助方法;⑦超声根管预备,采用超声波清理根管,不仅能有效杀灭根管内的细菌,并且使清理后的根管壁清洁程度明显优于手持器械预备。

(2)根管消毒:对于活髓牙进行牙髓摘除时,一般不需要做根管封药,提倡根管预备和根管充填一次完成,其他的可行根管消毒。根管消毒方法主要有以下四种:①药物消毒;②电解消毒;③微波治疗;④激光治疗。

(3)根管充填:根管充填是将去除牙髓并经预备的空根管用一种密封材料充填起来以隔绝根管和根尖周组织的交通,防止再感染。根管充填时机:无自觉症状,无明显叩痛,根管内无严重气味,无大量渗出液、无急性尖周炎症状即可充填,不必等到所有症状消失,也不一定要等待瘘管完全愈合,反复的封药容易对尖周造成更大刺激。

1)根管充填材料:常用的根管充填材料根据其性状可分为固体类和糊剂类。固体类包括有牙胶尖、银尖、塑料尖等;这一类的根管充填材料不能将根管完整充填,应配合根管糊剂使用。糊剂类根管充填材料种类很多,大多是由粉和液调拌而成糊状,充填后可固化,例如氢氧化钙及其制剂、含三聚甲醛的新三锌糊剂、碘仿糊剂、氧化锌丁香油黏固剂等。

2)根管充填方法:①侧压充填法:充填前先进行试尖,即按根管工作长度和所预备的根管大小选择一合适的主牙胶尖;根管内放置根充糊剂;将已经选好的主牙胶尖插入根管,直至工作长度;侧压器侧方加压加入副牙胶尖,反复侧压和加入足够的副尖至根管填塞紧密,充填器不能再向根管深部插入为止;用热器械在根管口切断牙胶尖,擦净多余糊剂,并最后充填窝洞。②垂直加压充填法:此法适合于充分预备的根管,操作时先将一根合适的非标准型牙胶尖插入根管内,用携热器将根管内牙胶分段软化,垂直充填器加压充填使根尖1/3根管完全密合,再加入牙胶段,继续加热,充填直至完成。③牙胶热塑注射充填法:包括高温牙胶热塑注射充填法和低温热塑注射法。该法能充填细小弯曲根管的不规则死角、根管内交通支和侧副根管，将整个根管系统彻底封闭，但不易控制用量，容易超充。临床上常将热牙胶垂直加压充填法与之结合，可缩短操作时间，防止超填。

课堂互动

在根管治疗过程中，如果发生器械折断于根管内，如何告知患者？如何处置？

案例分析

案例1

患者，男性，20岁，2个月前因进食冷热食物感左上后牙疼痛来医院就诊，不进食时无不适感，检查27近中邻面深龋，探诊酸痛及大量软化牙本质，无叩痛，无松动，冷诊一过性疼痛。

提问：该牙在龋病治疗的操作过程中应注意的问题有

A. 用高速涡轮机持续操作，争取一次去净腐质　B. 使用慢钻间断切割

C. 不用水冷却，避免对牙髓造成冷刺激　D. 清洁和干燥窝洞直接用气枪喷吹

分析要点：在窝洞制备过程中应尽量保护牙髓组织，提倡间断操作，尤其深龋不能用气枪喷吹，而应随时用温热水冲洗窝洞，棉球拭干。

案例思考：根据病史和检查作出诊断。诊断决定治疗方案，该患者诊断为深龋，就要用慢钻间断切割；如果该患者诊断为牙髓炎，就需要在麻醉的情况下开髓做根管治疗。

案例点评：通过此案例，提示我们在临床操作中要处处为患者着想，用高速涡轮机持续操作，一次性去净腐质，首先对牙髓的过度刺激有可能由深龋演变成牙髓炎，其次在治疗过程中患者将承受着巨大的痛苦。

案例2

患者，男性，45岁，右上后牙突发搏动性疼痛，牙龈出血，发热。口腔有异味。有长期吸烟史。口腔检查显示$\underline{7\ 6|}$颊侧牙龈红肿、光亮，且有波动感，有深牙周袋，牙体有叩痛和Ⅰ度松动，$\underline{6|}$殆面窝沟黑色龋坏组织，探针(+)。

提问：为明确诊断，应做的辅助检查是

A. X线片检查　B. 牙体透照法　C. 牙髓活力测验　D. 血象检查

分析要点：根据患者信息，应为牙周脓肿和牙周-牙髓联合病变的鉴别诊断，以上检查方法仅A、C两项对两者的鉴别有重要意义。

案例思考：牙髓疾病和牙周疾病并不是孤立存在的，有时两者同时出现，治疗的时候也需牙周、牙髓同时治疗，才能使疾病得到彻底的解决。

案例点评：在进行疾病的诊断过程中，必要的辅助检查是不可缺少的。

案例3

案例概述: 患儿,男,11岁,因右下后牙疼痛2天前来就诊,疼痛为持续性疼痛,咀嚼时加重,有自发痛史。临床检查显示$\begin{array}{c|c} & \\ \hline 5 & \end{array}$无龋坏,但有畸形中央尖折断痕迹,无明显松动,叩痛明显,X线显示$\begin{array}{c|c} & \\ \hline 5 & \end{array}$根尖周膜增宽。

提问: 对该患牙的诊断为

A. 深龋　B. 急性牙髓炎　C. 急性根尖周炎　D. 慢性根尖周炎

分析要点: 该案例病史中有自发痛史,说明牙髓已发生不可逆性的炎症。根据持续性疼痛,咀嚼时加重,X线显示$\begin{array}{c|c} & \\ \hline 5 & \end{array}$根尖周膜增宽等特点不难判断该牙患有急性根尖周炎。

案例思考: 该案例中患者为11岁,急性根尖周炎的病因是畸形中央尖折断,在处理此案例时,最应该关注的是其牙根是否形成,如果根尖呈明显喇叭口状,在症状缓解后,宜对该牙采取的是根尖诱导成形术促进其根尖发育,而不是常规的根管治疗术。

案例点评: 此案例说明即使所患的疾病相同,对于不同的年龄亦有不同的治疗方法,应做到具体病例具体分析。

达标与评价

(一)选择题

1. 急性龋的临床表现是

A. 洞内病变组织颜色较深　B. 病变组织质地松软而且湿润

C. 多见于成年人　D. 修复性牙本质多

2. 以下年龄中,哪个时期长期居住在饮水中氟含量高的地区会导致氟牙症

A. 12岁以后　B. 6~7岁以前　C. 8岁以后　D. 6~7岁以后

3. 慢性根尖肉芽肿具有特征的临床特点是

A. 叩痛异样感　B. 扪诊略不适　C. 无明显松动　D. X线透射区界限清楚

(二)简答题

1. 什么是继发龋?

2. 什么是抗力形?

3. 简述根管治疗的三大步骤。

(王丽娜　尹　伟)

第三章　牙周疾病

目标与任务

目标

1. 掌握：牙周基础治疗，包括菌斑控制、洁治术等。
2. 熟悉：常见的牙龈、牙周疾病的病因、临床表现。
3. 了解：牙龈及牙周疾病的常用药物治疗及手术治疗方法。

任务

1. 掌握：超声波洁牙机洁治术和刮治术。
2. 熟悉：手用器械洁治术。
3. 了解：简单的牙周手术。

第一节　牙龈病

在牙周组织（牙龈、牙周膜、牙槽骨）中，牙龈是唯一直接暴露在口腔中的组织。一方面，它不断地接触来自外界和口腔内环境的各种刺激，包括生物性的（如外来的、口腔内的、消化道和呼吸道的各种微生物及其代谢产物）、物理性的（咀嚼力、各种机械性创伤、温度刺激等）、化学性的（食物、药物、烟草等）刺激；另一方面，牙龈也受机体的生理、代谢、免疫系统和疾病状态的影响，某些全身情况或疾病可以在牙龈上表现，也可影响或改变牙龈对局部刺激的反应方式和程度。正常牙龈按照形态和功能划分，牙龈上皮分为三个区：口腔龈上皮、沟内上皮和结合上皮（图 8-3-1）。

一、慢性龈缘炎

慢性龈缘炎又称边缘性龈炎（marginal gingivitis）或单纯性龈炎（simple gingivitis），是菌斑性牙龈病中最常见的疾病。牙龈的炎症主要位于游离龈和龈乳头。慢性龈缘炎的患病率高，涉及的人群广，世界各地区、各种族、各年龄段的人都可以发生。

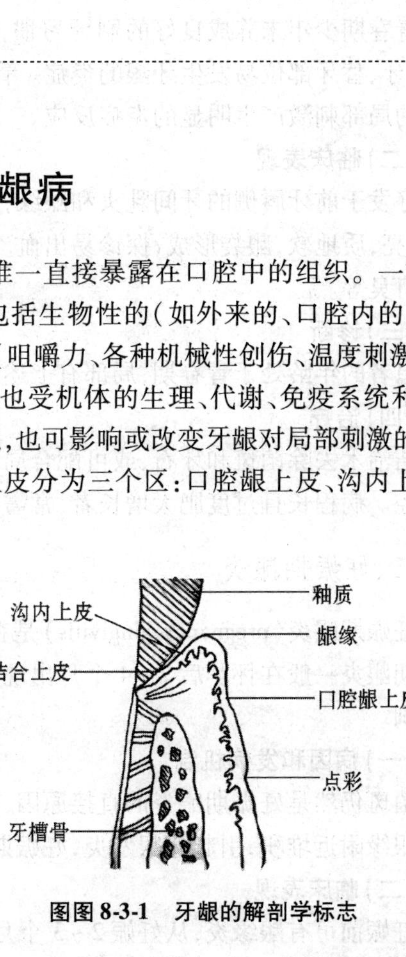

图图 8-3-1　牙龈的解剖学标志

（一）病因和发病机制

龈缘附近的牙面上长期积聚的牙菌斑是引

起慢性龈缘炎的始动因子，其他因素包括牙石、食物嵌塞、不良修复体等，可促使菌斑加重，引发或加重牙龈的炎症。

（二）临床表现

自觉症状不明显，偶有龈缘流血、痒感，或有口臭。当有局部刺激时如刷牙、咬硬食物和吮吸等，可出现牙龈出血。患者往往因此就诊。检查可见有牙石附着于牙颈部。

（三）诊断

根据上述主要临床表现，结合局部刺激因素存在即可诊断。

（四）治疗

洁治术彻底清除菌斑和结石，纠正不良修复体等刺激因素，可用1%~3%过氧化氢溶液冲洗龈沟，必要时可用氯已定漱口剂含漱。

二、青春期龈炎

青春期龈炎（puberty gingivitis 或 puberty-associated gingivitis）是受内分泌影响的牙龈炎之一。男女均可患病，但女性患者稍多于男性。

（一）病因和发病机制

青春期少年未养成良好的刷牙习惯，在错殆拥挤、口呼吸以及戴各种正畸矫治器的情况下，前牙、替牙部位易发生牙龈的炎症。青春期内分泌特别是性激素的改变，可使牙龈组织对轻微的局部刺激产生明显的炎症反应。

（二）临床表现

好发于前牙唇侧的牙间乳头和龈缘，唇侧龈缘明显肿胀，乳头呈球状突起，龈色暗红或鲜红，光亮，质地软，龈袋形成，探诊易出血。患者一般无明显自觉症状，或有刷牙、咬硬物时出血以及口臭等。

（三）诊断

患者的年龄处于青春期，局部有上述刺激因素存在，牙龈炎症反应较重。

（四）治疗

洁治术去除菌斑和牙石，或可配合局部药物治疗，如龈袋冲洗及袋内上药，给以含漱剂清洁口腔。病程长且过度肥大增长者，常需手术切除。

三、妊娠期龈炎

妊娠期龈炎（pregnancy gingivitis）是在妊娠期出现特有症状的牙龈炎，称为妊娠性龈炎。妊娠期龈炎一般在怀孕后2~4个月出现，分娩则消失。若妊娠前已有牙龈炎存在，则可使症状加剧。

（一）病因和发病机制

菌斑仍然是妊娠期龈炎的直接原因，妊娠期妇女不注意维护口腔卫生，致使牙菌斑、牙石在牙龈缘附近堆积，引起牙龈发炎，妊娠期雌激素升高可加重原有病变。

（二）临床表现

妊娠前可有龈缘炎，从妊娠2~3个月后出现明显症状，分娩约2个月后龈炎可恢复至妊娠前水平。

(三)诊断

育龄妇女的牙龈出现鲜红色,高度水肿、肥大,且极易出血等症状者,或有妊娠期龈瘤特征者,应询问月经情况,若已怀孕便可诊断。

(四)治疗

去除一切局部刺激因素,如菌斑、牙石、不良修复体等。体积较大的妊娠龈瘤可手术切除。手术时机应选择在妊娠期的4~6个月内,以免引起流产或早产。

四、药物性牙龈增生

药物性牙龈增生(drug-induced gingival hyperplasia/enlargement)是由于长期服用某种药物而引起的牙龈增生,称为药物性牙龈增生。药物性牙龈增生为牙龈边缘和牙龈乳头增生,从最初的小球状逐渐融合、增大直到覆盖部分牙面。

(一)病因和发病机制

长期服用抗癫痫药苯妥英钠(大仑丁)可使原来已有炎症的牙龈发生纤维性增生,但对药物引起牙龈增生的真正机制尚不十分清楚。一般认为增生的程度与口腔卫生状况和原有的炎症程度有明显关系。

(二)临床表现

苯妥英钠所致的牙龈增生一般开始于服药后1~6个月,龈乳头可呈球状、结节状或桑葚状。局部无自觉症状,无疼痛。拔牙后,增生的牙龈组织可自行消退。

(三)诊断

根据牙龈增生的特点及长期服用上述药物的病史可作出诊断,同时应仔细询问全身性疾病史。

(四)治疗

停药或更换其他药物是最根本的治疗,但有的患者全身病情往往不允许停药,因此可在内科医生的协助下,采取药物交替使用等方法以减轻副作用。

五、牙龈瘤

牙龈瘤(epulis)是指发生在牙龈乳头部位的炎症反应性瘤样增生物。它来源于牙周膜及牙龈的结缔组织,因其无肿瘤的生物学特征和结构,故非真性肿瘤,但切除后易复发。

(一)病因和发病机制

牙龈瘤是机械刺激及慢性炎症刺激形成的增生物,还与内分泌有关,如妇女怀孕期间容易发生牙龈瘤,分娩后则牙龈瘤缩小或停止生长。

(二)临床表现

牙龈瘤以女性多见,青年及中年人发病较多。牙龈瘤多发生于唇颊侧的牙龈乳头部,双尖牙区最常见。肿块较局限,大小不一,呈圆形或椭圆形,有时呈分叶状。肿块有的有蒂如息肉,有的无蒂,基底宽广。肿块一般生长缓慢,但在女性妊娠期可迅速增大。肿块长大可以遮盖部分牙面及牙槽突,表面可见牙压痕,易被咬伤而发生感染。肿块长大可以破坏牙槽骨壁,致使牙松动、移位。

(三)诊断

根据上述临床表现,诊断并不困难。手术切除后的病理检查有助于确诊牙龈瘤的类型。

(四)治疗

牙龈瘤的主要治疗方法是手术切除。切除必须彻底,否则易复发。

六、急性坏死性溃疡性龈炎

急性坏死性溃疡性龈炎(acute necrotizing ulcerative gingivitis,ANUG)是指发生于龈缘和龈乳头的急性坏死性炎症。

(一)病因和发病机制

由于某些原因降低了局部抵抗力,存在于龈炎和牙周炎菌斑中的梭形杆菌和螺旋体大量繁殖,直接或间接地造成牙龈的坏死和炎症。

(二)临床表现

好发于青壮年,以男性多见。起病急,主要表现为龈乳头和边缘龈的坏死,前牙尤其是下前牙最多见。

(三)诊断

根据上述临床表现,包括起病急、牙龈疼痛、自发性出血、有腐败性口臭以及龈乳头和龈缘的坏死等特征,急性坏死性溃疡性龈炎的诊断并不困难。病变区的细菌学涂片检查可见大量梭形杆菌和螺旋体与坏死组织及其他细菌混杂,这有助于本病的诊断。

(四)治疗

去除局部坏死组织,急性期应首先轻轻去除牙间乳头及龈缘的坏死组织,并初步去除大块的龈上牙石;局部使用氧化剂,1%~3%过氧化氢溶液局部擦拭,冲洗和反复含漱,有助于去除残余的坏死组织。重症患者可口服甲硝唑或替硝唑等抗厌氧菌药物2~3天;及时进行口腔卫生指导,并对全身性因素进行矫正和治疗;急性期过后,对原已存在的龈缘炎或牙周炎应及时治疗,以利于局部菌斑控制和防止复发。

七、急性龈乳头炎

龈乳头炎是只局限于个别牙间乳头的急性非特异性炎症。主要因为牙间隙处的机械、化学刺激所致;不良修复体如充填物的悬突、义齿卡环的刺激也是其发病的可能原因。

(一)病因和发病机制

牙间乳头受到机械或化学的刺激是引起急性龈乳头炎的直接原因。充填体的悬突,不良修复体的边缘,义齿的卡环尖以及不良的松牙固定等均可刺激龈乳头,发生牙龈乳头的急性炎症。

(二)临床表现

牙间乳头发红、肿胀,探触和吸吮时易出血,有自发性的胀痛和明显的探触痛。有时局部可查到刺激物,牙可有轻度叩痛,这是因为龈乳头下方的牙周膜也有炎症和水肿。

(三)诊断

根据上述临床表现作出诊断。

(四)治疗

去除局部刺激因素;消除急性炎症,去除邻面的菌斑、牙石,以消除或缓解龈乳头的急性炎症;局部使用抗菌消炎药物;待龈乳头的急性炎症消退后,应彻底去除病因。

八、急性多发性龈脓肿

急性多发性龈脓肿是一种临床症状较重的牙龈急性炎症。此病比较少见,主要发生于青壮年男性,患病前多有全口性的慢性龈炎,当身体抵抗力降低时,局部细菌大量繁殖和毒力增强,便可发生本病。

(一)临床表现

本病开始时牙龈乳头鲜红、肿胀,随即发生多个牙间乳头的肿胀和跳痛,每个红肿的龈乳头内有小脓肿形成,数日后脓肿可自行溃破,患牙及邻牙均可有轻度叩痛。患者体温升高,服用抗生素大多无效,治疗见效慢,患者十分痛苦。

(二)治疗

全身治疗,中西医结合治疗的效果优于单纯用抗生素者。局部常规治疗;急性症状控制后,应及时进行彻底的局部治疗,防止复发。对于牙龈脓肿反复发作且疗效差者,应检查血糖及尿糖,以排除糖尿病等全身因素。

九、增生性龈炎

牙龈组织在慢性炎症的基础上受到某些局部因素刺激而发生的炎症性增生,主要表现为牙龈组织明显的炎性肿胀,同时伴有细胞和胶原纤维的增生。

(一)病因和发病机制

本病多发于青少年,可能是因为青少年时期组织生长能力旺盛,对局部刺激易发生增殖性反应,加之青春期不够重视口腔卫生以及内分泌改变等诸多因素,使牙龈组织对局部刺激的敏感性增加。

(二)临床表现

早期表现以上、下前牙唇侧牙龈的炎症性肿胀为主,牙龈呈深红或暗红色,松软光亮,探之易出血。龈缘肥厚,龈乳头呈球状增生,甚至盖过部分牙面,使龈沟超过 3 mm,形成龈袋或假性牙周袋。按压龈袋表面可见溢脓。

(三)诊断

根据发病年龄、部位以及牙龈形态及色泽、质地的变化、有龈袋形成,可作出诊断。

(四)治疗

去除局部刺激因素,施行洁治术。口呼吸患者应针对原因进行治疗。龈袋内可用3%过氧化氢液冲洗,放置碘制剂。牙龈纤维增生的部分可施行牙龈成形术,以恢复生理外形。

第二节　牙周炎

牙周炎是由牙菌斑生物膜引起的牙周组织的感染性疾病,导致牙齿支持组织(牙龈、牙周膜、牙槽骨和牙骨质)的破坏——牙周袋形成和炎症、进行性的附着丧失和牙槽骨吸收。定植在龈牙结合部的牙菌斑日久可向牙周深部组织发展,牙龈结缔组织中的胶原纤维减少和破坏,结合上皮向根方增生,随后形成牙周袋。在牙周袋壁附近所发生的一系列免疫反应产生炎症介质,造成结缔组织和牙槽骨的丧失,使病变逐渐向根方发展加重,最后可导致牙齿的丧失。

一、慢性牙周炎

慢性牙周炎(chronic periodontitis,CP)原名成人牙周炎(adult periodontitis,AP)或慢性成人牙周炎(chronic adult periodontitis,CAP)。

本病为最常见的一类牙周炎,约占牙周炎患者的95%,由长期存在的慢性牙龈炎向深部牙周组织扩展而引起。

(一)病因和发病机制

牙周炎是多因素疾病。微生物是引发牙周炎的始动因子。堆积在龈牙结合部的牙面和龈沟内的菌斑微生物及其产物引发牙龈的炎症和肿胀,使局部微生态环境更有利于一些革兰阴性厌氧的牙周致病菌滋生,凡是能加重菌斑滞留的因素,如牙石、不良修复体、食物嵌塞、牙排列不齐、解剖形态的异常等,均可成为牙周炎的局部促进因素,加重和加速牙周炎的进展。

(二)临床表现

牙周炎的临床特征是牙龈的炎症、有牙周袋形成、附着丧失、牙槽骨吸收,最后导致牙松动,丧失咀嚼功能。

患处牙龈呈现不同程度的慢性炎症,颜色暗红或鲜红,质地松软,点彩消失,边缘圆钝且不与牙面贴附。有些患者由于长期的低度炎症,使牙龈有部分纤维性增生、变厚,表面炎症不明显,但牙周探诊后,袋内壁有出血,也可溢脓。牙周袋探诊深度超过3 mm,但如有牙龈退缩(附着丧失),则探诊深度可能在正常范围,因此附着丧失比单纯的探诊深度能更准确地反映牙周支持组织的破坏。

牙周袋、附着丧失和牙槽骨吸收在牙周炎的早期即已出现,但因程度较轻,一般无明显不适,临床主要的症状为刷牙或进食时出血或口内异味,但通常不引起患者的重视。直至形成深牙周袋后,出现牙松动、咀嚼无力或疼痛,甚至发生急性牙周脓肿等才去就诊,此时已为晚期。

慢性牙周炎患者除有上述四大特征外,晚期常可出现其他伴发病变和症状,如:①牙齿移位;②由于牙松动、移位和龈乳头退缩,造成食物嵌塞;③由于牙周支持组织减少,造成继发性𬌗创伤;④牙龈退缩使牙根暴露,对温度刺激敏感,甚至发生根面龋;⑤深牙周袋内脓液引流不畅时,或身体抵抗力降低时,可发生急性牙周脓肿;⑥深牙周袋接近根尖时,可引起逆行性牙髓炎;⑦牙周袋溢脓和牙间隙内食物嵌塞,可引起口臭。

(三)诊断

早期牙周炎与慢性牙龈炎的区别不甚明显,需通过仔细检查而及时诊断。根据上述临床表现,确诊为慢性牙周炎后,还应根据病情确定其严重程度、是否为活动期等,以制订治疗计划和判断预后。

(四)治疗

1. 局部治疗

(1)控制菌斑:菌斑在牙面上一直不间断地形成,在清洁过的牙面上若停止刷牙,8小时后细菌数即可达到10^3~10^4/mm^2,24小时后可增加100~1000倍。因此不能单靠医生的治疗,必须向患者仔细讲明菌斑的危害,如何发现和清除之,并使患者充分理解坚持不懈地清除菌斑的重要性。此种健康教育应贯穿于治疗的全过程。患者每次就诊时,医生应检查和记录其菌斑控制的程度,并反馈给患者。尽量使有菌斑的牙面只占全部牙面的20%以下。

(2)彻底清除牙石,平整根面(root planing):龈上牙石的清除称为洁治术,龈下牙石的清除称为龈下刮治术或深部刮治术。龈下刮治除了刮除龈下牙石外,还须将暴露在牙周袋内的含有内毒素的病变牙骨质刮除,使根面符合生物学要求(biologically acceptable),有利于牙周支持组织重新附着于根面,形成新附着(new attachment)。

(3)牙周袋及根面的药物处理:大多数患者在根面平整后,组织能顺利愈合,不需药物处理。对一些炎症严重、肉芽组织增生的深牙周袋,在刮治后可用药物处理袋壁。过去常用烈性药物如碘酚等,现已不用。必要时可用复方碘液,它有较强的消炎、收敛作用,应注意避免烧灼邻近的黏膜。

(4)牙周手术基础治疗后 1~2 个月时,应复查疗效,若仍有 4 mm 以上的牙周袋,探诊仍有出血,或有些部位的牙石难以彻底清除,则可视情况决定再次刮治或需进行牙周手术。

(5)建立平衡的颌关系:可通过松动牙的结扎固定、各种夹板等治疗使患牙消除创伤而减少动度,改善咀嚼功能。有些病例在治疗后数月时,X 线片可见牙槽骨硬板致密。

(6)对于有深牙周袋、过于松动的严重患牙,如确已无保留价值者,应尽早拔除,这样可以①消除微生物聚集部位;②有利于邻牙的彻底治疗;③避免牙槽骨的继续吸收,保留牙槽嵴的高度和宽度,以利义齿修复;④避免反复发作牙周脓肿;⑤避免因患牙松动而使患者只用另一侧咀嚼。有条件时,最好在第一阶段治疗结束、第三阶段永久修复之前,制作暂时性修复体,以达到改善咀嚼功能、松牙固定和美观的要求。

2. *全身治疗* 慢性牙周炎对洁治和刮治有较好的反应,除非是重症患者、对常规治疗反应不佳、或出现急性症状,一般不需使用抗菌药物。对患有某些系统疾病如糖尿病、消化道疾病、心血管疾病等的慢性牙周炎患者,应积极治疗并控制全身性疾病,以利于牙周组织愈合。吸烟者对牙周治疗的反应较差,应劝患者戒烟。

3. *维护期的牙周支持疗法* 大多数慢性牙周炎在经过恰当的治疗后,炎症消退,病情得到控制。但预防病情的复发却有赖于患者日常持之以恒的菌斑控制,以及定期的复查、监测和必要的治疗。

课堂互动

一名妊娠 2 个月的孕妇患有慢性牙周炎,全口牙石Ⅱ度,牙龈红肿,探诊出血,作为接诊医生,你将如何设计你的治疗方案?

二、侵袭性牙周炎

侵袭性牙周炎按其患牙的分布可分为局限型和广泛型。局限型侵袭性牙周炎相当于过去的局限型青少年牙周炎;广泛型侵袭性牙周炎相当于过去的广泛型青少年牙周炎和快速进展性牙周炎。

(一)局限型侵袭性牙周炎(localised aggressive periodontitis, LAgP)

Baer 在 1971 年提出本病的定义为"发生于全身健康的青少年,有一个以上恒牙的牙槽骨快速破坏。牙周破坏的程度与局部刺激物的量不一致"。1989 年世界牙周病研讨会将其定名为局限性青少年牙周炎,并归入早发性牙周炎。

1. 病因和发病机制　对侵袭性牙周炎的病因虽未完全明了，但已能肯定某些特定微生物的感染，以及机体防御能力的缺陷是引起本病的两个主要因素。

(1)微生物：大量的研究表明放线杆菌是侵袭性牙周炎的主要致病菌。

(2)全身背景：已有大量研究证明本病患者有周缘血的中性粒细胞和(或)单核细胞的趋化功能降低。

2. 临床表现

(1)年龄与性别：患者一般年龄较小，发病可始于青春期前后，因早期无明显症状，患者就诊时常已20岁左右，但也可发生于35岁以上的成年人。女性多于男性，但也有人报告性别无差异。

知识链接

局限型侵袭性牙周炎的患病率

我国11~20岁青少年中，侵袭性牙周炎的患病率为0.12%~0.47%，国外资料显示英国15~19岁学生中侵袭性牙周炎的患病率约为0.1%，但不同种族之间有区别：白种人为0.02%，非洲人为0.8%，亚裔人为0.2%。

(2)口腔卫生情况：本病一个突出的表现是早期患者的菌斑、牙石量很少，牙龈表面的炎症轻微，但却已有深牙周袋，牙周组织破坏程度与局部刺激物的量不成比例。牙龈表面虽然无明显炎症，实际上在深袋部位是有龈下菌斑的，而且袋壁也有炎症和探诊后出血，晚期还可以发生牙周脓肿。

(3)好发牙位：1999年新分类法规定，局限型侵袭性牙周炎的特征是“局限于第一磨牙或切牙的邻面有附着丧失，至少波及两个恒牙，其中一个为第一磨牙。其他患牙(非第一磨牙和切牙)不超过两个”。简言之，典型的患牙局限于第一磨牙和上下切牙，多为左右对称。但早期的患者不一定波及所有的切牙和第一磨牙。

(4)X线片所见：第一磨牙的近远中有垂直型骨吸收，形成典型的“弧形吸收”，在切牙区多为水平型骨吸收。有的文献报道还可见牙周膜间隙增宽，硬骨板模糊，骨小梁疏松等。

(5)病程进展很快：顾名思义，本病发展很快，有人估计本型患者的牙周破坏速度比慢性牙周炎快3~4倍，在4~5年内，牙周附着破坏可达50%~70%，患者常在20岁左右即已需拔牙或牙自行脱落。

(6)早期出现牙齿松动和移位：在炎症不明显的情况下，切牙和第一磨牙可出现松动，自觉咀嚼无力。切牙可向唇侧远中移位，出现牙间隙，多见于上切牙。后牙移位较少见，可出现不同程度的食物嵌塞。

(7)家族聚集性：家族中常有多人患本病，患者的同胞有50%患病机会。其遗传背景可能与白细胞功能缺陷有关，也有人认为是X连锁性遗传或常染色体显性遗传等。但也有一些学者认为是由于牙周致病菌在家族中的传播所致。

(二)广泛型侵袭性牙周炎(generalized aggressive periodontitis，GAgP)

广泛型侵袭性牙周炎也主要发生于30岁以下的年轻人，但也可见于35岁以上者。其受累的患牙广泛,新分类法规定其特征为“广泛的邻面附着丧失,侵犯第一磨牙和切牙以外的牙数在三颗以上”。广泛型和局限型究竟是两个独立的类型,抑或前者是局限型侵袭性牙周炎发展和加重的结果,尚不肯定,但有不少研究结果支持两者为同一疾病不同阶段的观点。

1. 临床表现

(1)通常发生于30岁以下者,但也可见于年龄更大者。

(2)广泛的邻面附着丧失,累及除切牙和第一磨牙以外的三颗以上牙齿。

(3)有严重而快速的附着丧失和牙槽骨破坏,呈明显的阵发性。

(4)在活动期,牙龈有明显的炎症,呈鲜红色,并可伴有龈缘区肉芽性增殖,易出血,可有溢脓。但有些病例虽有深牙周袋,牙龈表面炎症却不明显。可能处于静止期。

(5)菌斑牙石的沉积量因人而异,多数患者有大量的菌斑和牙石,也可很少。

(6)部分患者具有中性粒细胞及(或)单核细胞的功能缺陷。

(7)患者有时伴有全身症状,包括体重减轻、抑郁及全身不适等。

(8)一般患者对常规治疗如刮治和全身药物治疗有明显的疗效,但也有少数患者经任何治疗都效果不佳,病情迅速加重直至牙齿丧失。

2. 诊断　本病应抓住早期诊断这一环节,因初起时无明显症状,待就诊时多已为晚期。如果年轻患者的牙石等刺激物不多,炎症不明显,但发现有少数牙松动、移位或邻面深袋,局部刺激因子与病变程度不一致等,则应引起重视。重点检查切牙及第一磨牙邻面,并拍摄X线片。有条件时,可作微生物学检查发现放线杆菌,或检查中性粒细胞有无趋化和吞噬功能的异常。若为阳性,对诊断本病十分有助。早期诊断及治疗对保留患牙极为重要。对于侵袭性牙周炎患者的亲属进行牙周检查,有助于早期发现其他病例。

3. 治疗

(1)早期治疗,防止复发:本病常导致患者早年拔牙,因此特别强调早期、彻底的治疗,主要是彻底消除感染。治疗基本同慢性牙周炎,洁治、刮治和根面平整等基础治疗是必不可少的。

(2)抗菌药物的应用:不少学者报告,本病单纯用刮治术不能消除入侵牙龈中的伴放线放线杆菌,残存的微生物容易重新在牙面定植,使病变复发。因此主张全身服用抗生素作为洁治和刮治的辅助疗法。国外主张使用四环素0.25 g,每日4次,共服2~3周。但在我国,由于20世纪四环素的滥用导致耐药菌株出现,四环素对国内患者效果不理想。也可用小剂量多西环素,50 mg,每日2次。

(3)调整机体防御功能:宿主对细菌感染的防御反应在侵袭性牙周炎的发生、发展方面起重要的作用,近年来人们试图通过调节机体的免疫和炎症反应过程来减轻或治疗牙周炎。

(4)其他:在病情不太重而有牙移位的患者,可在炎症控制后,用正畸方法将移位的牙复位排齐,但正畸过程中务必加强菌斑控制和牙周病情的监控,加力也宜轻缓。据Baer等介绍,青少年牙周炎患者如果第一磨牙破坏严重,而第三磨牙尚未萌出,X线片显示其牙根已形成1/3~2/3,则可将患病的第一磨牙拔除,而将发育中的第三磨牙移植于第一磨牙的拔牙窝内,可期望获得移植牙的牙根继续形成的效果,避免了用义齿修复第一磨牙。

知识链接

广泛型侵袭性牙周炎的疗效维护

在牙周炎症控制后，长期疗效由患者依从性和维护治疗的措施所决定。患者维护期中的菌斑控制尤为重要，应采用各种必要的手段，而且医生在维护期所采取的措施应更积极，适时而详尽的再评价可为及时采取有效治疗提供依据。

三、反映全身疾病的牙周炎

反映全身疾病的牙周炎（periodontitis as a manifestation of systemic diseases）指一组以牙周炎作为其突出表征之一的全身疾病，包括血液疾病（白细胞数量和功能异常、白血病等）和遗传疾病。

有牙周组织表现的常见全身疾病有：

1. 掌跖角化-牙周破坏综合征。
2. Down 综合征。
3. 白细胞功能异常。
4. 艾滋病。

案例分析

案例 1

某患者，男，36 岁。因下前牙刷牙出血就诊。

检查：下切牙颈部牙石Ⅰ度沉积，牙龈充血发红，质地松软，边缘厚钝，龈乳头圆钝、肥大、面光亮。龈沟深约 3 mm，轻探出血。无附着丧失。请问其诊断与治疗方法。

分析要点

(1)诊断：下切牙边缘性龈炎。

(2)诊断依据：患处牙龈红肿，有龈袋，轻探牙龈出血。无附着丧失。

(3)治疗方法

①行龈上洁治术，彻底去除菌斑、牙石等局部刺激因素。

②龈袋用过氧化氢溶液冲洗冲，吸干后涂布碘甘油。

③做好口腔卫生宣教工作，教会患者正确刷牙方法，定期复查。

案例思考：本病例临床上仔细观察，注意与其他相似疾病的鉴别诊断，如早期牙周炎等。

案例点评：本病为最常见的牙龈疾病，病损一般局限于游离龈和龈乳头，严重时可波及附着龈，下前牙最多见，其次为上颌后牙的颊侧和下颌后牙的舌侧。在龈缘附近牙面上沉积的牙菌斑为引发本病的始动因子，牙石、食物嵌塞等局部刺激因素可引发或加重牙龈的炎症。

案例 2

(一) 案例概述

某患者，女，49 岁。下前牙处常有脓液溢出 1 个月余。

检查：$\frac{\quad|\quad}{21|12}$排列不齐，牙石Ⅱ度，牙龈红肿、轻探出血，牙周袋深 4 ~ 5 mm，内有脓液，探之根面粗糙有牙石。松动Ⅰ度。X 线片示 41、42、31、32 牙槽骨水平吸收达根长 1/3 左右。据此请作出诊断并且拟订治疗计划。

分析要点

(1) 诊断：该处患牙有牙龈炎症、牙周袋、牙槽骨水平型吸收和松动等典型牙周炎临床表现。

(2) 治疗方案

①首先进行彻底的洁、刮治，彻底清除牙石等局部刺激物；龈袋冲洗、上药。

②进行口腔卫生宣教，让患者掌握正确的刷牙方法。

③1 个月后再酌情进行下前牙翻瓣术，以消除牙周袋。

④术后定期复查，维护疗效。

案例思考：本病例临床上仔细观察，注意与其他相似疾病的鉴别诊断。

案例点评：牙周炎是牙齿周围的支持组织所发生的慢性破坏性疾病。成人牙周炎为临床最常见的一型牙周炎，约占牙周炎患者的95%，由慢性牙龈炎向深部牙周组织扩展所致。本病发病的始动因子是长期堆积在龈缘附近的牙菌斑，而局部促进因素则为沉积于牙面的牙石、软垢、不良修复体、食物嵌塞、口呼吸等局部刺激因素。此外，𬌗创伤在牙周病过程中起着重要作用。

课堂互动

一名妊娠 2 个月的孕妇患有慢性牙周炎，全口牙石Ⅱ度，牙龈红肿，探诊出血，作为接诊医生，你将如何设计你的治疗方案？

达标与评价

(一) 选择题

1. 龈下菌斑为主的细菌是

A. 需氧或兼性厌氧菌　　B. 革兰阳性丝状菌

C. 革兰阳性兼性厌氧菌及专性厌氧菌

D. 变形链球菌　　E. 唾液链球菌

2. 龈乳头溃疡坏死缺损，特异口臭，覆盖灰白膜，最可能的诊断为

A. 膜性口炎　　B. 白念珠菌病　　C. 坏死性龈口炎

D. 天疱疮　　E. 妊娠期龈炎

女，57 岁，主诉牙龈反复肿痛 2 个月。检查：多数牙的牙龈肥大增生、牙周溢脓，牙齿松动、移位，全身患有高血压、心脏病、神经衰弱。

3. 请指出下列哪一疾病最可能引起牙周病患者的牙龈反复肿胀

A. 高血压　　B. 心脏病　　C. 糖尿病

D. 神经衰弱　　E. 胃炎

4. 如果怀疑此患者有糖尿病，为确诊，该患者最应做哪项体检

A. 血、尿糖的水平　　B. 胃镜检查　　C. 心电图

D. 骨髓象检查　　E. 活检

5. 若此患者已排除糖尿病，其牙龈增生肥大的原因与哪项最有关

A. 长期服用异山梨酯　　B. 长期服用硝苯吡啶　　C. 长期服用吲哚美辛

D. 长期服用苯妥英钠　　E. 长期服用环孢菌素

6. 选择最佳治疗方案是

A. 牙周基础治疗　　B. 口腔卫生宣教　　C. 含漱剂控制菌斑

D. 最好更换降压药　　E. 上述都对

(二)简答题

1. 试述边缘性龈炎的治疗原则。

2. 试述早期牙周炎与牙龈炎的鉴别要点。

（史　春）

第四章　口腔黏膜常见疾病

目标与任务

目标

1. 掌握：口腔黏膜常见疾病的临床表现、诊断和治疗原则。

2. 熟悉：口腔黏膜常见疾病的病因、鉴别诊断。

3. 了解：口腔黏膜常见疾病的发病机制和预防。

任务

1. 口腔单纯性疱疹。

2. 口腔念珠菌病。

3. 复发性阿弗他溃疡。

4. 口腔扁平苔藓。

5. 口腔白斑病。

第一节　口腔单纯性疱疹

单纯疱疹病毒(herpes simplex virus, HSV)对人体的感染非常多见，口腔、皮肤、眼、会阴、

神经系统等是常易受侵犯部位。一般认为人类是其天然宿主,世界上1/3以上的人群曾患复发性疱疹性口炎。

一、临床表现

(一)原发性疱疹性口炎

其发病有以下四个时期:

1. 前驱期　发病前常有与疱疹病患者接触史。经过4~7天的潜伏期后,出现发热、头痛、疲乏不适、全身肌肉疼痛、咽喉肿痛等急性症状,颌下和颈上淋巴结肿大、触痛。患儿流涎、拒食、烦躁不安。经过1~2天后,口腔黏膜、附着龈和缘龈广泛充血水肿。

2. 水疱期　口腔黏膜出现成簇小水疱,似针头大小,疱壁薄、透明,易溃破,形成浅表溃疡。

3. 糜烂期　成簇的小水疱溃破后可引起大面积糜烂,并可造成继发感染,上覆黄色假膜。唇和口周皮肤也可有类似病损,疱破溃后形成痂壳。

4. 愈合期　糜烂面逐渐缩小、愈合,整个病程需7~10天。

(二)复发性疱疹性口炎

其临床特点为:

1. 损害总是以多个成簇的水疱开始。

2. 损害复发时总是在原先发作过的位置或附近。

3. 有前驱症状,患者开始可感觉到轻微的疲乏与不适,很快就在将要发生复发损害的部位出现痒、张力增加、灼痛、刺痛等症状。

4. 约在数小时内出现水疱,周围有轻度的红斑。在一般情况下,水疱可持续24小时,随后破裂、糜烂、结痂。病程约10天,但继发感染常延缓愈合,愈合后不留瘢痕,但可有色素沉着。

5. 诱使复发的因素包括局部机械刺激、感冒、阳光照射等;情绪因素也能促使复发。

虽然复发性唇疱疹是本病的最常见复发形式,但少数复可有损害牙龈和硬腭的。

二、诊断

多数病例依据临床表现都可作出诊断。原发性感染多见于婴幼儿,急性发作,全身反应重,口腔黏膜和唇周围出现成簇的小水疱。破溃后形成浅溃疡,在口周皮肤形成痂壳。复发性感染多见于成人,好发于唇红部黏膜及皮肤或口角,表现为成簇小水疱,痒、痛,破溃后结痂,有自限性。全身反应轻。

三、治疗

(一)抗病毒药物

包括阿昔洛韦、利巴韦林、干扰素和聚肌胞以及疫苗和免疫球蛋白。

(二)免疫调节剂

对于单纯疱疹感染复发较严重而频繁者,除抗病毒药物,还可选用胸腺素、转移因子(TF)、左旋咪唑(LMS)等免疫调节剂。

(三)局部用药

1. 口腔黏膜用药　包括0.1%~0.2%葡萄糖酸氯己定(洗必泰)溶液、5%金霉素甘油糊剂和西瓜霜粉剂等。

2. 唇部及其他口周皮肤用药　如5%阿昔洛韦软膏或5%碘苷的二甲基亚砜液局部涂擦。

(四)物理疗法

可用氦氖激光治疗。

(五)对症和支持疗法及中医中药治疗

第二节　口腔念珠菌病

口腔念珠菌病(oral candidosis)是由念珠菌属感染所引起的口腔黏膜疾病。近些年,随着抗生素和免疫抑制剂的广泛使用,造成菌群失调或免疫力降低,使口腔黏膜念珠菌病的发病率相应增高。

一、病因

本病主要由白色念珠菌引起。

知识链接

白色念珠菌为单细胞酵母样真菌,常寄生在正常人的口腔、肠道、阴道和皮肤等处,与体内其他微生物保持共生平衡状态,并不发病;当宿主防御功能降低时,这种非致病性念珠菌转化为致病性菌,故为条件致病菌。

二、临床表现

口腔念珠菌病按其主要病变部位可分为念珠菌性口炎、念珠菌性唇炎与念珠菌性口角炎。

(一)念珠菌性口炎

1. 急性假膜型　急性假膜型念珠菌性口炎多见于婴幼儿,尤以新生儿多见,故又称新生儿鹅口疮或雪口病。多在出生后2~8天内发生,好发部位为颊、舌、软腭及唇,损害区黏膜充血,随即出现许多散在的白色小斑点,小点略高起,状似凝乳,逐渐增大,相互融合为白色丝绒状斑片,严重者蔓延至扁桃体、咽部、牙龈。早期黏膜充血较明显,斑片附着不十分紧密,稍用力可擦掉,露出红的黏膜糜烂面及轻度出血。患儿烦躁不安、哭闹、拒食,有时伴有轻度发热,少数病例还可蔓延到食管、支气管或肺部,或并发皮肤念珠菌病。

2. 急性红斑型　急性红斑型念珠菌性口炎又称为萎缩型。多见于成年人,主要由于长期应用广谱抗生素而致,并且大多数患者患有消耗性疾病,如白血病、营养不良、内分泌紊乱、肿瘤化疗后等。某些皮肤病在大量应用青霉素、链霉素的过程中,也可发生念珠菌性口炎。因此,本型又被称为抗生素口炎。主要表现为黏膜充血、糜烂,舌背乳头呈团块萎缩,周围舌苔增厚。患者常首先有味觉异常或味觉丧失,口腔干燥,黏膜灼痛。

3. 慢性肥厚型　本型又称增殖型念珠菌性口炎,可见于颊黏膜、舌背及腭部。本型的颊黏膜病损常对称地位于口角内侧三角区,表现为固着紧密的白色角质斑块,类似一般黏膜白斑,严重时呈结节状或颗粒状增生。

4. 慢性红斑型　本型又称义齿性口炎，义齿上附着的真菌是主要致病原因。损害部位常在上颌义齿腭侧面接触的腭、龈黏膜，女性患者多见。黏膜呈亮红色水肿，或有黄白色的条索状或斑点状假膜。

(二)念珠菌性唇炎

多发于50岁以上患者。一般发生于下唇，可同时有念珠菌性口炎或口角炎。分糜烂型和颗粒型。

糜烂型者在下唇红唇中份长期存在鲜红色的糜烂面，周围有过角化现象，表面脱屑。颗粒型者表现为下唇肿胀，唇红皮肤交接处常有散在突出的小颗粒。刮取念珠菌性唇炎糜烂部位边缘的鳞屑和小颗粒状组织镜检，可发现芽生孢子和假菌丝。

(三)念珠菌性口角炎

多发生于儿童、身体衰弱患者和血液病患者。双侧口角区的皮肤与黏膜发生皲裂，邻近的皮肤与黏膜充血，皲裂处常有糜烂和渗出物，或有结痂，张口时疼痛、出血。

年长患者的口角炎多与咬合垂直距离缩短有关，也与义齿的局部刺激、义齿性溃疡的感染有密切关系。儿童在冬季，因口唇干裂继发的念珠菌感染的口角炎也较常见。其特点为唇周皮肤呈干燥状并附有细的鳞屑，伴有不同程度的瘙痒感。

三、诊断

根据病史、临床表现和实验室检查，包括涂片检查病原菌、分离培养、免疫学和生化检验、组织病理学检查和基因诊断等作出诊断。

四、治疗

首先应去除可能的诱发因素，如停用抗生素等。治疗以局部治疗为主，辅以全身治疗。

(一)局部药物治疗

1. 2%~4%碳酸氢钠(小苏打)溶液　用于清洗婴幼儿口腔，也可用于清洗母亲乳头及浸泡义齿。

2. 0.05%甲紫(龙胆紫)水溶液　每日涂擦3次。

3. 氯己定　选用0.2%溶液或1%凝胶局部涂布、冲洗或含漱。

4. 西地碘(商品名华素片)　每次1片含化后吞服，每日3~4次。禁用于碘过敏者。

5. 制霉菌素　局部可用水混悬液涂布，每2~3小时1次，涂布后可咽下。

6. 咪康唑(商品名达克宁)　散剂可用于口腔黏膜，霜剂适用于舌炎及口角炎。

(二)全身抗真菌药物治疗

1. 酮康唑　成人剂量为每日1次口服200 mg，2~4周为1个疗程。

2. 氟康唑　对口腔念珠菌感染疗效优于酮康唑。首次1日200 mg，以后每日1次，每次100 mg，口服，连续7~14日。

3. 伊曲康唑　每日口服100 mg。作用强于酮康唑。

(三)增强机体免疫力

注射胸腺素、转移因子。

(四)手术治疗

转上级医院。

第三节　复发性阿弗他溃疡

复发性阿弗他溃疡(recurrent aphthous ulcer,RAU)又称复发性口腔溃疡、复发性口疮、复发性阿弗他口炎等,是最常见的口腔黏膜病,患病率高达20%左右。本病有明显的灼痛感,病损表现为孤立的、圆形或椭圆形的浅表性溃疡,具有周期性、复发性及自限性的特点。

一、病因

病因复杂,存在明显的个体差异,目前尚无统一说法。发病因素包括免疫因素、遗传因素、系统性疾病因素、环境因素等。

二、临床表现

临床一般分为轻型、重型和疱疹样溃疡。

(一)轻型阿弗他溃疡

最常见,约占 RAU 的80%。溃疡不大,数目不多,每次1~5个,孤立散在,直径为2~4 mm,圆形或椭圆形,边界清楚。好发于角化程度较差的区域,如唇、颊黏膜。发作时溃疡有"红、黄、凹、痛"特点,即溃疡中央凹陷,基底软,外周有约1 mm的充血红晕带,表面覆有浅黄色假膜,灼痛感明显。复发有规律性,一般分为发作期、愈合期和间歇期。发作期又分为前驱期和溃疡期。前驱期黏膜局部不适,触痛或灼痛;约24小时后出现白色或红色丘疹状小点;2~3天后上皮破损,进入溃疡期;再经4~5天后红晕消失,溃疡愈合,不留瘢痕。发作期一般持续1~2周,具有不治而愈的自限性。间歇期长短不一,因人而异。一般初发间歇期较长,此后逐渐缩短,直至此起彼伏、连绵不断。

(二)重型阿弗他溃疡

又称复发性坏死性黏膜腺周围炎,或腺周口疮。溃疡常单个发生,大而深,似"弹坑"状。直径可达10~30 mm,深及黏膜下层直至肌层。周边红肿隆起,基底较硬,但边缘整齐清晰。溃疡疼痛较重,愈后可留瘢痕,甚至造成舌尖、腭垂缺损或畸形。

(三)疱疹样阿弗他溃疡

溃疡小,直径小于2 mm,而数目多,可达数十个,散在分布于黏膜任何部位。邻近溃疡可融合成片,黏膜发红充血,疼痛较重。愈后不留瘢痕。

课堂互动

同学们谁得过口腔溃疡?有哪些表现?结合上述临床表现的分型,你得的口腔溃疡属于哪一种类型?

三、诊断

根据临床体征及复发性、自限性病史即可诊断。依据溃疡特征可以分型。对大而深且长期不愈的溃疡,应警惕癌肿的可能,需做活检明确诊断。

四、治疗

由于病因尚不明确,故临床疗效不很理想。

(一)局部治疗

主要是消炎、止痛、防止继发感染,促进愈合。

1. 消炎类药物　①药膜:在羧甲基纤维素钠、山梨醇中加入金霉素、氯己定,以及表面麻醉剂、皮质激素等制成;②软膏:0.1%曲安西龙(去炎松、醋酸氟羟泼尼松)软膏;③含漱液:0.1%高锰酸钾液、0.02%呋喃西林液、3%复方硼酸液;④含片:西地碘片(华素片)、溶菌霉片;⑤散剂:冰硼散、西瓜霜等;⑥超声雾化剂。

2. 止痛类药物　0.5%盐酸达克罗宁液、1%普鲁卡因或2%利多卡因液经稀释后,涂于溃疡处或含漱。

3. 局部封闭　用曲安奈德或醋酸泼尼松龙混悬液加等量2%利多卡因液,溃疡下局部浸润。

4. 理疗　利用激光、微波等治疗仪或口内紫外灯照射,有减少渗出、促进愈合的作用。

(二)全身治疗

原则为对因治疗、控制症状、促进愈合、减少复发。

1. 肾上腺皮质激素及其他免疫抑制剂　①肾上腺皮质激素类:常用药物为泼尼松,每片5 mg,每日10~30 mg,分3次口服,病情控制后逐渐减量,维持量每日5~10 mg,②细胞毒类药物:常用药物有环磷酰胺、甲氨蝶呤、硫唑嘌呤,一般用药在2周之内,最长不超过4~6周。

2. 免疫增强剂　左旋咪唑、转移因子、胸腺素、卡介苗等有增强机体细胞免疫功能的作用;胎盘球蛋白、丙种球蛋白等适用于体液免疫功能降低者。

3. 中药　昆明山海棠片,每片0.25 mg,每日3次,每次2片,口服。

第四节　口腔扁平苔藓

口腔扁平苔藓(oral lichen planus,OLP)是口腔黏膜病中最常见的疾病之一,好发年龄为中年人,女性多于男性。

一、病因

病因不明。与精神、内分泌、免疫、感染、微循环障碍、遗传等因素有关。

二、临床表现

(一)口腔黏膜病损

典型的病损特征为由针头大小的小丘疹连成白色或灰白色细条纹,条纹互相交织呈网状、树枝状、环状、半环状或斑块状。黏膜可发生红斑、充血、糜烂、溃疡等表现。病损消退后,可留有色素沉着。

病损可发生于口腔黏膜的任何部位,以颊部最多见,其次为舌、龈、前庭、唇、腭、口底等部位。病损多数左右对称。患者多无自觉症状,常偶然发现。有些患者感黏膜粗糙、木涩感、烧灼感,口干,偶有虫爬痒感。可同时出现多样病损,并可相互重叠和相互转变。

1. 分型　网状型、环状型、条纹型、斑块型、丘疹型、水疱型、糜烂型和萎缩型。

2. 不同部位的病损表现特点

(1)舌部:发生率仅次于颊部。多发生于舌前 2/3 区域,包括舌尖、舌背、舌缘及舌腹部。常见萎缩型损害,舌背丝状及菌状乳头萎缩,上皮变薄,光滑红亮,易形成糜烂。糜烂愈合后,形成平滑而缺乏乳头的表面。舌背病损亦可呈丘疹斑点状、圆形或椭圆形灰白斑块损害。舌腹病损多为网状、线条状的斑纹,可同时有充血、糜烂。舌缘及腹部白色花纹、充血并有自发性痛者,应注意观察并进行活体组织检查。

(2)唇部:下唇唇红多于上唇,病损多为网状或环状,白色条纹可延伸到口角,伴有鳞屑。

(3)牙龈:附着龈充血,接近前庭沟处可见白色花纹,牙龈表面发生糜烂,呈剥脱性龈炎表现。

(4)腭部:较为少见,位于腭侧龈缘附近,中央萎缩发红,边缘色白隆起。

(二)皮肤病损

以四肢伸侧多见,病损左右对称,瘙痒感明显。损害特点为紫红或暗红色有光泽的多角形扁平丘疹,粟粒至黄豆大小,融合成苔藓样。

(三)指(趾)甲病损

多见于拇指,甲板增厚或变薄,常有纵沟或嵴。甲部损害一般无自觉症状,如有继发感染,可引起周围组织疼痛。

三、诊断

本病以中年女性多见,病损左右对称,由粟粒大小的白色或灰白色丘疹组成的条纹构成网状、环状、树枝状、斑块状病损,病变区域边界不清晰。白色条纹间及周围可为正常黏膜或有充血、糜烂,甚或溃疡。如难以确认时,可进行活检。

四、治疗

(一)心身调理

应详细询问病史,注意调理心理状态。

(二)局部治疗

1. 刮治牙面结石。

2. 用氯已定漱口或制霉菌素含漱液。

3. 应用肾上腺皮质激素软膏,也可选用 10 ~ 25 mg 泼尼松龙、5 ~ 10 mg 曲安西龙、曲安奈德等加入等量 2% 普鲁卡因做病损区基底部注射,7 ~ 10 日 1 次。

(三)全身治疗

1. 昆明山海棠每次 0.5 g,每日 3 次,可较长期服用;雷公藤总甙片 0.5 ~ 1 mg/(kg · d)。

2. 氯喹每次 125 mg,每日 2 次,注意血象变化。还可用左旋咪唑、转移因子、聚肌胞等。

(四)中医中药治疗

第五节　口腔白斑病

口腔白斑(oral leukoplakia,OLK)是指口腔黏膜上以白色为主的损害,不具有其他任何可定义的损害特征;一些口腔白斑可以转化为癌。

一、病因

白斑多由长期的外来刺激引起。主要包括局部机械性、物理化学性刺激,如吸烟、嗜酒、喜食烫食和酸辣,喜嚼槟榔,白色念珠菌感染等。

二、临床表现

白斑多见于中老年男性,40岁以上为好发年龄,而且发病率随年龄的增加而增加。发病部位以颊黏膜最多,舌部次之,也可发生于唇、腭、龈及口底。

根据临床表现不同,白斑可分为均质型与非均质型两大类。前者包括斑块状、皱纸状等;颗粒状、疣状及溃疡状等属于后者。

(一)斑块状

口腔黏膜上出现白色或灰白色均质型较硬的斑块,平齐或稍高出黏膜表面,略粗糙,柔软,可无症状或轻度不适感。

(二)颗粒-结节状白斑

好发于颊黏膜口角区。在充血的黏膜上有细小的颗粒状白色损害,表面不平,可有小片状或点状糜烂,刺激痛。本型白斑多数可查到白色念珠菌感染。

(三)皱纸状

多发生于口底及舌腹。病损高低起伏,表面粗糙,如皱纸。

(四)疣状

呈乳白色,表面呈刺状或绒毛状突起,粗糙,质稍硬。疣状损害多发生于牙槽嵴、唇、腭、口底等部位。

(五)溃疡状

在增厚的白色斑块上有糜烂或溃疡,可有局部刺激因素。可有疼痛及反复发作史。

三、诊断

根据临床表现、病理检查,辅以脱落细胞检查及甲苯胺蓝染色,可对口腔黏膜白斑作出诊断。

四、治疗

1. 去除刺激因素,如戒烟、禁酒,少吃烫、辣食物、不嚼槟榔等。去除残根、残冠、不良修复体。

2. 局部治疗　0.1%~0.3%维A酸软膏局部涂布,但不适用于充血、糜烂的病损。50%蜂胶玉米朊复合药膜或含维生素A、E的口腔消斑膜局部敷贴。局部用鱼肝油涂擦。

3. 药物治疗　内服鱼肝油丸,或维生素A 5万U/d,或中药治疗。

4. 手术治疗　白斑在治疗过程中如有增生、硬结、溃疡等改变时，应及时手术切除活检。对溃疡型、疣状、颗粒型白斑应手术切除全部病变活检。

第六节　性传播疾病的口腔表现

一、梅毒

梅毒（syphilis）是一种慢性性传播疾病，也是一种复杂的全身性疾病。

根据传染途径的不同，梅毒可分为获得性（后天）梅毒和胎传（先天）梅毒。根据病程的长短，可分为早期梅毒和晚期梅毒。患者的口腔表征包括梅毒性树胶肿、口唇部的下疳和梅毒性舌炎。

二、淋病

淋病（gonorrhea）是一种常见性病，发病率居性病的首位。主要发生在性活跃的中青年人群，潜伏期一般为1～10日。临床上有5%～20%的男性、60%的女性患者无明显的临床症状。患者口腔损害主要表现为淋菌性口炎。口腔黏膜发红、充血，可有糜烂或浅表溃疡，被覆黄白色假膜。假膜易于擦去，呈现出血性创面。

三、艾滋病

详见第五章。

案例分析

男性患者，58岁，口腔溃疡反复发作10年左右，多在唇、颊、舌部位。近两年来，溃疡频发，愈合时间延长，唇部有瘢痕形成。此次悬雍垂处发生一较大溃疡，4周，疼痛，妨碍进食，其他部位未见溃疡。问：本病的诊断最可能是什么疾病？

分析要点：此病例中有以下几个诊断要点：

1. 唇、颊、舌部位反复发作10年左右的溃疡。
2. 近年，频繁发作，愈合时间延长，有瘢痕。
3. 本次在悬雍垂发生一个比较大的溃疡，4周不愈合。

案例思考：本病例需要与以下疾病鉴别：

1. 单纯疱疹。
2. 白塞病。
3. 轻型阿弗他溃疡。
4. 疱疹样阿弗他溃疡。

案例点评：单纯疱疹感染表现为成簇的小水疱，疱破后互相融合为浅表溃疡，原发性感染好发于婴幼儿，以后开始有复发性感染，通常有前驱症状，不会留下瘢痕；白塞病的诊断则还需要有生殖器溃疡、眼疾、皮肤损害的临床表现；复发性阿弗他溃疡通常可以分为轻型、疱疹样和重型，其中重型阿弗他溃疡又称为复发性坏死性黏膜腺周围炎或腺周口疮，发作时溃疡大而深,似“弹坑”,初始好发于口角,其后有向口腔后部发作的趋势,尽管发作期长达月余甚至数月,但仍有自限性,愈合后可留瘢痕。根据本病例的临床表现,最可能的诊断是腺周口疮。

达标与评价

(一)选择题

1. 下列念珠菌性口角炎具有的特征应除外
A. 口角区皮肤与黏膜发生皲裂
B. 常同时并发舌炎、唇炎、阴囊炎或外阴炎
C. 皲裂处常有糜烂和渗出物
D. 多发生于儿童、身体衰弱患者和血液病患者
E. 常为双侧罹患
2. 目前认为复发性阿弗他溃疡的确切病因是
A. 免疫因素　B. 遗传因素　C. 环境因素　D. 内分泌因素　E. 以上都不是
3. 系统性疾病的口腔表现包括
A. 牙龈出血　B. 溃疡　C. 舌痛　D. 色素异常　E. 以上都可能

(二)简答题

1. 简述复发性疱疹性口腔炎的临床特点。
2. 简述口腔扁平苔藓的诊断要点。

(牛卫东)

第八篇

口腔颌面外科学

第一章 绪 论

目标与任务

目标

1. 了解口腔颌面外科学的定义、发展简史。
2. 了解口腔颌面外科的业务范围与发展趋势。

任务

医院门诊和病房见习口腔颌面外科的日常工作。

口腔颌面外科学(oral and maxillofacial surgery)是口腔医学的重要组成部分,它是研究口腔器官(牙、牙槽骨、唇、颊、舌、腭、咽等)、面部软组织、颌面诸骨(上颌骨、下颌骨、颧骨)、颞下颌关节、涎腺、神经以及颈部某些疾病的防治为主要内容的学科。目前,我国口腔颌面外科的学科领域可包含九个方面:口腔颌面部麻醉、牙及牙槽外科(含修复前外科及牙种植等)、口腔颌面部感染、口腔颌面部损伤、口腔颌面部肿瘤、唾液腺疾病、颞下颌关节疾病、颌面部神经疾病以及颌面整形外科(含先天性畸形、后天性缺损以及正颌外科、颅颌面外科等)。通过本门课程的学习,能够全面了解口腔颌面外科的业务范围,掌握常见病的诊断和治疗原则及基本方法,从而在毕业后初步具有独立工作的能力,更好地为广大患者服务。

我国的医学科学工作者对口腔颌面外科的某些疾病防治有着悠久的历史。公元前3世纪,我国最早的医书《内经》中就有关于口腔生理、病理及其与全身疾病关系的记述。西晋(公元265~316年)史书中有唇裂修复术的记载,并且已为国外学者所引证。唐朝医书《千金方》(公元625年)中记载了口腔脓肿切开引流的手术,其对颞下颌关节脱位整复手法的描述,基本符合现代解剖生理学的解释。宋朝(公元960~1279年)医书《太平圣惠方》和《圣济总录》中已有牙再植术的内容。

国外医学早在古埃及、古印度、古希腊、古罗马及阿拉伯的医学专著中,就有关于口腔颌面外科内容的记载。公元前4世纪,在古希腊著名医学家Hippocartes的著作中,即有关于颌骨骨折、脱位的处理和拔牙手术的记载。波斯人Rages(公元850~923年)曾局部使用砒酸辅助拔牙。公元11世纪,阿拉伯的Abulcasis(1050~1122)在他的著作中描述和设计了整套的牙科手术器械,并提倡以硫酸铜粉对创口止血。公元16~18世纪,法国的外科医生记载了拔牙适应证和拔牙方法。19世纪后,随着工业技术和医学科技的发展,口腔颌面外科也有了飞跃的发展,逐步形成了现代的口腔颌面外科学。

新中国成立前,我国没有口腔颌面外科专业,口腔颌面外科疾病分别由牙科、普外科和耳鼻喉科医生治疗。20世纪50年代初,我国先后在四川、北京、上海等地的医学院校成立了口腔医学系,并在口腔医学中正式组建了口腔颌面外科学专业,开展了口腔颌面外科疾病的防治、教学和科研工作。1956年，卫生部颁布了口腔医学教育大纲，将“口腔外科学”改名为“口腔颌面外科学”。1959年，夏良才主编出版了我国第一本正式高等医学院校教材《口腔颌面外科学》。

口腔颌面外科建立以来，我国的口腔颌面外科事业得到了飞速的发展，并取得了巨大的成就。1986年，中华口腔医学会口腔颌面外科专业委员会成立，并加入了国际口腔颌面外科医师学会。我国自行研制、生产的各种药物以及诊断、治疗的新技术、新疗法的临床应用，有力地促进了我国口腔颌面外科的发展。中医学与口腔颌面外科学的结合，被国际上称为“中国式的口腔颌面外科学”。目前，我国的口腔颌面肿瘤诊治、显微外科、治疗性颞下颌关节镜外科、OSAHS的正颌外科治疗、唇腭裂的语音治疗等已达国际先进水平。但是，我们在基础研究及一些新兴的科学技术如分子生物学、生物医学工程学等领域和医疗器械设备上与世界先进水平还有较大的差距，对某些疾病的防治水平需要进一步提高，未来医学的发展也将从单纯生物医学模式向生物-心理-社会医学模式转变。这就要求我们加强理论学习，在学好口腔颌面外科学和掌握相关学科知识的同时，必须了解患者的心理和需要，学习新知识，以适应这一医学模式转变的需要。

（马国武）

第二章　口腔颌面外科麻醉与拔牙术

目标与任务

目标

1. 掌握：口腔颌面外科各种局麻的操作方法，重点掌握下牙槽神经、上牙槽后神经阻滞麻醉。

2. 掌握：局部麻醉的并发症和防治。

3. 掌握：牙拔除术的适应证、禁忌证；牙拔除的力学原理、基本步骤和方法、并发症防治以及拔牙创的愈合。

4. 掌握：各类牙拔除术的特点。

任务

1. 见习几种常用的麻醉操作技术。

2. 完成局麻操作实践和效果评判。

3. 学习拔牙前检查，了解拔牙适应证及注意事项。

4. 使用牙钳、牙挺进行简单拔牙术的全程操作。

5. 参观劈开、涡轮机拔除阻生齿的方法。

局部麻醉（local anesthesia）简称局麻，是指用局部麻醉药物暂时阻断机体一定区域内神经纤维的感觉传导,从而使该区域镇痛。局部麻醉不需要特殊的设备,术者可以独立操作,患者保持清醒,安全性大。

第一节　局部麻醉方法

常用的局部麻醉方法主要有表面麻醉、冷冻麻醉、浸润麻醉以及阻滞麻醉。

一、表面麻醉

表面麻醉(superficial anesthesia)亦称涂布麻醉,是将麻醉药物涂布或喷射于术区表面,药物被吸收而使末梢神经麻痹,以达到镇痛的效果。

常用药物为2%的盐酸丁卡因,也可采用4%的盐酸可卡因或达克罗宁进行表面麻醉,但作用不及丁卡因。

适用于表浅的黏膜下脓肿切开引流,松动的乳牙与恒牙的拔除,舌根、软腭或咽部的检查。

二、冷冻麻醉

冷冻麻醉(frozen anesthesia)是用药物使局部皮肤或黏膜温度骤然降低,以至局部感觉(首先是痛觉)消失,从而达到暂时性麻醉的效果。冷冻麻醉可持续时间3~5分钟,适用于浅表脓肿切开引流以及松动乳牙的拔除。临床上常用的药物是氯乙烷。

三、浸润麻醉

浸润麻醉(infiltration anesthesia)是将局麻药物注入组织内,使组织内的神经末梢失去传导痛觉的能力而产生麻醉效果。

(一)软组织手术的浸润麻醉法

1. 常用药物及浓度　0.5%~1%普鲁卡因或0.25%~0.5%利多卡因。

2. 适应证　脓肿切开引流、创伤清创缝合、小肿物的切除等软组织手术。

3. 方法　注射少量局麻药液于皮肤或黏膜下,形成一皮丘,再沿切口线由浅至深分层注射,由近及远扇形注射或围绕病变做包围式注射。局麻药物扩散至神经末梢,产生良好的麻醉效果。同时借助药液在组织内的张力,使手术区毛细血管的渗出减少,手术野清晰,组织容易分离。

4. 注意事项　注射针不应穿过感染灶或肿瘤,防止炎症的扩散和肿瘤细胞的种植。改变穿刺方向时,应先退针至黏膜下或皮下,以避免针头弯曲或折断。每次注药前应回抽,以防局麻药液注入血管内。

知识链接

在注射针穿刺前,穿刺部位的组织要拉开绷紧。一方面,绷紧的组织可以使注射针以最小的阻力刺入黏膜;另一方面,未绷紧的组织在穿刺时会被注射针推进和撕裂,造成注射时出现不舒适感和增加术后疼痛。

(二)牙及牙槽骨手术的浸润麻醉法

1. 常用药物及浓度　2%普鲁卡因或2%利多卡因。

2. 适应证　上颌及下颌前部牙齿和牙槽突的手术。

3. 方法

(1)骨膜上浸润麻醉法(supraperiosteal infiltration):又名局部浸润法,是将麻醉药注射到牙根尖部位的骨膜浅面。在牙及牙槽外科手术中,所有上颌牙及下颌前牙区均可采用浸润麻醉,因为这些部位的牙槽骨骨密质比较薄,骨质疏松多孔,麻醉药液容易渗入颌骨而麻醉牙神经丛。

首先根据注射部位调整好患者椅位。牵引注射处的黏膜,使之绷紧,以利于穿刺和减少疼痛。一般在拟麻醉牙的唇颊侧前庭沟进针。针头与黏膜呈45°角,针尖斜向骨面,刺入至黏膜下骨膜上,先注入少许麻药,然后使针与骨面平行,在骨面上滑行至所拔牙的根尖部位,注入麻药0.5~2 ml。注射时应松弛黏膜,以利于麻药的弥散和渗透。若需要麻醉几个牙的区域,可将针斜向前或后注射到各个牙的根尖周围。

上颌腭侧刺入点是距牙龈缘0.5~1 cm处,相当于所拔牙腭侧的根尖处,注入麻药0.5 ml。下颌舌侧刺入点在近根尖处或舌下黏膜皱襞处,注入麻药0.5 ml。为了避免骨膜下浸润所致的骨膜分离疼痛和手术后的局部反应,当注射针头触抵骨面后,应退针0.2 cm,然后注射麻药。

(2)牙周膜注射法(periodontal membrane injection):又称牙周韧带注射法,是将局麻药物注射于牙的近中和远中侧牙周膜内。

用短而细的注射针头,自牙的近中和远中侧刺入牙周膜,深约0.5 cm,用较大压力注入麻醉药0.2 ml,即可麻醉牙及牙周组织。本法在注射时较痛,但因注射所致损伤很小,所以适用于血友病等有出血倾向的患者。在其他麻醉注射法镇痛效果不佳时,加用牙周膜注射,常可取得满意的效果。

四、阻滞麻醉

阻滞麻醉(block anesthesia)是将局麻药液注射到神经干或其主要分支附近,阻断神经末梢传入的刺激,使被阻断的神经分布区域产生麻醉效果。阻滞麻醉的优点有用药量小、穿刺次数少、麻醉范围广、麻醉时间长、可远离病变部位注射、避免感染扩散和不使术区变形等优点。由于可以远离病变部位注射,对整形手术和感染病例尤为适用,主要用于三叉神经分布区域内的牙和颌骨的手术。常用的阻滞麻醉方法有上颌神经阻滞麻醉、下颌神经阻滞麻醉、上牙槽后神经阻滞麻醉、眶下神经阻滞麻醉、腭前神经阻滞麻醉、舌神经阻滞麻醉等。常用的麻醉药物为2%利多卡因。

(一)上牙槽后神经阻滞麻醉(block anesthesia of posterior superior alveolar nerve)

又称上颌结节注射法,是将麻醉药液注射于上颌结节后外方,以麻醉上牙槽后神经。本法适用于同侧上颌磨牙的拔除、相应的颊侧牙龈、黏膜、牙槽骨及上颌结节部的手术。

1. 注射方法　患者采取坐位或半卧位,头稍后仰,使上颌牙𬌗平面与地面呈45°角,半张口,使唇、颊部松弛。以上颌第二磨牙远中颊根所对应的前庭沟黏膜皱襞处作为刺入点;如第二磨牙尚未萌出,则以第一磨牙远中颊根处的前庭沟作进针点;对上颌磨牙已缺失的患者,应以颧牙槽嵴为标志,因其位置正对第一磨牙,从而可以估计第二磨牙的位置,确定刺入点。术者左手持口镜,将口角向后上方牵开。注射针与同侧上颌磨牙𬌗面呈45°角,按刺入点向后上方刺入，在进针过程中，同时要将针管向同侧口角方向转动，向后、上、内方向进针约 2 cm。目的是使针尖能沿着上颌结节后外侧弧形面滑行，准确到达上颌结节周围。回抽无血后，注射麻药 1.5～2 ml。

2. 注意事项　进针不宜过深，以免刺破上颌结节后方的翼静脉丛而造成血肿。

3. 麻醉区域及效果　麻醉同侧上颌磨牙(第一磨牙近中颊根除外)牙髓、牙周膜、牙槽骨及颊侧牙龈、黏骨膜。注意上颌第一磨牙近中颊根为上牙槽中神经支配。因此，在拔除上颌第一磨牙时，须在该磨牙近中颊根相对应的前庭沟黏膜皱襞处进行浸润麻醉。一般注射麻药 3～5 分钟后显示麻醉效果，患者感觉局部麻木，或用探针刺探该神经分布区软组织无痛觉。

(二)眶下神经阻滞麻醉(block anesthesia of infraorbital nerve)

又称眶下孔或眶下管注射法，是将麻醉药液注射于眶下孔或眶下管内，以麻醉眶下神经及其分支。麻药在眶下管内可麻醉上牙槽前神经、中神经甚至上牙槽后神经，如此可麻醉整个上颌牙槽神经丛。本法适用于同侧上颌切牙至前磨牙的拔除、牙槽突修整及囊肿摘除、唇裂修补等手术。

1. 口外法

(1)注射方法：先寻找刺入标志点，在眶下孔位于眶下缘中点下方 0.5～1 cm 处，用力压迫该处可有明显痛感。刺入点在鼻翼外侧 1 cm 处。用左手示指扪出眶下孔，右手持注射器，使注射器与皮肤呈 45°角，斜向后、上、外方进针约 1.5 cm 可直接刺入眶下孔。有时针尖触及骨面而不能进入管口，则应注射少许麻药，然后将注射器退出少许，改变方向后重新寻找眶下孔，直到感觉有落空感，表示已进入眶下孔，再继续进针 0.5 cm，回抽无血即可注射麻醉药 1～2 ml。

(2)注意事项：注射针进入眶下管不可超过 1 cm，以免损伤眼球，但也不可太浅，否则仅单纯麻醉眶下神经终末支，而达不到麻醉上牙槽中、前神经的目的。

(3)麻醉区域及效果：麻醉同侧上颌前牙、前磨牙、第一磨牙近中颊根、牙髓、牙周膜、牙槽骨及此区内的唇颊侧牙龈、牙槽黏骨膜、上颌窦黏膜、鼻侧及下眼睑到上唇的组织和黏膜等软组织。注射麻药 3～5 分钟后，患者即感到上唇麻木、肿胀或鼻腔干燥，但不能以此作为判断眶下神经阻滞麻醉成功的标志。应用探针刺探同侧上颌前牙、前磨牙颊侧牙龈或黏膜无疼痛，则表示上牙槽前、中神经和面部终末支全被麻醉。

2. 口内法

(1) 注射方法：刺入标志点在上颌侧切牙根尖所对应的前庭沟黏膜皱襞处作为刺入点。患者头稍后仰，术者以左手中指扪及眶下孔，拇指及示指尽力将上唇拉向前上方。注射针与上颌中线呈 45°角，由刺入点刺入，朝后、上、外方向对准眶下孔部位直接进针。如不易进入管内，可改变方向，直到感觉阻力消失，再进针 0.5～1 cm，回抽无血后，注射麻药 1～2 ml。

(2)麻醉区域及效果：同口外法。

(三)腭前神经阻滞麻醉(block anesthesia of anterior palatine nerve)

又称腭大孔注射法，将麻醉药液注射于腭大孔或其附近，使腭前神经分布的区域产生麻醉效果。适用于同侧上颌前磨牙及磨牙拔除术的腭侧麻醉、腭隆突切除及腭裂整复等手术。

1. 注射方法　患者头后仰，大张口，使上颌牙合平面与地面呈 60°角。刺入标志点在腭大孔稍前部位。腭大孔的解剖位置在第三磨牙腭侧龈缘至腭中线弓形凹面弧形连线的中点。临床上的体表标志，相当于上颌第三磨牙腭侧龈缘至腭中线平面观连线中、外 1/3 交点，软、硬腭交界前约 0.5 cm 处。注射器置于对侧口角相当于对侧下颌尖牙与第一前磨牙之间，从刺入点进针，往后、上、外方向刺入，进针0.3～0.5 cm，触及骨面后，回抽无血后，注射麻药0.3～0.5 ml。

2. 注意事项　注射点不可偏后，麻药量也不可过大，以免同时麻醉腭中及腭后神经而是出现软腭麻痹或不适，引起患者恶心、呕吐。由于注射时压力较大，须将注射针头拧紧，以防脱落而导致药液喷溅。

3. 麻醉区域及效果　麻醉同侧上颌磨牙、前磨牙腭侧的牙龈、黏骨膜等组织。腭大神经与鼻腭神经在尖牙腭侧相吻合，如果手术涉及尖牙腭侧组织时，应同时作鼻腭神经麻醉，或在尖牙腭侧作局部浸润麻醉。注射麻药3～5分钟后，患者感觉该部上腭麻木，用探针刺探同侧上颌磨牙及前磨牙腭侧组织无痛。

（四）鼻腭神经阻滞麻醉（block anesthesia of nasopalatine nerve）

又称腭前孔注射法，是将麻醉药液注射于腭前孔（切牙孔）内，以麻醉鼻腭神经。

1. 注射方法　患者头应尽量后仰，大张口。腭乳头两侧方均可作为刺入标志点。腭前孔位于左、右尖牙腭侧龈缘连线与腭中缝的交点上，表面有梭形的腭乳头覆盖。前牙缺失者，以唇系带为标准，越过牙槽突往后0.5 cm即为腭乳头。注射器置于一侧下颌尖牙区，使针尖斜面向着骨面，自腭乳头侧缘刺入黏膜后注射少许麻药，后将注射器摆向中线，使注射针的方向与中切牙的牙体长轴平行，往后、上方向刺入腭前孔，进针约0.5 cm，回抽无血后，注射麻药0.25～0.5 ml。

2. 注意事项　由于腭乳头组织致密，神经末梢丰富，注射针刺入时应避免从乳头上刺入，以减轻疼痛。注射时阻力较大，须防止针头松脱。另外，进针不可过深，以防止刺入鼻腔。

3. 麻醉区域及效果　麻醉两侧上颌前牙腭侧牙龈及黏骨膜。注射麻药1～3分钟后，患者感觉上颌前牙腭侧麻木，以探针刺探上颌前牙腭侧组织无痛。尖牙腭侧远中部分因有腭大神经交叉分布，故此处如出现麻醉不完全，应辅以浸润麻醉或腭大神经阻滞麻醉。

知识链接

> 鼻腭神经和腭前神经在上颌3|3腭侧有交叉分布，因此，在3|3拔除时腭侧选用局部浸润麻醉为好。

（五）下牙槽神经阻滞麻醉（block anesthesia of inferior alveolar nerve）

亦称翼下颌注射法，是将麻醉药液注射于翼下颌间隙内，针尖应达下颌支内侧面的下牙槽神经沟周围，麻醉药扩散后可麻醉下牙槽神经。

下牙槽神经阻滞麻醉有口内、口外注射两种方法，临床常用口内注射法。如果患者有张口受限或口内法刺入点区域有化脓性炎症或肿瘤病变，则可采取口外注射法。

1. 口内法

(1)注射方法：患者坐位或半卧位，大张口，下颌磨牙殆平面与地面平行。以翼下颌皱襞中点外侧3～4 mm处或翼下颌皱襞外侧的颊脂垫尖处作为刺入点。如颊脂垫尖不明显或上、下颌磨牙缺失的患者，可在大张口时上、下颌牙槽嵴相距的中点线与翼下颌皱襞外侧3～4 mm的交点作为刺入点。注射器置于对侧下颌前磨牙区，约与中线呈45°角，注射针高于下颌磨牙殆平面1 cm并与之平行，注射器水平向后、外方向刺入点进针，深2～2.5 cm时触及骨壁，即可到达下牙槽神经沟附近，退针少许，回抽无血后，注射麻药 2 ml 左右。

(2)注意事项：刺入点过高，针尖将越过下颌乙状切迹，不能触及骨壁。刺入点过低，进针过程中被下颌小舌阻挡，不能到达下牙槽神经沟附近。刺入点偏内侧，过于接近翼下颌皱襞，或进针时注射器过于接近中线使进针角度过小，往往进针很深也不能触及骨壁。刺入点选择偏前，或进针时注射器过于偏向对侧，与中线成角过大，使进针很浅就触及骨壁，而不能到达下牙槽神经沟附近。注射麻药前如回抽有血，应稍退针，改变方向重新刺入，直至回抽无血后方可注射麻药。

为防止发生失败，麻醉前应观察下颌形态。可能影响下颌孔位置的因素有：下颌支的宽度愈大，下颌孔的位置相应靠后，进针深度应适当加深。下颌弓愈宽，注射器应尽量向对侧磨牙区靠，加大与中线的角度，使针尖避开下颌骨内斜嵴的阻挡，到达下牙槽神经沟附近。下颌角的角度愈大，下颌孔的位置相应变高，刺入点应适当上移。

(3)麻醉区域及效果：麻醉同侧下颌骨、下颌牙、牙髓、牙周膜，下颌第一前磨牙至中切牙唇(颊)侧牙龈、牙槽黏骨膜及下唇和颏部的黏膜与皮肤。下唇麻木是下牙槽神经阻滞麻醉成功的标志。注射麻药后 3～5 分钟，患者即感到同侧下唇和口角麻木、肿胀，探刺同侧下前牙唇侧牙龈无痛。如超过 10 分钟仍无上述感觉，应视为麻醉失败。

2. *口外法*

(1)注射方法：患者坐位或半卧位，头尽量后仰，寻找刺入标志点。在面部皮肤上从耳屏中点到下颌下缘的咬肌前下角作一连线，此线的中点正相当于下颌支内侧的下牙槽神经沟。自此点向下，与下颌支后缘平行作一直线与下颌骨下缘相交，以此交点在下颌骨下缘内侧面的相对应点作为刺入点，此直线则作为针刺入后的行进方向，其长度指示为刺入深度。用消毒乳胶片按刺入深度穿于注射针上做标记，从刺入点刺入皮肤后在下颌支内侧面沿指示线的方向进针至标记深度，此时针尖即在下颌孔上方、下牙槽神经沟附近，回抽无血后，注射麻药 2～3 ml。

(2)麻醉区域及效果：同口内法。

(六)舌神经阻滞麻醉(block anesthesia of lingual nerve)

是将麻醉药液注射于舌神经主干周围，使该神经分布的区域产生麻醉效果。

1. *注射方法*　刺入标志点同下牙槽神经阻滞麻醉口内法。如在麻醉下牙槽神经的同时需麻醉舌神经，可在行下牙槽神经阻滞麻醉口内法注射后，将注射针退出 1 cm，注射麻药 0.5～1 ml，或边退针边注射药物，即可麻醉舌神经。若仅需麻醉舌神经，可在下颌第三磨牙的远中 1 cm 及舌侧 1 cm 处刺入，注射麻药 0.5～1 ml。

2. *注意事项*　如在进针过程中偶然刺到舌神经，患者会有舌部针刺感。可边推药边进针，以避免针刺到神经或血管。

3. *麻醉区域及效果*　麻醉同侧下颌牙舌侧牙龈、黏骨膜、口底黏膜及舌前 2/3 部分。注射麻药后 3～5 分钟，患者同侧舌体有烧灼、肿胀、麻木感，尤以舌尖部更为明显。

(七)颊神经阻滞麻醉(block anesthesia of buccal nerve)

是将麻醉药液注射于下颌支前缘内侧颊神经干周围，使该神经分布区域产生麻醉效果。

1. *注射方法*　患者坐位或半卧位，大张口。刺入标志点在翼下颌皱襞中点外侧 3～4 mm 处，下颌磨牙𬌗平面的水平线与下颌支前缘交界处的颊黏膜，或在腮腺导管口后下方约 1 cm 处作为刺入点。可在行下牙槽神经口内法注射后，将注射针退至肌层、黏膜下，注射麻药0.5～1 ml；或按进针点进针达黏膜下，深约 0.5 cm，注射麻药 0.5～1 ml。也可以在所拔牙牙根远中的前庭沟黏膜转折处做浸润麻醉。

2. 麻醉区域及效果　麻醉同侧下颌第二前磨牙及磨牙颊侧牙龈、牙槽黏骨膜、颊部黏膜、颊肌和皮肤。若为浸润麻醉，则麻醉区域大小不同。注射麻药3～5分钟后，局部出现肿胀、麻木感，针刺颊侧牙龈无痛感。

知识链接

无痛麻醉

1997年，第一部在计算机控制下的局部麻醉药注射系统应用于牙科。该系统能够使牙科医生用指尖精确控制注射针的定位并用脚踏操作的方法注射局部麻醉药。手持部件重量很轻，采用笔式握持法，较传统注射器增加了舒适性和可控性。局部麻醉药的注射速度由计算机控制，配合专用针头可显著降低患者的疼痛感觉。

五、各类牙拔除的局部麻醉方法的选择

见表9-2-1。

表9-2-1　各类牙拔除的局部麻醉方法的选择

牙位		唇(颊)侧		舌(腭)侧	
		麻醉神经	麻醉方法	麻醉神经	麻醉方法
21	12	上牙槽前神经	浸润麻醉	鼻腭神经	阻滞或浸润麻醉
3	3	上牙槽前、中神经	浸润麻醉	鼻腭、腭大神经	浸润麻醉
45	45	上牙槽中神经	浸润麻醉	腭大神经	阻滞或浸润麻醉
6	6	上牙槽中、后神经	阻滞及浸润麻醉	腭大神经	阻滞或浸润麻醉
78	78	上牙槽后神经	阻滞麻醉	腭大神经	阻滞或浸润麻醉
4321	1234	下牙槽神经	阻滞或浸润麻醉	舌神经	阻滞或浸润麻醉
8765	5678	下牙槽神经	阻滞麻醉	舌神经	阻滞或浸润麻醉
		颊神经	阻滞或浸润麻醉		

第二节　局部麻醉的并发症及其防治

一、晕厥

晕厥是由于一时性中枢缺血导致突发性、暂时性的意识丧失。

(一)原因

主要由精神心理因素和不良刺激引起,如恐惧、焦虑、疼痛、看到出血或医疗器械,或体弱、疲劳、饥饿、体位不适等。

(二)临床表现

发作的前驱症状是患者感到头晕、眼花、恶心、心悸、胸闷、无力。临床检查可见面色苍白,全身冷汗,呼吸短促,四肢厥冷无力,脉搏先快后慢。进一步发展出现血压下降、呼吸困难,重者可出现暂时意识丧失。

(三)预防

麻醉前应给予患者解释和鼓励,消除其恐惧情绪。避免在空腹、疲劳等情况下进行麻醉注射或手术。

(四)治疗

一旦出现晕厥前驱症状,应立即停止麻醉注射。迅速放平椅位,将患者头置于低位,松解颈部衣扣,使呼吸道保持通畅。安慰患者,消除顾虑,往往能迅速好转。较重而意识丧失者可闻氨水、乙醇或指压人中穴等帮助苏醒。心率慢、血压低者可皮下注射阿托品、麻黄碱等,重者可静脉注射50%葡萄糖液或10%葡萄糖液静脉滴注,并及时给予氧气吸入。

知识链接

癔症与麻醉药并发症的鉴别

癔症与晕厥、过敏反应、中毒反应症状相似,应注意鉴别。癔症有反复发作史,可有昏迷、易受暗示等特点,无末梢循环衰竭的症状。在排除其他反应之前,切勿轻率诊断为癔症,即使是癔症性昏迷,也应按晕厥处理。

知识链接

晕厥是拔牙术中常见的一种并发症,术前应该消除患者的紧张和恐惧心理,并询问患者饮食情况,避免空腹拔牙。

二、中毒

中毒是单位时间内进入血液中麻醉药量超过分解速度时,血液内的药物浓度升高,达到一定浓度时就会出现中毒症状或过量反应。

(一)原因

局麻药过量或药物直接快速注入血管,使血液中麻药浓度迅速升高而引起。

(二)临床表现

中毒反应的表现可分为兴奋型和抑制型两类。

1. 兴奋型　表现为兴奋、多语、眼球震颤、运动不协调，血压升高、脉快、气急、多汗。严重者有头晕、胸闷、恶心、呕吐、寒战、心率过速、面色苍白等。

2. 抑制型　上述症状不明显，迅速出现为脉搏细弱、血压下降、神志不清，呼吸、循环衰竭而死亡。

（三）预防

注射前应掌握麻药的毒性大小和一次最大剂量，注射时速度要缓慢，用药量大者应选用低浓度麻醉剂。注射前一定要回抽无血方可注射麻药。局麻药物中可加入缩血管药物，以减缓麻药吸收。

（四）治疗

出现中毒者立即停止麻醉注射，轻者可按晕厥处理。较重者根据呼吸、血压变化可分别给予吸氧、输液、兴奋呼吸、应用激素、升血压等抢救措施。严重中毒发生惊厥时，可用地西泮（安定）10～20 mg 静脉注射，或 2.5% 硫喷妥钠每次 3～5 mg，分次静脉缓慢注射直至惊厥停止。

三、过敏反应

过敏反应主要发生在化学结构属酯类的局部麻醉药物注射时，初次使用可无不良反应，当再次使用时却出现了不同程度的症状。有即刻反应和延迟反应两种类型。

（一）临床表现

1. 速发性过敏休克　是注入极少量药物后立即出现严重的中毒反应。临床表现有全身或手发麻、胸闷、烦躁、寒战、恶心、呕吐。甚至突然出现惊厥、昏迷，呼吸、心搏骤停而死亡。

2. 迟发性过敏反应　常表现为血管神经性水肿，偶见荨麻疹、药疹、哮喘和过敏性紫癜。

（二）预防

麻醉前应详细询问患者有无过敏史。对普鲁卡因有过敏史者，可改用利多卡因，使用前也应做过敏试验。由于同类药物中有交叉现象，普鲁卡因过敏者也不能使用丁卡因。进行麻醉时推注药物的速度要慢，注意观察，如出现异常症状应立即停止注射。

（三）治疗

1. 速发性过敏休克立即进行抢救。如安静、平卧、松解衣扣，立即给 1∶1000 肾上腺素 0.5～1 ml 静脉注射，症状不缓解可间隔 20～30 分钟经肌内或皮下重复注射 1 ml。同时给以对症治疗，如兴奋呼吸、强心、升压、抗惊厥、输液、使用激素、吸氧等。

2. 迟发性过敏反应主要是抗过敏治疗。如口服苯海拉明，静脉注射 10% 葡萄糖酸钙，使用激素等。

四、血肿

（一）原因

注射过程中针尖刺破血管所致。多发生于上牙槽后神经及眶下神经阻滞麻醉时，刺破翼静脉丛或眶下血管。局部浸润麻醉刺破小血管也可发生。

（二）临床表现

可出现局部迅速肿胀，无疼痛。血肿发生在浅部者，可出现皮肤或黏膜色泽的改变，先是紫红色瘀斑，以后变成黄绿色，逐渐变浅直至消失。

(三)预防

1. 正确掌握刺入点、注射点、进针方向及深度。

2. 注射针不能有倒钩。

3. 进针时要沿骨膜上滑行推进,或边进针边注射,以免刺伤血管。

4. 不要反复穿刺,以免增加刺破血管机会。

(四)治疗

1. 出现血肿应立即局部冷敷并压迫止血。必要时可用止血药物。

2. 12 小时内应维持局部冷敷,出血停止后应改用热敷,以促进吸收。

3. 如血肿较大,压迫邻近器官,可考虑抽吸或切开减压。为预防感染,可酌情给予抗感染药物。

知识链接

上颌结节阻滞麻醉时,如果翼丛的解剖位置较低、麻药注射针进针过深容易发生血肿并发症。为避免出现血肿,上颌磨牙拔除时可以采用颊侧局部浸润麻醉的方法。

五、感染

(一)原因

注射针、麻醉药物及注射部位消毒不彻底,或注射针穿过感染灶,均可将感染带入深部组织而引起感染。临床上常见于下牙槽神经阻滞麻醉所致的翼下颌间隙感染、上牙槽后神经阻滞麻醉等所致的颞下间隙感染。少数情况下还可能经血液循环造成严重的全身感染。

(二)临床表现

注射后 1~5 天开始出现感染症状,局部有红、肿、热、痛等炎症表现,有时出现张口受限或吞咽困难等症状。严重时会出现体温升高、寒战、白细胞总数增加等全身症状。

(三)预防

严格遵守无菌操作,注射器、麻醉剂及刺入点要彻底消毒。注射针如碰及牙或被污染,应立即更换。注射针避免穿过或直接在炎症区注射。

(四)治疗

已发生感染者,应尽快给予抗感染药物治疗,如脓肿已经形成,则应行切开引流术。

六、神经损伤

(一)原因

多发生于阻滞麻醉时,注射针针尖刺中神经干,或麻醉药内混有乙醇等。

(二)临床表现

局部麻醉作用消失后,患者仍感该神经分布区域麻木,或出现长时间的感觉异常、神经痛。多数神经损伤是暂时性的、可逆性的,严重的损伤恢复较慢,甚至完全不能恢复。

(三)预防

局部麻醉前应核对麻药无误,操作要轻,检查针尖要锐利、无倒钩。可采取边进针便注射的方法,以免损伤神经。

(四)治疗

一旦发生神经损伤,早期即给予积极处理。采用地塞米松、地巴唑及维生素 B_1 或 B_{12} 注射。损伤后期给予针刺、理疗及维生素 B_1 或 B_{12} 营养神经药物,促进神经功能的尽快恢复。

七、暂时性牙关紧闭

(一)原因

常发生在下牙槽神经阻滞麻醉时,由于麻药注入翼内肌或咬肌中,肌肉失去收缩和舒张功能,并停滞于收缩状态。

(二)临床表现

患者出现牙关紧闭,或出现不同程度的张口受限。

(三)治疗

一般在麻醉作用消失后均可恢复正常,无需特殊处理。

八、暂时性面瘫

(一)原因

在下牙槽神经口内法阻滞麻醉时,因刺入点过高或注射器与中线所呈角度过小,注射针越过下颌乙状切迹或下颌支后缘,将局麻药物注入腮腺内麻醉了面神经而发生暂时性面瘫。或行咀嚼肌神经麻醉时注射过浅,将药物注入了腮腺内。

(二)临床表现

患者表现为嘴角歪斜,鼓气时口角漏气,不能闭眼等面瘫症状。

(三)治疗

一般在麻醉作用消失后,面神经功能即可恢复,无需特殊处理。

第三节　牙拔除术的基本知识

一、牙拔除术的适应证

牙拔除术的适应证是相对的。由于口腔医学的发展,许多患牙可经过治疗而得以保存。但某些牙病发展到一定程度时,患牙仍须拔除以清除病灶。

1. *龋病*　严重而广泛的龋坏,经治疗也不能保存者。

2. *根尖周病*　严重的根尖周病变,不能用根管治疗、根尖切除或牙再植术等方法保留者。

3. *牙周病*　晚期牙周病,牙周骨质大部分被破坏,牙明显松动,经牙周治疗保存无效者。

4. *滞留乳牙*　影响恒牙的正常萌出。如乳牙滞留,而继承恒牙为埋伏阻生或先天缺失,乳牙功能良好者,则应予保留。

5. *阻生牙*　反复引起冠周炎,造成邻牙龋坏,邻牙牙根、牙槽骨明显吸收者。

6. *牙外伤*　冠折通常经过治疗处理是可以保留的。冠根折应依据断面位于龈下的位置、松动度、牙周组织状况、固定条件等综合考虑是否保留；也可经冠延长等手术改良条件后留存患牙。根中1/3折断一般为拔牙适应证。根尖1/3折断可经治疗后观察。脱位或半脱位的牙，如牙体组织基本完整，均应复位保留。

7. 额外牙　妨碍功能，造成牙列拥挤，影响美观，或导致邻牙迟萌、错位萌出、牙根吸收等应该拔除。

8. 病灶牙　引起口腔颌面部颌周间隙感染、颌骨骨髓炎、上颌窦炎等的病灶牙，在急性炎症控制后应予拔除。对可疑引起风湿病、肾炎、某些眼病或不明原因的疼痛等，相关科医师会诊要求处理的病灶牙，经治疗无效不能保存者，应予拔除。

9. 错位牙　影响功能、美观、造成邻近组织病变或邻牙龋坏，不能用正畸等方法恢复正常位置者均可考虑拔除。

10. 骨折累及的牙　因颌骨骨折或牙槽突骨折所累及的牙，应根据牙本身的情况决定，尽可能保留。位于颌骨或牙槽突骨折线上的牙，可能继发感染、影响骨折愈合者可予以拔除。

11. 治疗需要　因正畸治疗需要进行减数的牙；因义齿修复需要拔除的牙；囊肿或良性肿瘤累及的牙，可能影响治疗效果者均为拔牙适应证。恶性肿瘤放疗前，为减少某些并发症的发生，拔牙适应证可适当放宽。

二、牙拔除术的禁忌证

牙拔除术的禁忌证也是相对的，应根据病情及拔牙是否会引起严重的并发症等全面考虑。必要时，应请相关科医师会诊后共同决定。如必须拔除，术前应做好周密准备，防止意外发生。

（一）心脏病

心脏病患者如有下列情况之一者应视为禁忌证或暂缓拔牙：①6个月内发生过急性心肌梗死或有不稳定的心绞痛；②心功能Ⅲ~Ⅳ级或有端坐呼吸、发绀、颈静脉曲张及下肢水肿等心功能衰竭的症状；③不能控制的心律失常；④明显不能控制的高血压。

对心功能代偿尚好的患者（心功能为Ⅰ级或Ⅱ级），一般可以耐受拔牙，但需做好术前准备。对冠状动脉粥样硬化性心脏病的患者，术前应给予扩张冠状动脉的药物。对风湿性心瓣膜病、先天性心血管病的患者，为防止发生细菌性心内膜炎，术前5~15分钟肌内注射青霉素G 80万U，术后继续用药至少3天，每日2次；若拔除多个牙，需在正确使用青霉素的同时，一次将应拔牙全部拔除。青霉素过敏者可改用其他合适的抗生素。使用抗凝药物治疗的患者，应术前停药，待凝血酶原时间恢复接近正常值时再手术；如停药后有发生栓塞危险者，则不应停药，须加强止血措施以控制出血。局麻药宜用2%利多卡因，但有Ⅱ度以上房室传导阻滞者禁用。对病情较重的心脏病患者，最好请心脏内科医师诊治后，在心电、血压监护下拔牙。

知识链接

拔牙的患者中老年人较多，而患有心脏病或心脏功能异常者也较多见。因此，在拔牙前一定要询问患者是否患有心脏病，详细了解其诊断、治疗经过和目前状况，必要时要求患者提供相关检查结果和专科医生会诊纪录。拔牙时准备好必要的抢救条件。如不具备安全保障条件，建议转入上级医院处理。

(二)高血压

对有明显症状或合并有心、脑、肾等损害的高血压患者,应禁忌拔牙。如血压高于180/100 mmHg时,应先行控制血压接近正常或稳定后再拔牙。但应注意术前1小时可给予适量的镇静剂,消除患者的恐惧和紧张情绪;术中保证无痛,局麻药宜选用利多卡因;尽量减少手术创伤及注意局部止血;术后继续用降压药物;必要时,应请相关科医师会诊处理。

(三)造血系统疾病

1. *贫血* 指外周血液血红蛋白量低于正常值的下限,一般伴有红细胞数量或血细胞比容的减少。血红蛋白在80 g/L以上,血细胞比容在0.30以上,一般可以拔牙。急性再生障碍性贫血患者禁忌拔牙。慢性再生障碍性贫血患者,经过治疗已缓解且血红蛋白在80 g/L以上时,可以拔牙。轻度贫血的患者,如血红蛋白不低于80 g/L,出血时间与凝血时间基本正常时可以拔牙。

2. *白血病* 急性白血病患者拔牙可引起严重的出血和感染,应禁忌拔牙。慢性白血病患者拔牙应经内科治疗病情缓解后进行,并应注意出血和感染的预防。

3. *原发性血小板减少性紫癜* 急性型禁忌拔牙;慢性型经过治疗,待血小板计数接近正常值后再拔除。注意术中及术后止血。

4. *血友病* 一般应尽量避免损伤及施行手术。对必须拔牙者,术前应收住院,先输入新鲜血或新鲜血浆或抗血友病球蛋白,使凝血时间接近正常后再拔牙。但需注意手术时尽量减少损伤,拉拢缝合牙龈,缩小创口。创口内填置吸收性明胶海绵等止血药物;术后继续输入抗血友病球蛋白或新鲜血,直至创口愈合。

(四)肝炎

肝功能有明显损害的患者不宜拔牙。对必须拔牙者,术前应进行化验检查,如凝血酶原时间正常则可以拔牙。否则应在术前3天起给予足量的维生素K、C及保肝药物等,术后仍继续用药,术中使用止血药物。

(五)糖尿病

糖尿病患者抗感染能力较差,拔牙造成的感染会加重糖尿病病情。因此,未经控制的糖尿病患者不应拔牙。如需要拔牙,空腹血糖应控制在8.88 mmol/L以内,且无酸中毒症状时才可拔牙。手术前后应给予足量抗生素预防感染。

(六)甲状腺功能亢进

未经治疗的甲状腺功能亢进患者,拔牙可引起甲状腺危象的发生,应禁忌拔牙。如需拔牙,须经治疗后基础代谢率控制在+0.20以下,静息脉搏低于100次/分时进行。但局麻药中不能加入肾上腺素,手术前后应加强抗感染措施。

(七)肾病

急性肾炎和慢性肾炎重症者、有严重肾病或肾衰竭者应禁忌拔牙。慢性肾炎轻症患者一般可以拔牙,但在手术前后应注射足量的青霉素,以防止术后发生暂时性菌血症,导致肾病恶化。肾病患者宜先请内科医师诊治后再拔牙为好。

(八)月经期

月经期拔牙可发生代偿性出血,应延缓手术。

(九)妊娠期

妊娠期的前3个月或后3个月拔牙可能导致流产或早产。如需拔牙,宜在妊娠期的第

4～6个月间进行较好。对有流产、早产史者，应避免拔牙。

（十）急性炎症期

应根据炎症的性质、发展阶段、细菌毒性、手术难易程度、患者全身状况等全面考虑决定能否拔牙。如急性炎症已自根尖周扩散波及颌周间隙或颌骨，全身情况较差，拔牙可使感染加重或扩散，则应暂缓拔牙。若患者全身状况良好，炎症已控制，创伤较小，则在抗菌药物的有效控制下拔除松动的患牙，有利于脓液引流、缩短病程和减少并发症的发生。另外，拔牙后，须加强抗感染措施，预防感染加重或扩散。

（十一）口腔恶性肿瘤

位于肿瘤区域内或肿瘤波及的牙禁忌拔除，应与肿瘤一并行根治性手术，以免肿瘤扩散。在放疗期间和放疗后的3～5年内不应拔牙，以免引起放射性颌骨坏死。位于放疗野中必须拔除的牙，可在化疗药物的有效配合下，在放疗2周前予以拔除。

（十二）去肾上腺皮质功能患者

长期使用肾上腺皮质激素的患者，可导致肾上腺皮质萎缩。此类患者如需拔牙应注意术前加大皮质激素的使用，防止在术后20小时左右因手术刺激而可能发生突然的衰竭或崩溃，以及血压下降、心率加速、高热等肾上腺素样反应的危象发生。术中要减小创伤，手术前后必须采取预防感染的措施。

第四节　恒牙及乳牙拔除术

一、恒牙拔除术

1. 上颌中切牙　单根牙，根形态近似于圆锥形，一般较直，根端圆钝，牙根横剖面近似于圆形。牙槽骨唇侧骨板较薄，腭侧较厚。牙钳拔除时应先向唇腭侧摇动，向唇侧的力量较大，待牙齿松动时，再施加较小的扭转力，向下牵引脱位。

知识链接

难度较小的恒牙拔除时，通常使用牙钳即可实现。拔除前一定要了解患牙的牙根形态、数目、弯曲方向和是否有变异以及牙槽骨壁的厚度、弹性等情况，做到心中有数，合理施力，这样才可顺利完成拔牙操作。

2. 上颌侧切牙　单根牙，牙根形态较中切牙扁细，根尖略弯向远中，牙根横剖面为椭圆形。牙槽骨唇侧骨板较上颌中切牙稍厚。牙钳拔除法应以唇腭侧摇动力为主，辅以扭转力，但扭转幅度要小。脱位时，向下前稍偏远中牵引，防止根尖折断。

3. 上颌尖牙　单根牙，牙根形态为锥形，根粗而长，根尖1/3常向远中弯曲，牙根横剖面为椭圆略呈三角形。唇侧骨壁较薄。拔除较难。先向唇腭侧摇动，向唇侧的力量较大，可向远中略施扭转力，待牙松动后再向下牵引，从唇侧脱位。由于唇侧骨壁较薄，要注意防止发生牙槽骨折断。

4. 上颌前磨牙　牙根扁平，牙根向远中弯曲，根侧面常有纵沟，牙根横剖面呈哑铃形。上颌第一前磨牙牙根的近颈部2/3多为单根，近根尖的1/3或1/2分为颊、腭侧两根，较细易折。上颌第二前磨牙多为单根，较粗，根尖较圆钝。牙根周围的骨质较上前牙致密而厚，颊侧骨板较腭侧薄。

牙钳拔除时向颊腭侧摇动，逐渐加大向颊侧的摇动力量，不能使用扭转力，以免断根，最后向下向颊侧远中方向牵引脱位。对于牢固的前磨牙，可用牙挺先将牙挺松，再用牙钳拔除。

5. 上颌第一、二磨牙　两牙均为三根牙，颊侧两个根，腭侧一个根。上颌第一磨牙三根分叉大，腭侧根直，较粗长，横剖面为圆形。颊侧两根较短，横剖面呈现扁圆形，颊侧骨板因有颧牙槽嵴而较厚。上颌第二磨牙三根相对分叉角度小，较细，有时两个颊根融合或三根完全融合。

牙齿牢固，拔除不易。可先使用牙挺将牙挺松，再用牙钳作颊腭侧反复摇动，逐渐增大摇动力，扩大牙槽窝，待牙齿松动后，向下、向颊侧沿阻力小的方向牵引脱位。

拔除上颌第一、二磨牙时应注意，术中用力要有所控制，不能使用扭转力，否则容易断根；在拔除此类牙时也可用上颌牛角钳，或采用劈开法或翻瓣去骨法拔除。

6. 上颌第三磨牙　牙冠较第一、二磨牙小，牙根变异较大，多数融合为单根锥形，根尖常弯向远中。也可以是两根、三根或三个以上细小的牙根。牙根周围骨质疏松，颊侧骨板薄。可以用牙钳作颊腭侧摇动，再向颊侧远中牵引脱位；也可单独用牙挺向远中、向下将其直接挺出。无咬合者较有咬合者拔除较易。

7. 下颌切牙　下颌切牙牙冠窄小，牙根细直而扁平，牙槽骨壁唇侧较薄。拔除时牙钳应先向唇舌侧摇动，再向唇侧向上前方牵引脱位，不能使用扭转力。

拔除下颌切牙时应注意，术者的位置可随所用牙钳的种类而有所不同，使用下颌前牙钳时，在患者的右侧后方；而使用鹰嘴钳时，则在患者的右侧前方。下颌切牙的牙冠窄小，在牙列拥挤时，应选用钳喙较窄的牙钳，以免损伤邻牙。牵引脱位时，必须控制好力量，防止牙脱位时因阻力突然消失而击伤上颌牙。

8. 下颌尖牙　单根牙，长而粗壮，根尖稍向远中弯曲，牙根横剖面近似三角形。唇侧骨壁较薄。拔牙阻力较上颌尖牙小，牙钳先向唇舌侧摇动，再稍施扭转力，向上向唇侧及稍向远中牵引脱位。

9. 下颌前磨牙　牙根为细而长的锥形单根，根尖有时略向远中弯曲，根横剖面为椭圆形。颊舌侧牙槽骨壁厚度相近，骨质弹性较上颌小、阻力大。可先用牙挺挺松后，再用牙钳向颊舌侧缓慢摇松后，稍加扭转力，向上向颊侧、远中牵引脱位。由于两个前磨牙的牙冠形态相似，拔牙时应核对清楚，防止拔错牙。

10. 下颌第一磨牙　多数为近中及远中两个扁形牙根，根尖弯向远中。部分人有三根型，其远中根分成颊侧根和舌侧根，远中舌侧根短而细小，常呈弯钩状，牙槽骨壁坚实而致密。可先用牙挺将牙挺松，再用牙钳作颊舌侧反复摇动，当牙松动后向上向颊侧牵引脱位。

拔除下颌第一磨牙时应注意，切不可使用扭转力，以免断根。在拔除牢固的死髓牙时，可用下颌牛角钳；有时需采用分牙法拔除。

11. 下颌第二磨牙　牙根形态与第一磨牙相似，多为两根。但牙根分叉度小，有时两根融合，根尖常向远中方向弯曲。颊侧骨壁因有外斜线而增厚，舌侧骨壁较薄。可先用牙挺将牙挺松，再用牙钳向颊舌侧摇动，待牙松动后向上向阻力较小的方向牵引脱位。

12. 下颌第三磨牙　牙根形态变异大,可以是融合的单根或是 2 ~3 个以上的牙根,且常有异常弯曲。颊侧牙槽骨因有外斜线而更为坚实。可先用牙挺将牙挺松,再用牙钳施以颊舌向的摇动力,或牙钳、牙挺交替使用,当牙明显松动后,沿阻力较小的方向牵引脱位。下颌阻生第三磨牙的拔除术应该在综合条件较好的医疗机构进行,详细方法不在本书介绍。

二、乳牙拔除术

乳牙牙根常已发生不同程度的吸收而容易拔除。一般采用表面麻醉,如乳牙牢固则需选用局部浸润麻醉或阻滞麻醉。对不同牙位的乳牙或牙根,选用相应的乳牙牙钳,拔除方法与同名恒牙相同。操作应轻巧、迅速,尽量减少拔牙的时间,注意不要遗漏残片。拔牙创禁忌搔刮以免损伤恒牙胚。

第五节　牙根拔除术

一、残根和断根

残根指牙冠遭龋病破坏后,残留于牙槽内的牙根。断根指因创伤或拔牙手术造成的牙根折断而存留于牙槽窝内的牙根。断根拔除较残根拔除要困难。

二、牙根拔除术的手术原则及术前准备

(一) 手术原则

对于不能为修复所利用的残根、断根,尤其是根尖周围有炎性病变不能经根管治疗而保存者,原则上均应拔除。断根在根尖 1/3 以下,根周又无炎症,或断根接近上颌窦或下颌管部位时,如果患者体质较弱,手术时间长、创伤大,可先进行观察,必要时延期拔除。

(二) 术前准备

应仔细地检查已拔出的牙,并结合 X 线摄片检查,了解断根的位置、数目、长度、是否弯曲、与上颌窦或下颌管的位置关系等。调整体位和光源,使术者能够直视术区,检查麻醉效果,止血要完善。

三、拔除方法

(一) 根钳拔除法

适用于高位残根或颈部折断的牙根,或去除少量牙槽骨质后,仍能用根钳夹住的牙根。根钳夹持牙根时,应尽可能地向根方推进,使夹住较多的牙根,以免在术中施力时引起牙钳滑脱或将牙根夹碎。

(二) 牙挺拔除法

适用于不能用根钳夹持而拔除或特别稳固的牙根。选择适当的牙挺,使挺刃能够插入牙周间隙并达到一定深度。通常直挺用于前牙牙根的拔除,弯挺用于后牙及下颌牙牙根的拔除,根尖挺适用于拔除根尖折断的牙根,三角挺多用于下颌的磨牙已有一根拔除而另一根存留者。

牙挺的支点最常选用的部位是牙槽间隔、牙槽骨壁或腭侧骨壁。

牙挺先从牙根的近中颊侧或牙根断面的边缘与牙槽骨壁之间沿根面插入。如根断面为一

斜面，根挺或根尖挺应从斜面较高的一侧插入。有时需先增隙或去骨后插挺。插挺成功后，施加旋转力和撬力使牙根逐渐松动，如此反复多次，使牙根松动度不断增大，即可将牙根挺出牙槽窝。

（三）分根法

分根法适用于多根牙的拔除。

根分叉已外露者，可将牙挺的挺刃插入颊侧根分叉处，左右转动后即能分开牙根。也可用骨凿、涡轮钻或牛角钳将牙根分开。分根后，再用根钳拔除法或根挺拔除法将根取出。

（四）去牙根间隔法

适用于多根牙已有一个根拔除者。

可用骨凿或涡轮钻去除牙根间隔，然后再取出断根。也可用三角挺将挺刃伸入已拔除牙根的牙槽底部，挺尖对准牙根间隔，转动牙挺，将牙根间隔与牙根一起挺出。

（五）翻瓣去骨法

适用于各类残根、断根及不能用以上方法拔除者。如根分叉大、根异常弯曲、根端肥大、牙骨质增生、根固连等。手术方法见本章第二节。

（六）其他取根法

可试用根管扩大针或牙探针，插入断根的根管内，逐渐摇松牙根，再牵引提拉，也可将断根取出。

> **知识链接**
>
> **牙根进入上颌窦的处理**
>
> 进入上颌窦的牙根可使用翻瓣去骨法取出。在颊侧做一较大的梯形瓣，去除颊侧骨板至窦底水平。如牙根未完全进入窦腔内，通常可直视下发现并取出。如在窦底水平未找到牙根，可向上去除窦前壁骨板，直至找到牙根。为减小损伤也可结合冲洗法冲出牙根。

第六节　拔牙并发症及其防治

一、术中并发症及其防治

（一）断根

断根是拔牙术中最常见的并发症，多因术者经验不足、器械选择或使用不当、术中用力过猛等原因引起，也可因患牙龋坏严重、牙体脆性大、牙根形态变异或根固连等因素造成。

防治：防止出现断根应做好术前准备，避免由于技术原因和操作不当而造成牙及牙根折断。拔牙时应先将患牙摇松或挺松后再拔除。一旦牙或牙根折断，应及时将其拔除。

（二）邻牙或对殆牙损伤

多由于牙钳选择不当，钳喙过宽，因摇动或旋转幅度过大而损伤邻牙。使用牙挺时，邻牙误被作为支点而受力。用牙钳牵引时用力过大,以致牙钳滑脱或在牙脱位后阻力突然消失而击伤对殆牙,好发在下颌前牙的拔除术中。

防治:应选择合适牙钳,安置牙钳时钳喙与牙长轴方向一致。使用牙挺时不以邻牙作支点。用牙钳或用牙挺时,须配合左手的保护。在拔除牙列拥挤或错位的牙时,控制用力的大小和幅度。对损伤的邻牙或对颌牙,应降低咬合接触。如牙出现松动或脱位,应予结扎固定或行再植术,若牙折断则应予治疗修复。

(三)软组织损伤

软组织损伤可导致出血,若将细菌带入深部组织则可造成感染。常见的原因是牙龈损伤常因牙龈分离不彻底,钳喙夹住牙龈,牙龈仍与牙附着而引起撕裂。下唇损伤常因在下牙槽神经阻滞麻醉后,下唇被近关节处的钳柄夹住而造成。颊、腭、舌、咽、口底的损伤常因牙挺滑脱而造成。以骨钻拔牙时,易将附近软组织卷入、缠绕而造成损伤。

防治:拔牙术中牙龈分离应彻底。正确安放牙钳,避免夹伤牙龈。使用牙挺时应有稳固的支点,控制好力量的大小、方向,注意左手的保护,严防牙挺滑脱。骨钻拔牙时,应隔离保护好邻近软组织。出现软组织损伤时,应立即缝合创口,明确止血,术后使用抗菌药物预防感染。

(四)牙槽骨和颌骨骨折

牙槽骨唇侧骨壁折断常见于拔除尖牙时摇动幅度过大造成。老年人骨质脆弱,也可发生牙槽突骨折。上颌结节折断见于拔除上颌第三磨牙时用力不当,或上颌结节薄弱时出现。下颌舌侧骨壁折断常见于下颌阻生第三磨牙拔除时,去骨或分牙不当,或不恰当地采用冲击法。下颌角骨折偶见于拔除下颌低位阻生第三磨牙,由于位置较深,下颌角区的骨质比较薄弱或因颌骨已有病理性改变,在去骨或分牙时,去骨太多或用力过大而造成。

防治:严格掌握各种手术指征和操作要点,并注意切勿粗暴用力。对下颌低位阻生第三磨牙的拔除,宜采用涡轮钻去骨、分牙为好。如折断的牙槽骨仍与骨膜相连者,应予以复位。骨折片与骨膜分离超过1/2者,应将骨折片去除,修整骨缘后缝合。下颌角部骨折的患者,应按颌骨骨折治疗原则处理。

(五)术中出血

可因术中损伤牙龈、牙槽骨或牙槽内的小血管引起。急性炎症期拔牙、有出血性疾病的患者也可出现术中出血。

防治:术前应仔细询问患者过去有无全身出血性疾病、手术出血的病史。局部因素所致的术中出血,可随时用小棉球拭去积血或温热盐水纱布压迫止血。软组织有较大血管出血时,应结扎止血。牙槽窝内的出血,可用吸收性明胶海绵、碘仿纱条或骨蜡填塞止血。既往有术后出血史者,一次拔牙数不宜多,术后将创口两侧的牙龈作水平褥式缝合。创口处理后应观察半小时,无出血后再让患者离去。

(六)上颌窦损伤

上颌前磨牙及磨牙的牙根与上颌窦下壁邻近,有时根尖与上颌窦间无骨壁相隔,可直接位于窦黏膜下,拔牙后形成上颌窦穿孔。或因慢性根尖周感染,根尖与上颌窦黏膜发生粘连。拔牙时,撕裂窦黏膜,或在搔刮牙槽窝时造成穿通。取断根时,施力在根断面上或盲目向根尖方向用力过猛,常易将断根推入上颌窦。上颌窦损伤的患者,捏鼻鼓气时空气可由牙槽窝内排出,产生血泡。X线摄片检查显示断根位于窦内。

防治:①避免出现上颌窦损伤,在搔刮牙槽窝时应沿骨壁轻轻向外刮出,勿向根尖方向用力。取断根时不可急躁、盲目,误将断根推入上颌窦内。②断根的处理:断根如在窦黏膜下方,可小心将其直接取出;也可采用翻瓣去骨法,在直视下取出。断根如已进入上颌窦内,可扩大牙槽窝,以大量生理盐水反复冲洗上颌窦上壁,使断根从已扩大的牙槽窝排出。③上颌窦穿孔的处理:小的穿孔,可于牙槽窝内放置吸收性明胶海绵或碘仿海绵,缝合拔牙创;如穿孔较大,估计不能自愈者,应行上颌窦穿孔修补术;如上颌窦原有感染者,应行上颌窦根治术。

(七)颞下颌关节损伤

常因在拔除下颌磨牙,尤其是拔除下颌阻生牙时,张口时间过久或因劈牙、去骨、增隙等锤击震动而引起颞下颌关节脱位或颞下颌关节紊乱病。

防治:在拔牙过程中应避免张口过大及长时间大张口。以骨凿分牙时,应用手托扶下颌,不使用暴力。对有习惯性关节脱位史者,应注意保护。发生脱位时,应及时复位并做暂时制动。如关节区有疼痛,出现张口受限、关节弹响者,可行局部热敷、理疗、咀嚼肌神经封闭或关节封闭等治疗。

(八)下牙槽神经损伤

下颌磨牙特别是低位阻生第三磨牙,根尖邻近下颌管,在劈牙或取断根时可能损伤下牙槽神经,或将牙根推入下颌管,使神经受压。下牙槽神经损伤后,会出现下唇长期麻木或感觉异常。

防治:阻生牙拔除术前应常规拍摄 X 线片,了解牙根与下颌管的关系,避免术中损伤。如断根已入下颌管,应扩大牙槽窝后取出,不可盲目用器械强取。如神经已受损伤,术后应给予预防水肿及减压的药物,如地塞米松、地巴唑等;另需给予促进神经恢复的药物,如维生素 B_1、B_6、B_{12}等。

二、术后并发症及其防治

(一)出血

拔牙术后 30 分钟去除消毒纱布棉卷,创口仍有明显的出血时称为原发性出血。术后 48 小时以上因创口感染、血凝块分解发生的出血称为继发性出血。

术后出血绝大多数为局部因素所致,常见的原因有:①急性炎症期拔牙;②牙龈及黏骨膜撕裂未行缝合或缝合不当;③牙槽窝内残留炎性肉芽组织;④牙槽内小血管破裂;⑤手术创伤大,牙槽骨折裂未行复位;⑥创口护理不当,如术后反复漱口、吐唾、吮吸、进食过热、过硬的食物、剧烈活动等;⑦局麻药中肾上腺素含量过高或术中用肾上腺素棉球压迫止血,术后引起血管扩张;⑧全身因素引起的出血,如高血压、血液疾病、肝脏疾病等。

防治:术后出血的患者情绪紧张、焦虑,局部检查可见血凝块高出创缘表面之上,在血凝块下有血液不断渗出。术前应询问病史并做必要检查排除禁忌证,术中操作应尽量减少损伤,术后应妥善处理好拔牙创,根据情况给予止血药物。出现拔牙后出血的患者,要注意全身状况,估计出血量,检查脉搏与血压的变化,安慰患者消除恐惧心理。仔细查明出血部位,去除血凝块。如轻微出血,可填塞碘仿海绵后压迫止血。牙槽窝内的出血,在局麻下彻底刮除不良的血凝块或残留的炎性肉芽组织及骨碎片,用碘仿纱条填塞止血。牙龈及黏骨膜撕裂后的出血,应予以缝合止血。对严重的、疑有全身出血性疾病或难以查明原因而出现反复出血的患者,应住院治疗或转科处理。

(二)疼痛

术后疼痛是由于手术对软、硬组织的损伤而引起。手术时间长、创伤大的复杂拔牙术后可出现较明显的疼痛。创口内尖锐的骨缘、过高的牙根间隔或牙槽间隔暴露等也可引起疼痛。

防治：预防术后疼痛在于正确的操作，术中应尽量减少创伤，术后妥善处理创口，并在48小时内局部冷敷及给予镇痛药物等，可减轻疼痛的程度。

（三）感染

包括术后的急性感染与慢性感染。急性感染少见，常由于拔牙适应证掌握不恰当，特别是在急性浆液性炎症期拔牙，术中处理不当可引起急性感染向周围或全身扩散。慢性感染较多见，常与术前有根尖周部慢性感染灶及术后有碎牙片、碎骨片、牙石及炎性肉芽组织等残留有关。

患者感觉创口不适，检查发现创口愈合不良，局部充血明显、可有淤血和水肿，拔牙创充满鲜红、疏松的炎性肉芽组织，触之易出血，或有脓液溢出。X线摄片可能显示有残留的碎牙片或碎骨片。

防治：严格掌握拔牙适应证，做好术前准备。尽量减少术中的创伤，严格无菌操作。牙槽窝内切勿遗留炎性肉芽组织、碎牙片与碎骨片等。术后应给予有效的抗菌药物。对已有感染者，应在局麻下彻底刮治，用生理盐水冲洗创口，放置碘仿纱条引流。

（四）干槽症

干槽症是以疼痛和拔牙创愈合障碍为主要特征的拔牙术后并发症。目前，关于干槽症的病因及对发病机制的认识尚不一致，多数学者认为是综合性因素引起，创伤、感染和拔牙窝过大是引起干槽症的主要原因。

干槽症多数发生于拔除下颌阻生第三磨牙后，也可在其他复杂拔牙术后。一般在术后2～3天后出现，主要表现为创口持续性剧烈疼痛，并向同侧耳颞部、下颌下区或头顶放射，一般镇痛药物不能止痛。口内检查可见腐败、坏死血凝块，牙槽窝空虚，骨壁暴露有明显的探痛。棉球蘸取内容物有恶臭味。

防治：术中尽量减少创伤及预防感染。术后注意血凝块的保护和口腔卫生等。干槽症的治疗原则是消炎止痛、清创，隔离外界刺激，促进牙槽窝内肉芽组织生长。需在局麻下，用蘸有3%过氧化氢溶液的棉签彻底清除牙槽窝内的坏死腐败组织直至骨壁清洁，再以生理盐水反复冲洗后吸干，自牙槽窝底部起紧密填入碘仿纱条。也可将创口缝合固定碘仿纱条，7～10天后取出。

知识链接

干槽症是拔牙术后较为常见的并发症，因为疼痛明显，严重影响患者的日常生活。目前，由于使用碘仿吸收性明胶海绵填入拔牙创成为常见的处置方法，已使干槽症的发生率大大下降。

案例分析

案例1

患者，男，20岁，因正畸需要要求拔出左下颌第三磨牙阻生齿。行左侧下牙槽神经阻滞麻醉后，患者立即出现头晕、恶心、气短等症状，临床检查患者面色苍白、全身冷汗、意识模糊不清、脉搏快而弱，血压80/55 mmHg。问题：1. 临床诊断是什么？2. 防治原则是什么？

分析：

1. 患者临床表现完全符合晕厥的症状，且无过敏表现，可排除过敏反应，故诊断为晕厥。

2. 做好术前检查及思想工作，消除紧张情绪，避免空腹时进行手术。一旦发生晕厥，应立即停止注射，迅速放平座椅，置患者于头低位；松解衣领，保持呼吸通畅；氨水刺激呼吸；针刺人中穴；氧气吸入和静脉补液等。缓解后终止拔牙操作，嘱患者回去后好好休息，调整好情绪，3天后复诊，完成拔牙手术。

案例 2

患者，男，45 岁，因左上颌第一磨牙残根要求拔出就诊。行左上牙槽后神经阻滞麻醉后，局部迅速出现肿胀及紫红色瘀斑。问题：1. 临床诊断是什么？2. 原因及防治原则是什么？

分析：

1. 局部麻醉后血肿。

2. 血肿形成的原因可能是在行左上牙槽后神经阻滞麻醉时刺伤翼静脉丛，发生组织内出血，且注射针未回抽。

防治原则：注射针尖不能有倒钩，注射时避免反复穿刺，以免增加刺破血管的机会，注射前要回抽无血后才可注射麻药。若局部已出现血肿，可立即压迫止血、冷敷，并可酌情给予抗生素及止血药物。48 小时后局部热敷或理疗，可促使血肿吸收消散。

案例 3

患者，女，60 岁。要求拔除左侧上颌第一磨牙残根。高血压病史 5 年，无其他系统疾病。临床检查见左上颌第一磨牙牙冠破坏，残根，牙龈无红肿。血压 170/110 mmHg。

问题：1. 临床诊断是什么？2. 治疗方法是什么？

分析：

1. 左侧上颌第一磨牙残根，高血压病。

2. 转内科治疗高血压，待血压控制在 180/100 mmHg 以下后再行牙拔除术。

案例 4

患者，男，22 岁。左侧下颌智齿拔除 3 天后疼痛。患者 3 日前因左侧下颌反复智齿冠周炎行牙拔除术，拔牙过程顺利。今日拔牙窝剧烈疼痛，并向同侧耳颞部放射，自服止痛药无效。临床检查见左侧下颌智齿拔牙窝空虚，腐臭味强烈。

问题：1. 临床诊断是什么？2. 治疗原则是什么？

分析：

1. 根据该患者的临床表现可诊断为干槽症。

2. 彻底清创，迅速止痛，隔离外界对牙槽窝的刺激，促进愈合。

达标与评价

（一）选择题

1. 拔除下颌第一磨牙麻醉的神经是

A. 下牙槽神经
B. 下牙槽神经,舌神经
C. 下牙槽神经,舌神经,颊长神经
D. 下牙槽神经,颊长神经
E. 下牙槽神经,舌神经,颊长神经

2. 下牙槽神经阻滞麻醉时,针尖深入组织 3.0 cm 未触及骨面,应
A. 拔出注射针,重新注射
B. 退出 1.0 cm,加大进针角度
C. 退出 1.0 cm,减小进针角度
D. 退至黏膜下,加大进针角度
E. 退至黏膜下,减小进针角度

3. 上颌结节阻滞麻醉容易发生的并发症是
A. 注射区疼痛和水肿
B. 恶心、呕吐
C. 暂时性面瘫
D. 注射针折断
E. 血肿

(二)问答题

1. 晕厥的原因及临床表现是什么?
2. 常用的局麻药的药理特征如何? 一次最大用量是多少?
3. 下牙槽神经、舌神经、颊神经一次阻滞麻醉有何优点及缺点?
4. 试述上牙槽后神经的麻醉方法。
5. 高血压患者施行拔牙术时应注意哪些问题?
6. 简述干槽症的病因、临床表现和治疗原则。

答案

(一)选择题
1. E 2. D 3. E
(二)问答题
略

(李武伟 刘慧颖)

第三章 口腔颌面部感染

目标与任务

目标

1. 掌握
(1)口腔颌面部感染的特点,包括病因、病原菌、扩散途径、临床表现和转归。
(2)口腔颌面部急、慢性感染的诊治原则。
(3)冠周炎的临床特点和治疗原则。

(4)颌面部各间隙感染的临床特点和治疗原则。

2. 熟悉

(1)口腔颌面部感染的全身并发症的防治,如败血症、休克等。

(2)化脓性颌骨骨髓炎的诊治与鉴别诊断。

(3)颌面部疖痈的诊治。

(4)急慢性淋巴结炎的诊断与鉴别诊断。

任务

1. 见习门诊、病房炎症患者。

2. 冠周炎处理实践操作。

3. 见习间隙感染病例的脓肿切开引流术。

第一节　概　论

感染是指由于各种生物因子侵入体内并繁殖,导致机体产生一系列的以防御为主的全身及局部反应的疾病。

口腔颌面部具有特殊的解剖生理特点,使感染性疾病容易发生,如处理不当可能产生严重的并发症。但由于口腔颌面部器官位置浅表,一旦发生感染,容易被早期发现和及时得到治疗。由于面颈部血液循环丰富,抗感染能力强,也有利于感染性疾病的治疗。

知识链接

金黄色葡萄球菌是口腔颌面部感染的常见病原菌,常隐藏在毛囊、汗腺和皮肤内。人类鼻咽部带菌率可达20%~50%,医务人员的带菌率高达70%。

一、解剖生理特点与感染的关系

1. 口腔、鼻腔和鼻旁窦与外界相连通,解剖结构特殊,所处的环境温度和湿度适宜,有利于细菌的生长和繁殖。当机体抵抗力下降时,容易发生感染。

2. 由于牙和牙周组织直接与上、下颌骨相连,牙源性感染极易波及颌骨和周围软组织,引起颌骨骨髓炎或间隙感染。

3. 面部皮肤的毛囊、汗腺与皮脂腺丰富,常有细菌寄居,如遇机体抵抗力低下,同时伴有损伤、不洁等诱因,均可引发感染。

4. 口腔颌面部有许多潜在的筋膜间隙,含有脂肪和疏松结缔组织,相互交通,常是炎症扩散的通道。

5. 口腔颌面部血运丰富并且组织疏松,发生感染后往往肿胀严重,易使患者出现咀嚼、吞咽等功能障碍,严重时可造成窒息。

6. 面颈部的淋巴组织丰富，口腔颌面感染可沿淋巴引流途径扩散，引起区域性淋巴结炎。由于儿童淋巴结包膜发育尚不完整，一旦发生感染极易破溃，并向周围扩散引起间隙感染。

7. 面静脉常无静脉瓣膜，而且通过交通支与颅内海绵窦相通。当静脉因炎症挤压而阻塞时，可导致血液逆流。尤其是"危险三角区"内的感染，可沿静脉系统向颅内扩散，引起海绵窦血栓性静脉炎、脑膜炎等严重的并发症。

知识链接

"危险三角区"与海绵窦血栓性静脉炎

"危险三角区"指鼻根至两侧口角所围成的区域，该区域因静脉缺少瓣膜，感染易向颅内扩散而得名。当炎症侵入面静脉形成血栓时，感染可沿面静脉逆行至颅内，引起海绵窦血栓性静脉炎。临床表现为患侧眼睑水肿、眼球突出、眼压升高、视力减退、全身高热及头痛甚至昏迷等症状。进一步可形成脑膜炎、脑脓肿等严重并发症。

二、感染类型与感染途径

(一)感染类型

在临床上，口腔颌面部感染分为化脓性和特异性两类，以化脓性感染为常见。在化脓性感染中，常见的致病菌以金黄色葡萄球菌和溶血链球菌为主，其次为大肠杆菌。需氧菌与厌氧菌大多同时存在，在这种混合性感染的环境中，由于需氧菌对氧的消耗，使感染后期厌氧菌数量大增。在以腐败坏死为主的感染中，厌氧菌更为多见，主要包括类杆菌属、梭杆菌属、消化链球菌等。特异性感染是由特殊的病原菌引起的特定类型的感染性疾病，如结核、放线菌病、梅毒等。

(二)感染途径

1. 牙源性　病原菌通过病变牙或牙周组织病变进入机体而发生的感染。龋病、牙周病、智齿冠周炎是临床常见疾病，故牙源性途径是口腔颌面部感染的主要来源，在临床上最为多见。

2. 腺源性　病原菌由面颈部淋巴组织的化脓性感染扩散而引起。尤其在儿童，由于淋巴结结构不完善，感染可穿破被膜向周围扩散，引起筋膜间隙的蜂窝织炎。

3. 损伤性　是指继发于损伤后的感染。病原菌可由伤口进入机体，尤其是开放性损伤，深部如有异物存在，更易导致感染的发生。

4. 血源性　是机体其他部位存在感染灶，细菌通过血液循环定植到口腔颌面部引起的化脓性病变。这类患者通常具有其他器官病变的体征，而且由于败血症和脓毒血症的存在，患者病情都比较严重。

5. 医源性　医务人员在行外科手术、阻滞麻醉、局部穿刺或其他诊疗操作时，未严格遵守无菌操作技术造成的继发性感染。

三、临床表现

(一)局部症状

化脓性炎症的急性期局部表现为红、肿、热、痛和功能障碍、引流区域淋巴结肿痛等典型症状。若感染侵及升颌肌群、舌及舌下区、咽旁及口底等部位,则出现张口受限、进食、咀嚼、吞咽及语言等功能障碍。严重者可出现呼吸困难,甚至窒息。

在感染早期,局部可出现充血、水肿,进而形成炎性浸润,触之较硬,压痛明显。当坏死组织、脓细胞及组织液聚积而成脓肿时可见皮肤或黏膜隆起,有压痛和波动感,深部的脓肿可出现凹陷性水肿。金黄色葡萄球菌感染的脓液为黄色黏稠状;链球菌为淡黄色、稀薄脓液;铜绿假单胞菌的脓液接触空气后很快变成绿色,有酸臭味。

腐败坏死性感染的局部皮肤紧张、发亮,呈弥漫性的凹陷性水肿,继续发展则皮肤颜色多呈暗红或紫红色,组织间隙可有气体产生,触诊时闻及捻发音。炎症晚期可形成大量的坏死组织及灰白色或灰褐色脓液,有明显的臭味。

在感染的慢性期,局部形成较硬的炎性浸润块,有不同程度的功能障碍。有的局部形成长期排脓的窦道或瘘管,反复发作,可能是局部形成死骨或病灶牙未拔除的结果。

(二)全身症状

轻者全身无反应或反应轻微。较重者常有畏寒、发热、头痛、全身不适、乏力、食欲减退、尿量减少、舌质红、苔黄等症状。化验检查白细胞总数增高,中性粒细胞比例上升或出现核左移。严重病例或病程较长者,由于代谢紊乱,可致水、电解质平衡失调和酸中毒。严重的患者,出现败血症或脓毒血症的同时,可发生感染性休克。

慢性感染的患者可出现持续低热、全身衰弱和营养不良的状态,同时还有程度不同的贫血表现。

四、并发症

口腔颌面部感染如治疗不及时可出现严重的并发症,如海绵窦血栓性静脉炎、脑膜炎、脑脓肿、败血症、脓毒血症以及感染性休克等。

知识链接

败血症和脓毒血症

致病菌侵入血液循环,持续存在并迅速繁殖,产生大量毒素而引起严重全身中毒症状者称败血症。一般在致病菌毒力强和患者全身情况差的情况下发生。脓毒血症是原发化脓性病灶的细菌栓子进入血液循环,并可能带到肝、肺、脑或其他部位形成转移性脓肿。败血症及脓毒血症的临床表现有高热、寒战、皮肤或黏膜下出血,多发性脓肿可能发生感染性休克。

五、诊断与鉴别诊断

根据病史及临床表现，配合化验、穿刺、超声波及X线摄片等检查方法，可以作出正确的诊断。

感染早期，局部的红、肿、热、痛等是主要表现，也是诊断的重要依据。在炎症局限形成脓肿后，波动感又是诊断脓肿的重要特征。抽血进行细菌培养可以明确有无全身性感染。X线摄片检查可以确定颌骨骨髓炎患者骨破坏的部位和程度。

对于颌骨内、颞下间隙或翼下颌间隙等深部的感染，以及皮肤、黏膜上经久不愈的溃疡和炎性硬结等，需注意同恶性肿瘤、血管瘤及囊肿等的继发感染相鉴别。同时，还应注意化脓性感染与腐败坏死性感染的鉴别。

六、治疗

要从局部治疗和全身治疗两个方面进行考虑。

（一）局部治疗

局部可用金银花、紫花地丁煎液湿敷，或如意金黄散、六合丹等外敷。也可用0.1%呋喃西林溶液或高渗盐水等湿敷。但在急性炎症期不宜使用热敷，以免炎症扩散。紫外线、红外线、超短波及激光等物理疗法可用于早期感染和慢性感染的治疗。对淋巴结核等慢性病灶，可用药物在其周围进行封闭注射。如已形成脓肿，也可用粗针头穿刺抽脓后再灌注药物。

（二）手术治疗

手术治疗要达到脓肿切开排脓及消除病灶两个目的。

1. 脓肿切开引流术　脓肿一旦形成，或脓肿已自行溃破而引流不畅时，应尽早切开引流或扩大引流口。

（1）脓肿切开引流的目的：①将脓液及腐败坏死物质迅速排出体外，防止感染扩散，减轻全身中毒症状；②解除局部疼痛、肿胀及张力，防止发生窒息；③颌周间隙脓肿引流，避免发生边缘性骨髓炎；④防止感染扩散至颅内，并发海绵窦血栓性静脉炎等严重并发症。

（2）脓肿切开引流的指征：①局部疼痛加重，呈搏动性跳痛；炎性肿胀明显，皮肤表面紧张、发红、光亮；触诊时有明显压痛点、波动感、凹陷性水肿；或深部脓肿穿刺有脓抽出时。②急性化脓性炎症，抗生素治疗无效，全身中毒症状明显者。③儿童颌周蜂窝织炎，如已累及多间隙，出现呼吸困难或吞咽困难，应早期切开减压解除呼吸困难，防止感染扩散。④结核性淋巴结炎经局部和全身抗结核治疗无效，形成的寒性脓肿已近破溃时。

（3）脓肿切开引流的要求

1）切口：应选择在脓肿最低处，口外切口应与皮纹一致，尽量选在发际内、下颌支后缘、颌下及耳后等隐蔽部位。注意避开知名血管、面神经、腮腺及其导管。切口长度原则上不超过脓肿边界。对于口底腐败坏死性蜂窝织炎，为充分暴露需做附加切口。

2）切开引流的方法：局麻下切开皮肤及皮下组织，然后钝性分离，使多个脓腔贯通以利充分引流。生理盐水、过氧化氢和抗生素交替冲洗。术后应放置引流，一般口内切口多用碘仿纱条作引流，口外可选用乳胶片、盐水纱条或管壁剪有小孔的乳胶管引流。根据脓液的多少，适时更换引流物，直至脓液排完。

2. 清除病灶　急性炎症消退后，应及时拔除病灶牙、摘除死骨。

知识链接

脓肿形成后必须切开引流,尽早使坏死物质排出体外,减轻机体不良反应。切开时要注意,切开皮肤及皮下组织后采取钝性分离进入脓腔,避免切开过深损伤重要的血管和神经。有明显全身症状的患者,脓肿引流后如没有出现缓解,有脓腔分离不彻底或是引流不畅的可能,需要重新处理。

(三)全身治疗

局部表浅的脓肿,如无全身症状,局部处理后可不用抗生素。深部感染或有全身症状时,应配合全身治疗。

1. 支持疗法　主要是注意休息,加强营养,增强机体的抵抗力,纠正水、电解质紊乱及维持代谢平衡,减轻中毒症状。严重感染者在足量应用抗生素的同时,可给以适量激素以减轻病理损害。

2. 应用抗菌药物　应根据药物的抗菌谱、适应证、性能、副作用等合理选用,单一抗菌药物使用效果不佳时,可采用多种药物联合使用,以发挥多药协同作用。应避免不合理的多种抗菌药物联合使用和广谱抗菌药物的大量使用,防止细菌产生耐药性和二重感染的发生。若用药后病情不见好转,应根据脓液的细菌培养及药敏试验的结果及时调整药物。如合并厌氧菌感染,可联合应用甲硝唑、克林霉素等。

抗生素应用时应遵循以下原则:①用药前尽量明确病原菌,并进行细菌培养和药敏试验;②掌握药物的适应证,避免无指征用药;③禁止滥用广谱抗生素,防止发生二重感染;④严格联合用药的指征,根据病情变化合理调整药物的使用;⑤掌握适当的用药剂量,避免过量用药和用药不足。

3. 中医中药应用　中医治疗急性感染是以"扶正祛邪"为基本原则。许多中药具有不同程度的抗菌、抑菌作用,如黄连、黄芩、金银花、板蓝根、四季青、蒲公英、丁香、黄柏、蟾酥等。这些药物可按病情配方煎服。中成药使用方便,常用的有六神丸、消炎解毒片、牛黄解毒丸等。

第二节　智齿冠周炎

智齿冠周炎(pericoronitis)是指下颌第三磨牙萌出不全或发生阻生时,牙冠周围软组织所发生的炎症。常见于18~25岁的青年。临床上下颌第三磨牙冠周炎最为常见,上颌第三磨牙冠周炎较为少见。

一、病因

下颌第三磨牙的在萌出在过程中或萌出困难时,龈瓣与牙冠表面之间形成深而窄的龈袋,称为盲袋(图9-4-1)。盲袋内经常有食物残渣和细菌存留,在咬合创伤或因疲劳、感冒、月经期等原因使机体抵抗力下降的情况下,可引起智齿冠周炎。

二、临床表现及诊断

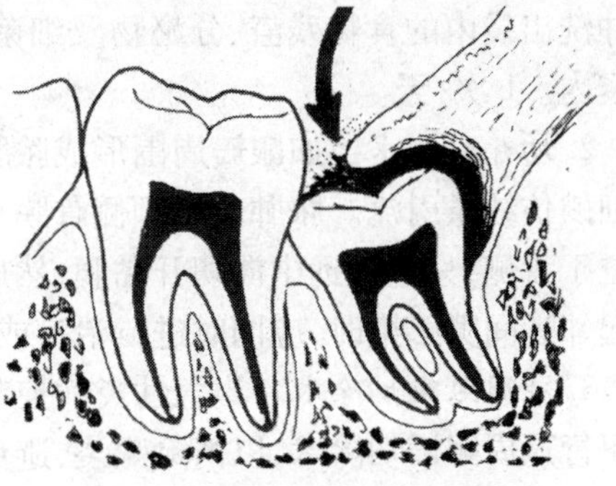

图 9-4-1 阻生牙引起的盲袋

炎症初期仅感患侧磨牙后区肿胀不适，当进食咀嚼、吞咽、张口时疼痛加重。炎症加重时，局部疼痛呈自发性跳痛且放射至耳颞部。当感染侵及咀嚼肌附着时，可出现不同程度张口受限。智齿冠周炎全身症状不明显，如病情继续发展，则会出现畏寒、发热、头痛、倦怠、食欲减退、便秘，白细胞总数增多，中性粒细胞比例升高。

口腔检查有明显异味，自觉有咸味的分泌物自龈袋处流出。可见到或探及萌出不全的下颌第三磨牙，牙冠周围软组织可出现充血、水肿、糜烂等表现，触痛明显，感染局限后可形成冠周脓肿。患者常有不同程度的张口受限，还会出现咽侧壁和面颊部的反应性水肿，以及同侧颌下淋巴结肿痛等症状。近中阻生牙发生冠周炎时，常会引起相邻第二磨牙的松动和叩痛。

慢性期智齿冠周炎的全身症状减轻，局部红肿消退，冠周软组织较硬，龈袋内有渗出物，颊部黏膜和皮肤可有瘘管，也可有轻度张口受限。

三、扩散途径及并发症

智齿冠周炎可通过直接蔓延或经淋巴道扩散，引起邻近组织器官和各间隙的感染。病情严重者可沿血液循环扩散引起全身的化脓性感染，甚至合并败血症。

常见的局部扩散途径如下：

1. 智齿冠周炎一般最先向磨牙后区扩散，形成骨膜下脓肿。
2. 脓液可沿外斜线向前流，在下颌第一磨牙颊侧黏膜转折处形成脓肿，破溃后形成瘘管。
3. 感染可从咬肌前缘和颊肌后缘之间的薄弱处，向前外扩散，引起颊间隙蜂窝织炎或皮下脓肿，破溃后形成经久不愈的面颊瘘。
4. 感染如沿下颌支外侧向后方扩散，可引起咬肌间隙感染，进而导致下颌支外侧面边缘性骨髓炎。
5. 感染从下颌支内侧向下方扩散，可引起舌下、下颌下间隙感染，甚至形成口底蜂窝织炎。
6. 感染如向下颌支内侧扩散，可引起翼颌间隙感染以及下颌支内侧面边缘性骨髓炎，如果继续向内扩散可引起咽旁间隙感染和扁桃体周围脓肿。

四、治疗

智齿冠周炎的治疗在急性期以消炎、镇痛、切开引流为主，同时防止感染扩散，增强机体抵抗力。当炎症转入慢性期后，应及时处理病灶牙，防止复发。

（一）全身治疗

患者要注意休息，进流食。可服用清热解毒中药如牛黄解毒丸、银翘解毒丸等，也可配合使用磺胺类药物。目前临床常选用的抗菌药物有青霉素和甲硝唑，可口服也可静脉滴注。

（二）局部治疗

1. 盲袋冲洗上药　常用生理盐水和3%过氧化氢溶液，以弯形平头针深入龈袋底，反复缓慢冲洗出袋内的食物残渣、分泌物及细菌，用棉球吸干局部液体后，将碘甘油或2%碘酊导入龈袋内。1次/天。

2. 切开引流术　如龈瓣周围形成脓肿，可在表麻或局麻切开引流后冲洗脓腔，放入橡皮片或细碘仿纱条引流。脓肿位于颊侧骨膜下者，顺牙槽嵴做近远中向的切口，切开达骨面。如脓肿位于舌侧，只应近远中向切开黏膜，然后钝性分离至脓腔，勿损伤舌神经。如智齿冠周炎已引起邻近间隙感染时，应同时进行治疗或切开引流。

3. 冠周龈瓣切除术　当急性炎症控制后，估计萌出位置足够且对殆牙位置正常者，可在局麻下行冠周龈瓣切除术，以消除龈袋，避免冠周炎的复发。手术方法：对包围在牙冠周围的牙龈做心形切除，使牙冠完全暴露，创缘与牙冠之间距离2~3 mm，然后间断缝合智齿远中的创面。如用高频电刀切除可不予缝合创面，仅填塞牙周塞治剂。切除龈瓣一定要彻底，如过于保守，术后龈瓣仍可再生而导致冠周炎复发。

4. 智齿拔除术　对于位置萌出不正或阻生以及冠周炎反复发作，或虽能萌出但无对殆牙的第三磨牙，应予以拔除。急性炎症控制后，如能开口做手术应争取及早拔牙，不仅能缩短疗程，还能防止并发症的发生。

第三节　口腔颌面部间隙感染

在正常的颌面部组织结构中，存在着“潜在”的筋膜间隙，各间隙之间互相连通，其中充满着脂肪和疏松结缔组织。一旦感染侵入，将破坏间隙内的结缔组织，并向阻力薄弱的方向扩散蔓延，如脂肪组织、血管神经束、筋膜间隙等。因此，感染可以局限于一个间隙，也可波及相邻的几个间隙，从而形成弥漫性蜂窝织炎或多间隙脓肿。若机体抵抗力降低，细菌毒力增强，感染还可向颅脑、纵隔等处发展，引起海绵窦血栓性静脉炎、脑脓肿、纵隔炎以及败血症或脓毒血症等严重并发症。

一、眶下间隙感染

眶下间隙位于眼眶下方，上颌骨前壁与面部表情肌之间。上界为眶下缘，下界为上颌骨牙槽突，内界为鼻侧缘，外界为颧骨。上颌骨前壁以尖牙窝为中心形成眶下间隙的底，其浅面有皮肤、浅筋膜、皮下组织和表情肌等。间隙中有眶下神经血管束、脂肪结缔组织、淋巴结，以及走行于肌肉间的面前静脉和内眦静脉（图9-4-2）。

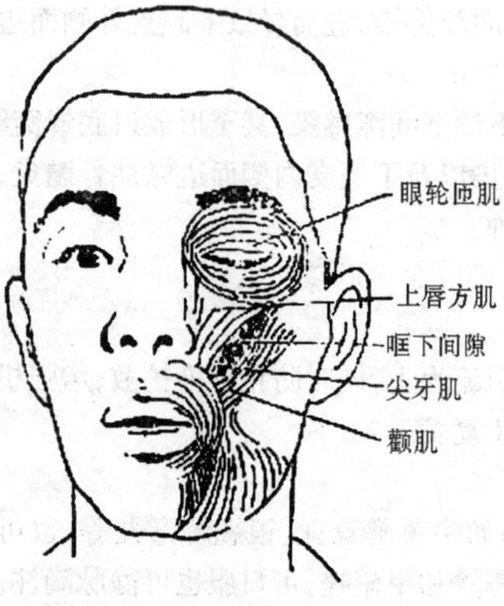

图9-4-2　眶下间隙的解剖位置

(一) 感染来源

感染多来自上颌尖牙、上颌第一前磨牙和上颌切牙的根尖化脓性炎症或牙槽脓肿。上唇基底部及鼻侧的化脓性炎症也可扩散至此间隙。在小儿，一般由上颌乳前牙及上颌第一乳磨牙根尖周炎引起。婴幼儿上颌骨骨髓炎的脓液也可穿破骨膜,引起眶下间隙蜂窝织炎。

(二)临床特点

眶下区肿胀,常波及内眦、眼睑、颧部皮肤。肿胀区皮肤发红、张力增大,眼睑水肿、眼裂变窄、鼻唇沟消失,鼻侧、上唇及颊部出现反应性水肿。口内可见上颌尖牙和双尖牙区前庭沟肿胀,有明显压痛,脓肿形成时易触及波动感。由于眶下神经受炎症的压迫和激惹,可引起不同程度的疼痛。感染可向上唇、眶内、颊部等邻近部位扩散,也可通过血液循环沿面静脉、内眦静脉、眼静脉向颅内扩散,引起化脓性海绵窦血栓性静脉炎。

(三)治疗

在蜂窝织炎阶段,局部可用中药外敷和处理病灶牙。一旦脓肿形成,应及时切开引流。按重力引流的原则,切口多位于上颌前牙和上颌前磨牙前庭沟膜龈转折处。横行切开黏骨膜至骨面,用止血钳向尖牙窝方向钝性分离脓腔,充分排脓并冲洗后,放置引流条。如脓肿已达皮下,可在眶下缘下方做与皮纹方向一致的弧形切口。

二、颊间隙感染

颊间隙有广义和狭义之分。广义的颊间隙系指位于颊部皮肤与颊黏膜之间的间隙。其上界为颧骨下缘,下界为下颌骨下缘,前界从颧骨下缘,经口角至下颌骨下缘的连线,后界浅面相当于咬肌前缘,深面为颧肌及翼下颌韧带等结构。间隙内除含蜂窝组织、脂肪组织(颊脂垫)外,尚有面神经、颊长神经、颌外动脉和面前静脉通过,还有颊淋巴结、颌上淋巴结等位于其中。狭义的颊间隙系指咬肌与颊肌之间存在的一个狭小筋膜间隙,颊脂垫正位于其中,此间隙亦称为咬颊间隙。颊间隙借血管、脂肪结缔组织与颞下间隙、颞间隙、咬肌间隙、翼颌间隙、眶下间隙相通(图9-4-3)。

(一)感染来源

颊间隙感染可来源于上、下颌后牙的根尖感染或牙槽脓肿,以及颊部皮肤损伤、颊黏膜溃疡、颊或颌上淋巴结的炎症。

(二)临床特点

当脓肿发生在颊黏膜与颊肌之间时,下颌或上颌磨牙区前庭沟红肿,前庭沟变浅呈隆起状,触之剧痛,有波动感,穿刺易抽出脓液,面颊皮肤红肿相对较轻。脓肿发生在皮肤与颊肌之间,特别是颊脂垫全面受到炎症累及时则面颊皮肤红肿严重、皮肤肿胀发亮,炎性水肿扩散到颊间隙解剖周界以外,但是红肿压痛中心仍在颊肌位置。局部穿刺可抽出脓液,患者有发烧及白细胞增高的表现。

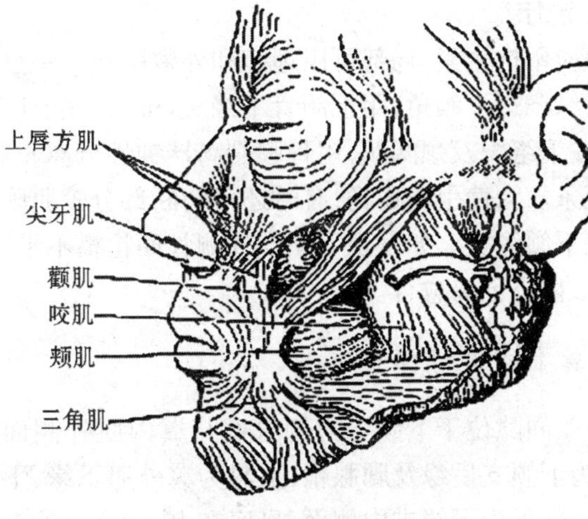

图9-4-3 颊间隙的解剖位置

颊间隙的临床特点取决于脓肿形成的部位,在颊部皮下或黏膜下的脓肿,病程进展缓慢,肿胀范围较为局限。当感染波及颊脂垫时，则炎症发展迅速，肿胀范围波及整个颊部，并可向相通间隙扩散，形成多间隙感染。

（三）治疗

全身应用抗生素，局部可用理疗和外敷中药。脓肿形成后，应按脓肿部位决定由口内或从面部切开引流。口内切口应在脓肿低位，即口腔前庭、下颌龈颊沟处切开。颊部皮下脓肿可在脓肿浅表皮肤切开。广泛颊间隙感染则应该从下颌骨下缘1~2 cm处做平行于下颌骨下缘的切口，从切开的皮下向上潜行钝性分离至颊部脓腔内。应注意避免损伤颊部的面神经、腮腺导管及血管。

三、咬肌间隙感染

咬肌间隙位于咬肌与下颌升支外侧骨壁之间。前界为咬肌前缘，后界为下颌支后缘，上平颧弓下缘，下以咬肌在下颌骨下缘附着为界，内界为下颌支外侧面，外界为腮腺咬肌筋膜、腮腺和咬肌。

（一）感染来源

感染多来自下颌第三磨牙冠周炎、下颌磨牙根尖周炎或牙槽脓肿，也可因相邻间隙感染或下颌骨骨髓炎的扩散而来，偶有因化脓性腮腺炎波及者。

（二）临床特点

咬肌间隙感染的典型症状是以下颌支及下颌角为中心的腮腺咬肌区的肿胀、疼痛，伴明显张口受限，有时波及颌下区。咬肌间隙脓肿因被强大的咬肌和筋膜所覆盖，所以不易触及波动感，但局部可出现凹陷性水肿并有明确压痛点。咬肌间隙感染可向颊、颞、翼下颌诸间隙扩散，如穿破咬肌筋膜，可进入腮腺内。若脓肿不能及时切开引流，脓液长期蓄积可并发下颌支外侧的边缘性骨髓炎。

（三）治疗

全身应用抗生素，局部可用理疗和外敷中药。一旦脓肿形成，应及时从口外切开引流。在下颌支后缘绕过下颌角，距下颌骨下缘2 cm处平行于下颌角切开，切口长度3~5 cm，逐层切开皮肤、皮下组织及颈阔肌，用骨膜剥离器钝性分离咬肌下端进入脓腔，排出脓液，冲洗脓腔后放置引流条。为使引流通畅，有时还可切断部分咬肌附着，注意避免损伤面动脉、面静脉、腮腺和面神经下颌缘支。如发现下颌支外侧骨面粗糙不平，已并发边缘性骨髓炎者，应及时进行病灶刮除术，促进创口愈合。

四、翼下颌间隙感染

翼下颌间隙位于下颌支内侧骨壁与翼内肌外侧面之间。前界为下颌支前缘的颞肌和颊肌，后界为下颌支后缘及腮腺鞘，上界为翼外肌下缘，下界为翼内肌所附着的下颌角内侧，内界为翼内肌，外界为下颌支内侧面，呈底在上、尖在下的三角形。间隙中有下牙槽神经、舌神经及下牙槽动、静脉通过。借脂肪结缔组织与颞下、颞、颊、下颌下、舌下、咽旁、咬肌间隙相连通，经颅底血管神经还可进入颅内。

（一）感染来源

感染多来自下颌第三磨牙冠周炎、下颌磨牙根尖周炎。下牙槽神经阻滞麻醉时如消毒不严，或拔除下颌智齿时创伤过大，也可引起此间隙感染。此外，感染也可从邻近的咽旁间隙、颞下间隙播散而来。

(二)临床特点

常有牙痛史,继而出现渐进性张口受限,咀嚼或吞咽食物时疼痛。疼痛位于面侧深部,并向耳颞部放射。口内可见翼下颌皱襞处黏膜红肿。由于间隙位于下颌支深面,四周为咀嚼肌包绕,炎症早期面部的红肿不显,故感染很难早期发现。两侧对比可发现患侧下颌支后缘内侧皮肤肿胀及有深部压痛。脓肿形成后在临床上很难触及波动感,穿刺检查可确定有无脓肿形成。一旦延误治疗,感染可向邻近诸间隙扩散,形成多间隙感染,导致病情复杂化。

(三)治疗

感染初期应全身应用足量抗生素,以控制炎症的发展和扩散。脓肿形成后需切开引流,可从口内或口外进行。口内切口部位是在翼下颌皱襞稍外侧做纵向切口,长 2~3 cm,切开黏膜后钝性分离颊肌并进入翼下颌间隙,排脓后建立引流。由于翼下颌间隙感染的患者多有张口受限,故口内切口较少采用。

口外切口与咬肌间隙感染的切口相类似,只是在分离暴露下颌角下缘后,要从下颌角内侧切开部分翼内肌附着及骨膜,用骨膜剥离器向上钝性分离至翼下颌间隙,排脓冲洗后建立引流。

五、颞下间隙感染

颞下间隙位于颅中窝底。前界为上颌结节和颧突后面,后界为茎突及其所附着的肌,上界为蝶骨大翼颞下嵴和颞骨下面,下界相当于翼外肌下缘平面,内界为蝶骨翼突外板的外侧面,外界为下颌支上部内侧面及颧弓。间隙内充满脂肪组织,并有上颌动脉、上颌静脉、翼静脉丛和三叉神经的分支通过。借脂肪结缔组织及血管、神经与颞、翼下颌、咽旁、颊、翼腭间隙相连通。还可借眶下裂、卵圆孔和棘孔分别与眶内、颅内连通,借翼静脉丛与海绵窦相通。颞下间隙位于颌面部各间隙的中央。

(一)感染来源

多从相邻间隙扩散而来,如下颌磨牙的感染,侵入翼下颌间隙后扩散至颞下间隙。上颌磨牙的根尖周炎、拔牙创感染,特别是上颌第三磨牙冠周炎也可直接侵犯此间隙。

(二)临床特点

颞下间隙位置深在,感染早期的症状常不明显。仔细检查可见颧弓上、下及下颌支后方微肿,有深压痛。口内可见上颌结节处的前庭沟红肿,伴压痛。可有不同程度的张口受限,进食、咀嚼时疼痛。颞下间隙感染常伴多间隙感染,肿胀可波及一侧面部。感染可向颞、翼下颌、咽旁及颊间隙等扩散。还可通过卵圆孔、棘孔和翼静脉丛扩散引起颅内感染。

(三)治疗

积极应用大剂量抗生素治疗,若症状缓解不明显,应及时切开引流。脓肿切开引流较多采用口内切口,切口位于上颌结节外侧前庭沟黏膜转折处。用止血钳沿下颌支冠突内侧与颞肌腱向上后方钝性分离进入脓腔,冲洗并放置引流。合并翼下颌间隙等多间隙感染时,需从口外切开,建立贯通式引流,方法与翼下颌间隙感染的口外切口相同。

六、下颌下间隙感染

下颌下间隙位于下颌下三角内。上界为下颌骨下缘,前下界为二腹肌前腹,后下界为二腹肌后腹和茎突舌骨肌,下颌舌骨肌和舌肌构成间隙的底,并以此与舌下间隙分隔。内含下颌下腺、下颌下淋巴结，并有面动脉、面静脉及面神经下颌缘支通过。

(一)感染来源

感染多来自智齿冠周炎、下颌磨牙根尖周炎、牙槽脓肿等牙源性感染。儿童则多由下颌下淋巴结炎破溃引起。此外，化脓性下颌下腺炎、下颌骨骨髓炎以及邻近间隙感染的扩散等都可引发下颌下腺间隙感染。

(二)临床特点

多数下颌下间隙感染是以下颌下淋巴结炎为早期表现。起初时可触及周界清楚的肿大淋巴结，有压痛。化脓后向结外扩散形成蜂窝织炎，临床表现为下颌下区皮肤红肿、压痛，下颌骨下缘轮廓消失，并可出现凹陷性水肿。脓肿形成后可触及明显波动感，患者可能有轻度张口困难及吞咽疼痛。

(三)治疗

下颌下间隙脓肿形成时范围广、脓腔大。多选择口外切开引流，在下颌骨下缘以下2 cm处，做平行于下颌骨体之切口，长3～5 cm，切开皮肤、皮下组织和颈阔肌，钝性分离进入脓腔。术中要注意勿伤及面动脉、面静脉和面神经下颌缘支。

七、口底多间隙感染

又称口底蜂窝织炎，是口腔颌面部最严重的感染之一。感染通常波及双侧下颌下、舌下和颏下间隙，并常扩散到颈部的筋膜间隙。感染可以是化脓性的，也可以是腐败坏死性的。后者又称卢德维咽峡炎(Ludwig's angina)，临床上全身和局部反应均很严重。

(一)感染来源

感染多来自下颌牙的根尖周炎、冠周炎、牙周脓肿、骨膜下脓肿和颌骨骨髓炎，也可继发于涎腺炎、淋巴结炎、扁桃体炎、口底软组织和颌骨的损伤，或由远处感染经血液循环而来。

(二)临床特点

1. 化脓性口底多间隙感染　病变初期肿胀多在一侧舌下或下颌下间隙，炎症发展迅速波及颌周整个口底间隙，双侧下颌下、舌下、颏下区及咽喉部均出现弥漫性肿胀。皮肤表面广泛性红肿，坚硬而有压痛，有时可出现凹陷性水肿。肿胀范围可达颈部及胸上部，严重时可出现呼吸困难。全身症状严重，多伴高热、寒战等症状，体温可达39～40℃。

2. 腐败坏死性口底多间隙感染　病情发展迅速，软组织水肿广泛。颌周有自发性剧痛和灼热感，病变部位皮肤粗糙、苍白，坚硬如木板。随着病情发展，口底黏膜水肿，舌体被抬高，呈半开口和“二重舌”状态，患者言语不清、吞咽困难。舌下黏膜可有出血，呈青紫色瘀斑。若发生肌肉坏死，皮下组织软化溶解，可因液体积聚而出现波动感。有气体存在时，可触及捻发音。如肿胀向舌根发展，可出现呼吸困难，以致患者不能平卧，甚至出现窒息。全身中毒症状明显，体温不很高，甚至在38℃以下，白细胞总数也不高。患者会出现呼吸短浅，脉快而弱，甚至血压下降。如处理不及时，患者可发生窒息、败血症、感染性休克或纵隔炎等严重并发症。

(三)治疗

口底多间隙感染无论是化脓性的还是腐败坏死性的感染，局部及全身症状都很严重，主要危险是呼吸道阻塞和全身中毒。治疗时，一方面应用大剂量的广谱抗菌药物，并根据细菌培养及药敏试验及时调整用药，同时给予补液、输血等全身支持疗法；另一方面要及时做广泛的切开引流，以减轻组织内的压力，排出毒素。如出现窒息症状，应及早进行气管切开，保证呼吸道的通畅。

切开引流时，一般应选择皮肤发红、有波动感的部位进行切开。如脓肿深在，可先行穿刺，确定脓肿部位后再行切开。可沿下颌骨下缘以下2~3 cm处做与下颌骨下缘平行的“衣领形”或倒“T”形切口。手术中充分分离口底肌肉，钝性分离至脓腔，使脓液充分引流。然后用3%过氧化氢液或1∶5000高锰酸钾溶液反复冲洗，放入乳胶片或盐水纱条等作为引流。

第四节　颌骨骨髓炎

颌骨骨髓炎是指由细菌感染或物理、化学因素使颌骨产生的炎性病变。颌骨骨髓炎不单纯是骨髓腔内的炎症，而是包括骨膜、骨密质、骨髓以及骨髓腔中的神经、血管在内的整个骨组织发生的炎症过程。临床上以牙源性感染引起的化脓性颌骨骨髓炎最为多见，主要病原菌是葡萄球菌、链球菌。

一、化脓性颌骨骨髓炎

(一)感染来源

由急性的智齿冠周炎、根尖周炎、牙周炎等牙源性感染直接扩散引起的化脓性颌骨骨髓炎在临床上最为多见，约占化脓性颌骨骨髓炎的90%。其次，因粉碎性骨折或火器伤等开放性损伤引起的骨创感染；由败血症或脓毒血症经血液循环感染多发生于婴幼儿的上颌骨；极少数由颜面皮肤或口腔黏膜的感染直接波及颌骨。

病原菌主要为金黄色葡萄球菌，其次是溶血链球菌、肺炎双球菌、大肠杆菌和变形杆菌等。其他化脓菌也可引起颌骨骨髓炎。临床上常见混合性细菌感染。

(二)临床表现

化脓性颌骨骨髓炎多见于16~30岁的青年。男性多于女性，约2∶1。下颌骨骨髓炎比上颌骨者多见，病情也较上颌骨严重。这主要是由于下颌骨密质骨较厚，一旦发生化脓性感染不易穿破骨壁而在颌骨内扩散。上颌骨由于血运丰富，动脉分支多而又有侧支吻合，颌骨坏死的机会少。

化脓性颌骨骨髓炎分为两种类型，即中央性颌骨骨髓炎和边缘性颌骨骨髓炎。

1. 中央性颌骨骨髓炎　多在急性化脓性根尖周炎及根尖脓肿的基础上发展而来。炎症向骨髓腔内发展，再由颌骨中央向外扩散，可累及骨皮质及骨膜。

(1)急性期：炎症病灶牙区剧烈疼痛，向半侧颌骨或沿三叉神经走行方向放射，并迅速波及邻牙，出现多个牙的松动或牙周袋溢脓。前庭沟丰满，面颊部充血肿胀。脓液穿过骨密质至骨膜下，自行破溃或经手术引流以后，剧烈的疼痛可迅速缓解。患者全身症状明显，有寒战、高热、头痛等症状，白细胞总数和中性粒细胞分类增高。进入化脓期后，患者全身抵抗力下降，常出现中毒症状。如经血行播散，可引起败血症。

(2)慢性期：常是急性期的延续，由于急性期治疗不及时或不彻底所致，通常在发病2周以后。病变局限，颌周软组织稍有肿胀并有硬结，多个牙松动或有牙周溢脓。口腔或颌面部有多个瘘管，周围生长大量炎性肉芽组织，有脓液或小块死骨排出。通过瘘管可探及粗糙的骨面或活动的死骨块。如有大块死骨，可发生病理性骨折，并出现面部畸形。

2. 边缘性颌骨骨髓炎　多来源于下颌第三磨牙冠周炎引起的间隙感染。感染首先侵犯下颌骨骨膜发生骨膜炎，继而损害骨皮质发生坏死。

边缘性颌骨骨髓炎多发生在下颌骨，其中又以下颌支及下颌角部居多。主要表现为腮腺咬肌区弥漫性肿胀，局部组织坚硬、压痛轻微、无波动感。病程迁延，反复发作。炎症侵犯肌肉时，可出现张口受限。一般全身症状不严重。

（三）诊断

根据病史、临床表现、局部检查和X线摄片检查，对颌骨骨髓炎一般均可作出正确诊断。X线摄片检查在骨髓炎的急性期常看不到有骨质破坏，进入慢性期后，颌骨方有明显破坏显示。颌骨骨髓炎X线表现为骨质破坏和骨质增生两个方面，前者的典型变化是骨小梁排列紊乱与死骨形成，后者主要表现为骨膜反应与增生。

中央性颌骨骨髓炎和边缘性颌骨骨髓炎的鉴别如表9-5-1所示。

表9-5-1　中央性颌骨骨髓炎和边缘性颌骨骨髓炎的鉴别诊断

类别	中央性颌骨骨髓炎	边缘性颌骨骨髓炎
感染来源	以牙周炎、根尖周炎为主	以下颌智齿冠周炎为主
感染途径	先破坏骨髓，后破坏骨密质，再形成骨膜下脓肿或蜂窝织炎。病变可累及骨松质和骨密质	先形成骨膜下脓肿或蜂窝织炎，后破坏骨密质，病变很少累及骨松质
临床表现	以弥漫破坏型多见，局限型少见；骨髓炎累及的牙齿多数松动，牙周有明显炎症；病变多在颌骨体，也可波及下颌支	以局限型多见，弥漫破坏型少见；病灶牙多无明显炎症；病变多发生在下颌角和下颌支，很少波及颌骨体
X线表现	慢性期可见大块死骨形成，周围界限清楚，可有病理性骨折	慢性期可见密质骨疏松脱钙或骨质增生，可有小块死骨形成，与周围骨质界限不清

（四）治疗

化脓性颌骨骨髓炎的治疗原则是：在炎症急性期应采取积极有效的治疗，控制感染的发展。首先应注意全身支持和药物治疗，并适时地配合切开引流等外科手术。在慢性期已有死骨形成时，必须手术摘除死骨和病灶。

1. 急性期　以药物治疗为主，辅以相应的外科手术治疗。应根据临床反应、细菌培养及药敏试验的结果，给予足量、有效的抗菌药物，局部可用清热解毒的中药外敷。物理疗法如超短波等能缓解疼痛、促使炎症的局限与消退。当脓肿形成时，应及时切开排脓或拔除病灶牙。

2. 慢性期　以外科手术治疗为主，药物治疗为辅。手术目的是及时清除死骨、消除病灶。中央性颌骨骨髓炎在慢性期以摘除死骨为主，如死骨已完全分离则手术较易进行。慢性边缘性颌骨骨髓炎手术以刮除病理性肉芽组织为主。

知识链接

急性化脓性根尖周炎及根尖脓肿可引起中央性颌骨骨髓炎，对临床因牙髓感染出现明显根尖周炎的患者，在治疗时应该开髓减压或在拔除牙髓后根管开放2～3天，以有利于根尖周炎症的引流，防止炎症在颌骨内扩散。

二、新生儿颌骨骨髓炎

新生儿颌骨骨髓炎一般指发生在出生后3个月以内新生儿的化脓性中央性颌骨骨髓炎。主要发病于上颌骨,下颌骨极为罕见。

(一)感染来源

多为血源性,也可因牙龈损伤或母亲患化脓性乳腺炎,哺乳时病原菌直接侵入而引起。患泪囊炎或鼻泪管炎时也可伴发上颌骨骨髓炎。

(二)临床表现

发病急,患儿突然出现高热、寒战、脉快、啼哭、烦躁不安甚至呕吐。重者可并发败血症而出现昏迷、意识不清以及休克等症状。白细胞总数和中性粒细胞分类增高。

患侧眶下区及内眦部皮肤红肿,并迅速波及眼睑周围,引起眼睑红肿、眼裂变小甚至完全闭合。口内见上颌牙龈及硬腭黏膜红肿。脓肿形成后,常由龈缘、硬腭或鼻腔溢出。眶下部脓肿破溃可形成瘘管。上颌骨骨质疏松,化脓性感染容易突破骨壁,很少形成大块死骨。小块死骨或坏死乳牙胚可随脓液自瘘管排出。颌骨损害以及面部瘢痕严重者,可导致面部继发畸形。

(三)诊断

根据病史、临床表现和局部检查作出诊断。由于新生儿骨质钙化程度低,牙胚多,X线摄片检查对死骨形成的诊断帮助不大。

(四)治疗

应用大量有效的抗生素控制感染,并给予必要的对症和支持疗法。根据细菌培养及药敏试验结果调整抗生素。一旦形成脓肿,应及早切开引流。

三、放射性颌骨骨髓炎

因鼻咽癌或口腔颌面部癌进行大剂量放射治疗后,由射线引起的放射性颌骨坏死,并继发感染形成的骨髓炎,称为放射性颌骨骨髓炎。

(一)病因

放射线治疗恶性肿瘤时也能对正常骨细胞产生损害,造成骨细胞变性坏死。射线的辐射可引起颌骨动脉内膜炎,导致骨膜及骨内血管栓塞,造成血运、营养障碍,使骨的再生能力丧失,发生无菌性骨坏死。如果有牙源性感染或局部损伤因素存在,可导致继发感染形成放射性颌骨骨髓炎。

(二)临床表现

一般病程发展缓慢,在放射治疗后数月乃至十余年始出现症状。发病初期呈持续性针刺样剧痛,口腔黏膜出现溃疡、缺损,死骨外露,继发感染后骨面长期溢脓,久治不愈。病变发生在下颌支部时,因肌肉萎缩和纤维化可出现明显的牙关紧闭。也可因继发牙源性感染或拔牙后,因伤口不愈或发现骨坏死而就诊。由于骨的再生能力下降,致死骨分离速度非常缓慢,死骨与正常骨质边界不清。软组织常有放射性瘢痕,有时可因继发感染而引起组织坏死,造成洞穿性缺损畸形。患者呈慢性消耗状态,表现为消瘦、贫血,常伴有口干、口臭、口腔溃疡及猖獗龋。

(三)诊断

根据放疗病史、局部表现及X线摄片检查作出诊断。X线片显示为骨小梁粗糙,病变区骨密度降低，坏死骨与正常骨界限不清。

（四）治疗

一般倾向于保守治疗。全身应用抗生素控制感染，积极加强营养，必要时给予输血等支持疗法，配合高压氧治疗。局部保持引流通畅，对已暴露的死骨，可用骨钳分次逐步咬除。原发病灶得到控制后，采用外科手术将已分离的死骨摘除。

（五）预防

根据肿瘤的性质选择合适的放射种类、剂量和放射野。放疗前要消除口腔内、外的一切感染灶。进行全口洁治；拔除无法治愈的病牙；治疗龋齿、牙周炎；拆除口腔内金属义齿；活动义齿须在放疗终止后一段时期再行佩戴，以防造成黏膜损伤。放射治疗中，对非照射区应用屏障物予以隔离。口腔内发生溃疡时，局部涂抗生素软膏，以防感染。

第五节　面颈部化脓性淋巴结炎

颌面部有丰富的淋巴组织，淋巴结有过滤与吞噬微生物、异物的作用。因此，它是颌面部的重要防御系统。淋巴结炎与口腔及牙源性感染的关系密切，故主要表现为下颌下、颏下及颈深上群淋巴结炎，有时也可见到颊部、耳前和耳后淋巴结炎。

一、感染来源

常继发于急性上呼吸道感染，如扁桃体炎、咽炎、鼻炎、上颌窦炎等。也可继发于口腔感染，如牙龈炎、冠周炎、根尖周炎、牙周脓肿及颌面部间隙感染等。也有来源于皮肤损伤与感染，如疖、痈等。

二、临床表现

1. 急性淋巴结炎　主要表现为局部淋巴结肿大、变硬、压痛，全身反应较轻。如感染未得到控制，淋巴结出现坏死、化脓，穿破被膜，可导致下颌下间隙蜂窝织炎。局部皮肤发红，疼痛加剧，并可出现波动感和凹陷性水肿，出现全身症状，有高热、寒战、头痛、全身无力。实验室检查白细胞总数急剧上升。若治疗不及时，可并发败血症、脓毒血症，甚至出现中毒性休克。

2. 慢性淋巴结炎　多发生于中层得抵抗力强，而细菌毒力较弱时。常见于慢性牙源性感染及咽部感染。急性淋巴结炎治疗不彻底也可转为慢性炎症。淋巴结增生成微痛硬结，中等硬度，边界清楚，可有轻压痛。若感染反复发作，淋巴结可时大时小，但全身无明显症状。

三、诊断和鉴别诊断

根据病史、临床表现及局部穿刺抽出脓液可以确诊。

化脓性下颌下淋巴结炎应与慢性下颌下腺炎的鉴别。后者因损伤、异物或结石而引发感染。双合诊时，下颌下腺位置深而固定，并且可见到导管口红肿，挤压下颌下腺及导管有时有脓液排出。慢性淋巴结炎病程缓慢而长，反复发作，有时而肿大、时而缩小的病史。

四、治疗

急性淋巴结炎初期，患者应保持安静休息，应用足量有效的广谱抗菌药物控制感染。病情严重者可配合激素做静脉滴注。局部可以用物理疗法如湿热敷、超短波,也可用中药如意黄金散或六合丹等外敷。

慢性淋巴结炎一般无需治疗。反复急性发作者,需寻找原发灶并予以治疗。

第六节 面部疖痈

发生在单个毛囊及其附件的急性化脓性炎症称疖。相邻的多个毛囊及其附件同时发生的急性化脓性炎症称为痈。疖与痈多发生在颜面部,如果处理不当,感染可以逆行而上引起严重的颅内并发症。

一、病因

颜面部皮肤毛囊较多且皮脂腺丰富,又因部位暴露,易受损伤和细菌侵袭而导致疖痈的发生。当机体的抵抗力降低时,如体质衰弱、营养不良或患有糖尿病时,容易发生疖痈。常由金黄色葡萄球菌引起。

二、临床表现

疖初起时为一红、肿、痛的小硬结,呈锥形隆起。2~3 天内顶部出现黄白色脓点,周围为红色硬盘,有烧灼感和跳痛。继而硬结中央组织坏死软化,脓栓自行破溃、脱落,疼痛缓解,溃破区自行愈合。一般无全身症状。

痈好发于上唇,男性多于女性。局部炎症的范围和组织张力都较大,疼痛剧烈,唇部红肿外翻,并波及患侧眶下及面颊部。初期肿胀的唇部皮肤与黏膜上出现多数的黄白色脓头,破溃后溢出脓血样分泌物,脓头周围坏死组织溶解后,可形成多数蜂窝状腔洞。继而,腔洞之间皮肤、黏膜或皮下组织亦可发生坏死,致使整个痈的病变区上层组织呈紫红色,痈周围和深部的组织则呈浸润性水肿。全身中毒症状明显,有畏寒、高热、头痛等症状。化验检查白细胞总数及中性粒细胞比例增高。

三、并发症

面部疖、痈,尤其是发生在鼻、唇“危险三角区”者,若受搔抓、挤压或挑刺,感染可经面静脉、内眦静脉逆流入颅内,引起化脓性海绵窦血栓性静脉炎、脑膜炎、脑脓肿等严重并发症。患者可出现剧烈头痛、恶心、呕吐、颈强直、血压升高、惊厥、昏迷等脑膜激惹、颅内高压等体征。细菌和毒素也有可能进入血液引起败血症或脓毒血症。表现为高热、烦躁、反应迟钝、嗜睡甚至昏迷,白细胞总数和中性粒细胞比例明显增高。

四、治疗

以保守治疗为主,局部治疗与全身治疗相结合。局部严禁挤压、挑刺、热敷、烧灼,防止感染扩散。疖肿初起时,可用2%碘酊局部涂抹,每日 1 次。大的疖肿或痈可用中药外敷,也可用4%高渗盐水持续湿敷。脓栓可用消毒镊轻轻取出。只有在急性炎症得到控制,已明显形成皮下脓肿而又久不破溃时,才可在皮肤变薄的区域保守性切开引流,切忌分离脓腔。

全身给予抗菌药物。最好从脓头处取脓,做细菌培养和药敏试验,以供正确选择抗生素。

重症患者应配合全身支持疗法,给予输血、补液、纠正酸中毒等。

案例分析

案例 1

患者,男,19 岁。右下颌后牙区疼痛伴肿胀 2 天。2 天前自感右下颌后牙区牙龈疼痛不适,进食时疼痛加剧伴张口受限,次日疼痛向颞部放射,畏寒、发热、头痛、全身不适、食欲减退。自服阿莫西林 2 天无效。临床检查见右下颌第三磨牙萌出不全,中位垂直阻生,冠周牙龈红肿、触痛。牙冠远中覆盖龈瓣,边缘糜烂,有少量脓性分泌物自盲袋内溢出。张口度两指,同侧扪及颌下多个肿大淋巴结,有触痛。

问题:1. 临床诊断是什么? 2. 治疗方案是什么?

分析:

1. 右下颌第三磨牙急性冠周炎。

2. ①局部冲洗:以生理盐水、1%过氧化氢溶液交替冲洗盲袋,至溢出液清亮,擦干,将少量碘甘油置于盲袋内,并给予氯己定漱口液含漱,每日 3 次;②全身抗感染治疗:青霉素 800 万 U 及替硝唑 200 ml 静脉滴注,连续 3 天;③急性炎症消退后,择期拔除右下颌第三磨牙。

案例 2

患者,女,18 岁。右下颌下区肿痛 7 天,加剧 3 天。临床检查见右下颌下区皮肤红肿,皮温高,压痛明显,有波动感,肿胀无明显界限。舌下肉阜无红肿,导管口无溢脓。右下颌第一磨牙残根,叩痛(++),X 线片见右下颌第一磨牙根尖周 X 线透射区。

问题:1. 临床诊断是什么? 2. 治疗方案是什么?

分析:

1. 右下颌第一磨牙急性根尖周炎;右下颌下间隙感染。

2. 局部麻醉下,于右下颌骨下缘约 2 cm 处,与之平行做长约 4 cm 切口,切开皮肤、皮下组织及颈阔肌后,钝性分离进入脓腔,引出脓液后冲洗脓腔,放置橡皮引流条一枚,隔日更换并于 5 天后抽出。全身应用抗生素,待炎症控制后,拔除右下颌第一磨牙。

达标与评价

(一)选择题

1. 脓肿切开引流的目的不包括

A. 排出脓液达到消炎解毒目的　　B. 减少局部疼痛肿胀

C. 预防窒息发生　　D. 预防并发边缘性骨髓炎

E. 切取组织送检

2. 不符合脓肿切开引流要求的是

A. 切口部位应尽可能隐蔽　　B. 切口位置应在重力低位

C. 切口长度应尽可能小　　D. 颜面部应尽可能沿皮纹切开

E. 勿损伤重要结构

3. 深部脓肿特征性表现是

A. 发热　　B. 波动感

C. 局部淋巴结肿大　　D. 凹陷性水肿

E. 白细胞总数增高，中性粒细胞比例上升。

4. 化脓性下颌骨中央性骨髓炎的好发部位是

A. 喙突　　B. 体部

C. 正中联合　　D. 升支部

E. 髁突

(二)问答题

1. 什么是智齿冠周炎？
2. 简述下颌智齿冠周炎的病因、临床表现及治疗方法。
3. 口腔颌面部脓肿切开引流的指征和要求有哪些？
4. 口腔颌面部感染引起的严重并发症主要有哪些？
5. 简述眶下间隙感染的临床特点及切开引流方法。
6. 简述咬肌间隙感染的来源、临床特点及切开引流位置。
7. 简述腐败坏死性口底蜂窝织炎的临床特征及治疗要点。
8. 下颌智齿冠周炎可向哪些间隙扩散？
9. 颜面部疖痈处理不当会引起哪些严重并发症？

答案

(一)选择题

1. E　2. C　3. D　4. B

(二)问答题

略

（李武伟　柳忠豪）

第四章　口腔颌面部损伤

目标与任务

目标

1. 掌握

(1)口腔颌面部损伤的特点。

(2)软组织损伤的分类、临床表现和清创术原则。

(3)牙及牙槽骨损伤的诊断和处理方法。

(4)上颌骨、下颌骨和颧骨骨折的诊断、治疗原则和方法。

2. 了解:骨折愈合过程。

任务

1. 见习颌面部损伤的住院患者。
2. 阅读上颌骨、下颌骨和颧骨骨折的 X 线片。
3. 操作牙及牙槽突骨折的固定术(牙弓夹板和8字结扎)。
4. 在模型上了解颌骨骨折的坚强内固定方法。

第一节 口腔颌面部损伤特点

口腔颌面部损伤后,会出现疼痛、肿胀、出血、功能障碍等与全身其他部位发生损伤时相似的临床症状。另外,还具有以下特点:

1. 口腔颌面部血运丰富 组织抗感染及再生修复的能力较强,创口易于愈合,受伤后24~48小时,甚至更长的时间进行清创,仍可做初期缝合。由于血运丰富,伤后出血较多或容易形成血肿,水肿反应快而重,可因水肿、血肿压迫呼吸道引起窒息。

2. 易发生感染 口腔颌面部的窦、腔较多,存留大量细菌,创伤时常与之穿通而导致伤口感染。

3. 牙在损伤时的利弊 口腔颌面部损伤时,发生牙列移位或咬合关系紊乱则是诊断颌骨骨折的重要依据。同时,牙或牙列是骨折结扎固定的基础,恢复原有的牙齿咬合关系是治疗颌骨骨折的重要标准。另外,在高速撞击伤中,折断的牙碎片有时可向周围组织内飞溅,增加组织的损伤,造成"二次弹片伤",并把细菌带入深部组织,引起感染。骨折线上的牙有时可引起骨创感染,影响骨折愈合。

4. 易并发颅脑损伤 口腔颌面部上接颅脑,上颌骨或面中1/3损伤易并发颅脑损伤,包括脑震荡、脑挫伤、颅内血肿和颅底骨折等,主要临床表现是受伤后有昏迷史。颅底骨折时可有脑脊液自鼻孔或外耳道流出。

5. 易发生窒息 口腔颌面部位于呼吸道上端,因损伤后舌后坠、组织移位、血肿等原因而易发生窒息。

6. 影响进食和口腔卫生 受伤后或由于采用颌间结扎的治疗方法可能影响患者张口、咀嚼、语言或吞咽功能,妨碍进食和口腔清洁。

7. 有时伴有颈部伤 口腔颌面部下连颈部,为大血管和颈椎所在,下颌骨损伤容易并发颈部损伤,如血肿、颈椎骨折或高位截瘫。

8. 其他解剖结构的损伤 当颌面部损伤累及唾液腺、面神经及三叉神经等重要解剖结构时,可出现涎瘘、面瘫及三叉神经支配区域麻木等相应症状。

9. 面部畸形 颌面部损伤后,如果组织缺损较多或在缝合时处理不当,易造成颌面部畸形和功能障碍,从而给患者带来心理创伤。因此,在处理损伤时,应尽早恢复外形和功能,最大限度地减少伤后畸形的发生。

知识链接

假性动脉瘤

腮腺区或上颈部受创伤后可发生假性动脉瘤，由于动脉破裂、血液潴留于软组织内形成一种搏动性病损。临床检查及CT扫描有助于确定诊断。DSA能够进一步确定损伤部位、范围、程度以及血管改变情况，同时可以检验患者术后效果。病理检查可见纤维壁及血凝块。

第二节　口腔颌面部软组织损伤

一、损伤类型

临床上依据损伤后体表的完整与否分为闭合性损伤和开放性损伤两类。

凡体表组织（皮肤或黏膜）的完整性未受破坏，而深层组织受到影响的损伤，称为闭合性损伤。多数是由于碰撞或因钝物打击所致。常见的闭合性损伤有擦伤和挫伤。

凡体表组织完整性受到破坏，皮肤、黏膜出现创口，或体表与深层组织相通连的损伤，称为开放性损伤。开放性损伤有切割伤、撕裂伤、刺伤、咬伤以及火器伤等。

（一）擦伤

是皮肤或黏膜组织浅层的损伤，常与挫伤同时存在。多发生于颌面部较突出的部位，如额部、颧部、鼻尖及唇部等。局部可见有擦痕及小出血点，创面不规则常带有异物。因有感觉神经末梢暴露，疼痛多较剧烈。

擦伤的治疗主要是清洁创面，防止感染。用3%过氧化氢液及生理盐水反复冲洗创面，彻底清除异物，暴露的创面任其干燥结痂而愈合。如发生感染，应给予湿敷。

（二）挫伤

是皮下组织、肌及骨膜等深部组织的损伤，可导致小血管和小淋巴管的断裂、颌骨骨折及颞下颌关节损伤。局部皮肤有瘀斑、肿胀和疼痛，或深部组织形成血肿，受损组织器官出现功能障碍。

挫伤的治疗主要是止血、止痛、预防感染、促进血肿吸收和恢复功能。早期局部冷敷和加压包扎止血，如形成血肿，可在停止出血后热敷或理疗促进血肿吸收。如血肿较大，应在无菌条件下抽净血液或切开排净积血后再包扎。如有感染，应切开引流，应用抗生素控制感染。

（三）刺伤

为尖锐物所造成的损伤，常为非贯通伤或贯通伤。伤道窄而深，刺入物可进入鼻腔、鼻旁窦、眶底、眼窝等，刺入物折断时，其末端可能存留在体内。刺入物可将外界的细菌、尘土带入深部组织，而引起继发感染。

刺伤的治疗需彻底清创缝合伤口，全身应用抗生素，并注射破伤风抗毒素血清。

（四）切割伤

多系锐器造成。创口边缘整齐、污染较少，刺伤深部血管和神经时可出现明显出血或神经功能障碍等。创口无感染者，清创后立即缝合。伤及血管神经者，应进行有效的止血及立即行血管或神经吻合术。

（五）撕裂或撕脱伤

为较大的机械力造成组织撕裂或撕脱的严重损伤。组织缺损大，创缘不整齐，出血量较多，常有肌、血管、神经的断裂和骨骼的暴露，常出现剧痛、休克和继发感染。

撕裂伤的治疗应根据伤情分别处理。纠正休克，及时清创，将撕裂组织瓣复位，做血管或神经吻合。对组织缺损较多者，需做皮肤移植，消除创面。

（六）咬伤

可为动物或人咬伤。咬伤组织有明显的牙痕，受伤的同时可带入致病微生物而致感染或坏疽。严重咬伤可导致局部组织缺损和畸形。咬伤要彻底清创，对离体的组织器官经适当处理后及时复位缝合。根据需要注射抗毒素血清，预防狂犬病。

二、口腔颌面部损伤的清创术

口腔颌面部创伤患者只要全身情况允许，或经过急救好转，条件具备，即应尽早对局部创口行清创术。清创术是预防创口感染和促进愈合的基本方法，越早进行越好。清创术主要分以下三步：

1. 冲洗创口　先用消毒纱布盖住创口，用肥皂水、外用盐水洗净创口四周的皮肤，如有油垢，可用汽油或洗洁剂擦净。然后在麻醉下用大量生理盐水或1%～3%的过氧化氢冲洗创口，也可用低浓度的碘伏擦洗或浸泡创口，同时用纱布反复擦洗创面，尽可能清除创口内的细菌、泥沙、组织碎片或其他异物。

2. 清理创口　尽可能保留颌面部受伤组织，除去已坏死的组织。唇、舌、鼻、耳及眼睑等重要部位的撕裂伤应尽量保留，缝回原位。位于深部以及重要器官附近的异物，可在X线摄片检查后定位取出。如在定位不明确、术前准备不充分或术中可能出现严重并发症的情况下，可暂不取出。注意探查有无面神经、腮腺导管损伤和有无骨折，争取一起进行修复和治疗。

3. 缝合　由于口腔颌面部血运丰富，组织再生力强，在伤后24～48小时之内，均可在清创后行严密缝合。甚至超过48小时，只要创口无明显化脓感染或组织坏死，在充分清创后，仍可行严密缝合。首先要缝合关闭与口腔、鼻腔和上颌窦等腔窦相通的创口。对裸露的骨面应争取用软组织覆盖。创口较深者要分层缝合，消灭无效腔。对面部创口的缝合要用小针细线，创缘要对位平整，尤其在唇、鼻及眼睑等部位，更要细致地缝合。如有组织缺损、移位或因水肿、感染，清创后不能做严密缝合时，可先做定向拉拢缝合，使组织尽可能恢复或接近正常位置，待控制感染和消肿后再做进一步缝合。

三、不同部位软组织损伤的处理

1. 舌损伤　舌部血运丰富，损伤后处理及时则愈合后效果良好。应纵向缝合尽量保持舌的纵长度，不能将舌作折向后缝合，防止造成舌体过短而影响其功能。如舌的侧面与牙龈或舌腹与口底黏膜都有创面，应分别缝合。如创面较大则应优先缝合舌的创口。由于舌组织脆弱，损伤后肿胀明显，缝合后易裂开，故缝合时宜用粗丝线，进针距创缘要大，打结不宜过紧，以免撕裂舌组织。

2. *颊部损伤* 原则上应尽早关闭创口。无组织缺损或缺损较少时，给予逐层对位缝合。颊部皮肤缺损较大时，严密缝合口内黏膜，皮肤做定向拉拢缝合或皮瓣移植。颊部全层洞穿型组织缺损的患者，应先将皮肤与黏膜相对缝合，消灭创面，所遗留的洞穿缺损待后期再做整复治疗。

3. *腭损伤* 多见于儿童，因口含筷子、铅笔、汤勺等物品，不慎跌倒后刺伤腭部，造成组织损伤。伤后无组织缺损者，可在局麻或全麻下清创后立即进行严密缝合。如有组织缺损者或与鼻腔、上颌窦相通，不能直接缝合时，可做邻近的黏骨膜瓣转移修补或在两侧做松弛切口，潜行剥离后拉拢缝合。如腭部创面过大不能立即修复者，可做腭护板隔离口鼻腔，以后再行手术修复。

4. *唇、舌、耳、鼻及眼睑断裂伤* 如伤后不超过6小时，应尽量复位缝合。断裂组织经抗生素液浸泡处理后，准确复位并细针细线严密缝合。术后妥善固定，注意保温，全身应用抗生素。

第三节 口腔颌面部硬组织损伤

一、牙槽骨损伤

牙槽骨骨折可单独发生，也可与牙损伤及颌面部等其他组织的损伤同时发生。常因碰撞、打击和跌伤直接作用引起。多见于上颌前牙部牙槽骨。

(一)临床表现和诊断

牙槽骨骨折常伴有牙损伤和唇龈组织的撕裂、肿胀。骨折段有异常动度，移位明显者出现咬合关系紊乱。当摇动骨折段上某一牙时，骨折段及骨折段内的牙也随之移动。

(二)治疗

牙槽骨骨折的治疗原则是尽早复位固定，尽量保留骨组织及周围软组织，关闭口腔面创口。单纯线状牙槽骨骨折，无明显的移位或松动者，可不作固定。咬合关系错乱者，应在局麻下行手法复位，以稳固的邻牙作固位体，借金属丝、牙弓夹板将骨折段与邻牙同时结扎固定4周。必要时可采取牵引复位并结扎固定。如发生粉碎性骨折，应清除完全游离的碎骨片，关闭口腔内的创口，待愈合后再作义齿修复。

知识链接

上颌前部牙槽突骨折常伴有牙损伤，如出现牙折或牙脱位可请口腔内科医师会诊，拍摄X线片检查是否有根折，对不能够保存者可以考虑拔除。

二、颌骨骨折

在较强的外力作用下，颌骨结构的完整性、连续性受到破坏，出现出血、肿胀、疼痛、骨折段移位、感觉异常和功能障碍等。

（一）下颌骨骨折

骨折的好发部位与下颌骨的解剖薄弱区有关，常见的骨折部位是正中联合、颏孔部、下颌角部、髁突颈部（图9-5-1）。

1. 骨折段的移位　下颌骨骨折后，因升、降颌肌群的牵拉及损伤部位的不同等因素造成骨折段发生移位。不同部位的骨折，骨折段移位的情况也不同。

（1）颏部骨折：可为单一线性骨折、多骨折线和粉碎性骨折。单发的正中线性骨折，由于骨折线两侧肌牵引力量基本相等，常无明显的移位。双发性骨折或粉碎性骨折，中部的骨折段因受降颌肌群的牵引向后下移位，两侧的骨折段则因升颌肌群的牵引向内侧移位，容易造成窒息（图9-5-2）。

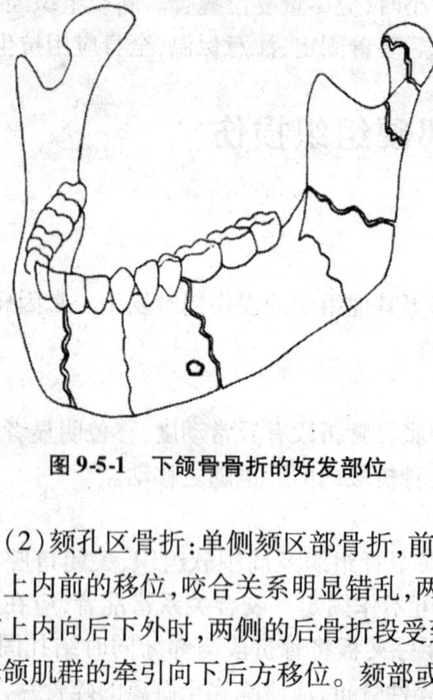

图9-5-1　下颌骨骨折的好发部位

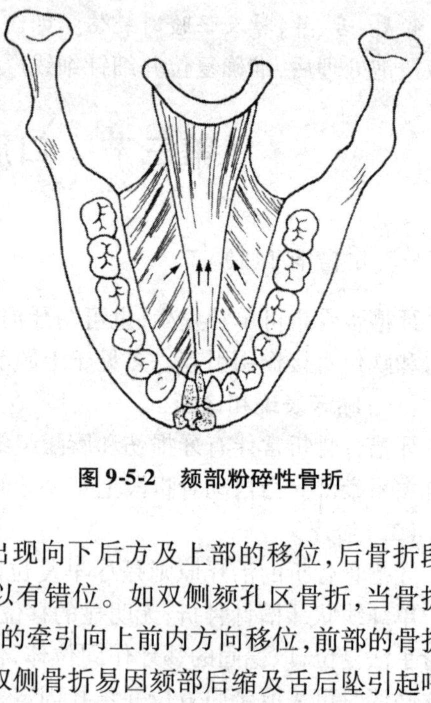

图9-5-2　颏部粉碎性骨折

（2）颏孔区骨折：单侧颏区部骨折，前骨折段可出现向下后方及上部的移位，后骨折段出现向上内前的移位，咬合关系明显错乱，两骨折段可以有错位。如双侧颏孔区骨折，当骨折线由前上内向后下外时，两侧的后骨折段受到升颌肌群的牵引向上前内方向移位，前部的骨折段受降颌肌群的牵引向下后方移位。颏部或颏孔区的双侧骨折易因颏部后缩及舌后坠引起呼吸困难，甚至发生窒息。

（3）下颌角骨折：骨折线在下颌角部咬肌和翼内肌附着区内，因两骨折段的肌牵引力量基本平衡可不发生移位。骨折线在下颌角部咬肌和翼内肌附着区之前，后骨折段受升颌肌群牵引向上、前移位，前骨折段受降颌肌群牵引向下、内移位，造成咬合关系错乱。

（4）髁突颈部骨折：单侧髁突颈部骨折，患侧髁突因所附着的翼外肌牵拉向前、内方移位，下颌升支部因咬肌、翼内肌及颞肌的牵拉向上移位。后牙早接触，健侧牙及前牙呈开𬌗，患侧不能向健侧做侧颌运动。双侧髁突颈部骨折时，双侧下颌升支被牵拉向上方，后牙早接触及前牙开𬌗更明显，不能做前伸及侧颌运动。

2. 咬合关系错乱　常见的咬合错乱有开𬌗、反𬌗及牙早接触等。

3. 下颌骨的异常动度　下颌骨在骨折后可出现分段活动。骨折段的异常活动也是诊断颌骨骨折的依据。

4. 下唇麻木　下颌骨骨折时，突然的牵拉和撕裂常会损伤下牙槽神经，出现伤侧下唇麻木。

(二)上颌骨骨折

1. 临床分类

(1) LeFort Ⅰ型骨折:又称上颌骨低位骨折或水平骨折。骨折线从梨状孔下部开始,经牙槽突上方,延伸至上颌翼突缝,造成包括牙槽突、腭骨、上颌结节以下的整块颌骨的骨折,可累及鼻中隔和上颌窦(图9-5-3)。

(2) LeFort Ⅱ型骨折:又称上颌骨中位骨折或锥形骨折。骨折线自鼻额缝向两侧扩展,横过鼻根、泪骨、眶内侧壁、眶底至颧上颌缝,再沿两侧上颌骨侧壁到达翼突。有时可波及筛窦而达颅前窝,出现脑脊液鼻漏(图9-5-4)。

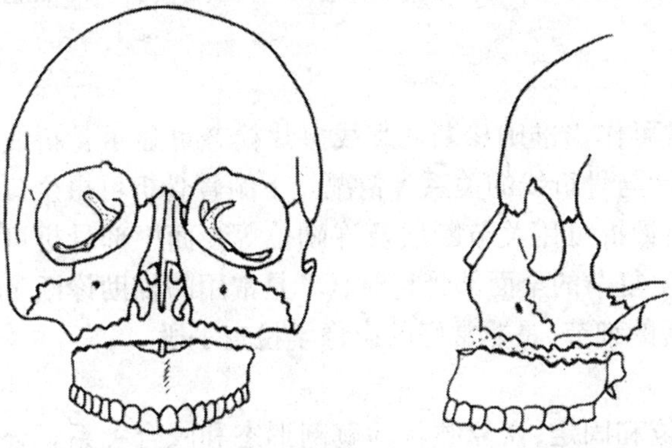

图9-5-3 LeFort Ⅰ型骨折

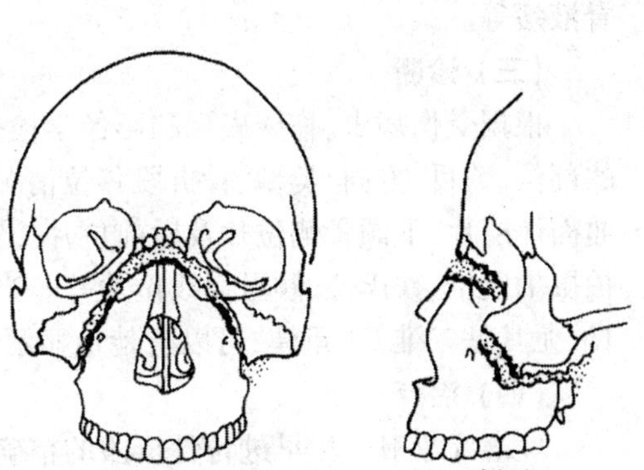

图9-5-4 LeFort Ⅱ型骨折

(3) LeFort Ⅲ型骨折:又称上颌骨高位骨折或颅面分离骨折。骨折线自鼻额缝向两侧扩展,横过鼻根部、眶部,经颧额缝向后达翼突,造成面中1/3与颅部完全分离。此型骨折常伴颅底骨折,可有耳、鼻出血或脑脊液漏(图9-5-5)。

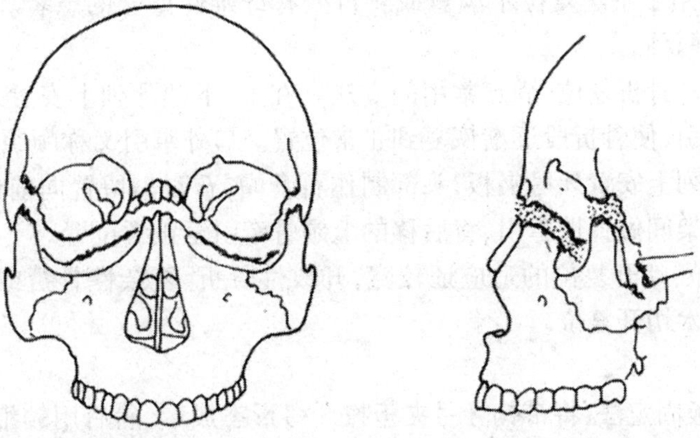

图9-5-5 LeFort Ⅲ型骨折

2. 临床表现

(1)骨折段移位:上颌骨未附着强大的咀嚼肌,故上颌骨骨折后,骨折段的移位与下颌骨不同,受肌牵拉的作用没有下颌骨明显。骨折段的移位主要取决于骨折的类型和损伤力量的大小、方向及颌骨本身的重量。骨折段一般向后、下方移位,较少向侧方移位。

(2)咬合关系错乱:上颌骨骨折后,由于骨折段向下后方移位,出现后牙早接触,前牙开聆。若一侧上颌骨骨折段下垂时,则该侧出现早接触,而对侧牙则呈开聆。

(3)眶区变化:当上颌骨骨折波及眼眶时,可出现如眼睑皮下及结膜下出血、复视等。当伤及动眼神经和展神经时,可出现眼球运动不协调。如伤及视神经或眼球,可造成视觉障碍,重者可能失明。

(4)颅脑损伤:上颌骨骨折常伴发颅脑损伤或颅底骨折,出现相应的颅脑损伤症状,如脑脊液瘘等。

(三)诊断

根据受伤病史、临床表现和影像学检查常可作出准确诊断。X 线摄片检查可显示骨折线的部位、数目、方向、类型、骨折段移位情况及牙与骨折线的关系等情况。下颌骨骨折可摄全口曲面体层片、下颌骨侧位片及后前位片。髁突骨折可用关节断层及许勒位等。面中部骨折可拍摄华氏位、铁氏位、颧弓切线位片等。当发生复杂的全面部骨折时,CT 是常用的辅助诊断工具,尤其是三维 CT 重建,可以清楚地显示骨折的细节,是非常好的影像学检查手段。

(四)治疗

1. 治疗原则　尽早进行骨折段的精确复位和固定,恢复颌骨的解剖形态和咬合关系。合并颅脑、重要脏器或肢体严重损伤时,应首先抢救患者的生命,待全身情况好转后,再行颌骨骨折的处理。全身应用抗感染和促进骨折愈合药物。

2. 复位方法　常用的复位方法有手法复位、牵引复位和手术切开复位三种,临床上可根据骨折的具体情况选用合适的复位方法。

(1)手法复位:适用于早期、移位小的线性骨折。在局麻下,用手法将移位的骨折段恢复至正常位置。

(2)牵引复位:适用于手法复位不满意或骨折处有纤维性愈合的患者。牵引复位方法有颌间牵引和口外牵引两种。

颌间牵引是下颌骨骨折复位、固定常用的方法。在上、下颌牙列上安置牙弓夹板,夹板挂钩间套上乳胶圈做牵引,使骨折段逐渐恢复到正常位置。口外牵引又称颅颌牵引,主要用于上颌骨骨折。在上颌牙列上安置牙弓夹板,头部制作石膏帽,石膏帽留置向前伸出的金属支架,然后在牙弓夹板与支架间做弹性牵引,将后移的上颌骨牵引至正常位置。

(3)手术切开复位:切开复位的适应证较宽,开放性骨折、复杂性骨折或错位愈合的陈旧性骨折一般均采用手术切开复位。

3. 固定方法

(1)单颌牙弓夹板固定法:将带钩牙弓夹板按牙弓形态成形,然后用较细的金属结扎丝穿过牙间隙,将牙弓夹板结扎在骨折线两侧的部分或全部牙齿上,以固定骨折段。这种方法适用于牙槽骨骨折、下颌骨颏部正中线性骨折、局限性牙槽突骨折。

(2)颌间固定:常用的方法是在上、下颌牙齿安置带钩牙弓夹板,然后用小橡皮圈做颌间固定,使上、下颌骨结扎固定在正常咬合关系的位置上。此法稳妥可靠,适用于多种下颌骨骨折。临床常用的颌间固定有简单颌间结扎、小环结扎、连续多环结扎、带钩牙弓夹板固定及釉质黏合剂黏片固定等。

(3)骨间结扎固定:手术切开复位的患者,可在骨折两断端钻孔,穿过不锈钢丝结扎固定,或在骨折线上用克氏针固定。这是一种可靠的固定方法。小儿颌骨骨折和无牙颌骨骨折也可用此法固定。

(4)坚强内固定:在手法切开复位的基础上,将适当长度和合适形态的小钛板或微型钛板跨置于骨折两断端的骨面上,用螺钉固定,达到固定骨折段的目的。坚强内固定技术比以往许多固定方法效果要好,大大减少了颌间固定的时间,甚至不用颌间固定,目前已成为临床治疗颌骨骨折的首选方法(图 9-5-6)。

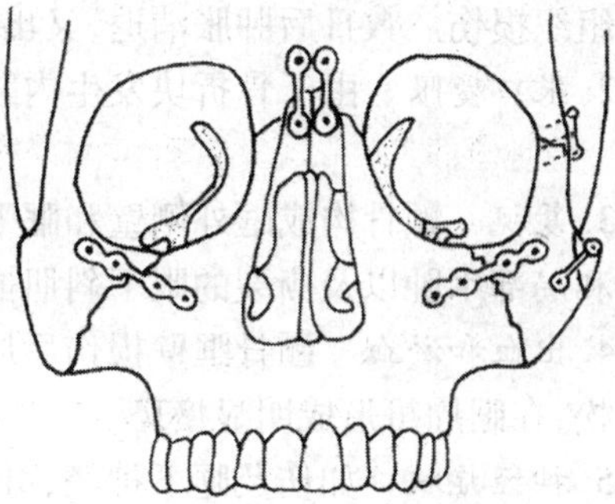

图 9-5-6　坚强内固定

(5)颅颌固定法:上颌骨横断骨折不能单纯依靠下颌骨进行固定,可利用颅骨进行固定,否则面中部易发生拉长变形。先在上颌牙齿安置牙弓夹板,然后用不锈钢丝一端结扎在后牙区牙弓夹板上,另一端经口腔内穿出颧颊部软组织,悬吊在石膏帽的支架上。同时应加有颌间固定。

颌骨骨折固定的时间一般是上颌骨 3～4 周,下颌骨 4～6 周。可采用动、静结合的方法,适当的活动可以促进骨折愈合。

知识链接

AO/ASIF(Association for the Study of Internal Fixation)国际内固定研究学会

1958 年 11 月 6 日,AO/ASIF 成立,总部设在瑞士达沃斯,专门致力于骨折手术治疗的研究和发展,是当今世界上最先进的创伤骨科内固定理论及相关技术的科研机构。该学会在世界上首次提出系统的骨折内固定理论并确定了最新的内固定基本原则,即"骨折端解剖复位、坚强内固定、无创外科和无痛性早期功能运动"。这一原则已经成为现代创伤骨折的基本治疗原则。

4. 髁突骨折的治疗　髁突骨折的治疗原则是重建原有的咬合关系,恢复下颌支的正常高度,保障下颌的生理运动功能。临床上对于髁突骨折的治疗方式尚存在一定争议,有非手术治疗和手术治疗两种,方案的选择应综合考虑决定。

儿童髁突骨折、囊内骨折及无明显移位的骨折常选择非手术治疗。先行颌间弹性牵引,恢复原有的咬合关系后,再进行颌间固定,固定时间不应超过 2～3 周。

有如下情况者适宜手术治疗:①髁突有明显移位,保守治疗无效者;②成角畸形大于 45°者;③髁突骨折片向颅中窝移位者;④髁突向外侧移位并突破关节囊者。行手术切开复位者,目前多采用坚强内固定或拉力螺钉固定的方法。

三、颧骨、颧弓骨折

颧骨和颧弓是面部比较突出的部分,易受撞击而发生骨折。颧弓为细长弓状骨骼,表面无肌肉覆盖,因而颧弓骨折较常见。

(一)临床表现和诊断

1. 颧面部塌陷　颧骨、颧弓骨折后,骨折块移位方向主要取决于外力作用的方向,多发生内陷移位。伤后早期可见颧面部塌陷,随后由于局部肿胀,塌陷畸形并不明显,易被误认为单纯软组织损伤。数日后肿胀消退,又出现局部塌陷。

2. 张口受限　由于骨折块发生内陷移位,压迫颞肌阻碍冠突运动,导致张口疼痛和张口受限。

3. 复视　颧骨构成眶外侧壁和眶下缘的大部分。颧骨骨折移位后,可因眼球移位,外展肌渗血和局部水肿以及撕裂的眼下斜肌嵌入骨折线中,引起眼球运动受限而发生复视。

4. 出血和淤血　颧骨眶壁损伤后局部出血,可侵入眶周皮下、眼睑和结膜下。眶周皮下组织疏松,在眶周可形成明显瘀斑。

5. 神经症状　如伤及眶下神经,可出现眶下区皮肤麻木。如面神经颧支受损,可出现患侧眼睑闭合不全。

6. X 线片检查　常用鼻颏位(华氏位)和颧弓切线位。颧弓骨折 X 线特征性表现呈"M"或"V"形。必要时可拍摄 CT 进行三维重建,更有利于明确诊断。

(二)治疗

颧骨、颧弓骨折的治疗主要是正确复位,应根据损伤的不同采取不同的方法。骨折后如仅有轻度移位、畸形不明显、无张口受限及复视等功能障碍者,可不行手术治疗。凡有张口受限、面部畸形显著者需进行手术复位。

案例分析

案例 1

患者,男,25 岁。面下部受伤 0.5 小时就诊。患者 0.5 小时前下楼梯不慎摔倒,下巴着地。临床检查:生命体征平稳,颏部皮肤有一伤口长约 2 cm,深及骨面。下唇部伤口长约 1 cm,由皮肤至口腔黏膜全层贯通,无活动性出血。X 线摄片显示无下颌骨骨折及牙槽突骨折。

问题:1. 临床诊断是什么? 2. 治疗方案是什么?

分析:

1. 颏唇部挫裂伤。

2. 行颏唇部清创术。盐水和过氧化氢清洗伤口,局部麻醉下,创周皮肤消毒、铺巾,严密分层缝合颏部伤口,放置橡皮引流条一枚,加压包扎,48 小时后拆除。关闭唇部伤口,分层对位缝合。全身应用抗生素控制感染,注射破伤风疫苗。7 天后拆线。

案例 2

患者,男,25 岁。下楼梯不慎摔倒,面下部着地 8 小时入院。临床检查:下颌正中压痛明显,张口度2.0 cm,下颌前牙松动Ⅰ度,咬合关系基本正常。口腔全景片显示下中切牙之间纵行线性骨折,双侧髁突无异常。

问题:1. 临床诊断是什么? 2. 治疗方案是什么?

分析:

1. 下颌骨颏部正中骨折。

2. 局部麻醉下行牙弓夹板颌间固定术,4 周后拆除颌间牵引橡皮圈,保留下颌骨单颌固定,继续进软质饮食。8 周后复查达到临床愈合,拆除单颌固定夹板。

达标与评价

(一)选择题

1. 男性,28 岁。2 小时前颊部创伤,组织洞穿性缺损约 3 cm×3 cm。清创后如何缝合

A. 严密缝合口腔黏膜　　B. 严密缝合颊部皮肤
C. 黏膜、肌、皮肤严密缝合　　D. 定向拉拢缝合
E. 将皮肤与黏膜缝合

2. 牙槽突骨折的特征性表现是

A. 伴牙缺失　　B. 伴有唇和牙龈的肿胀和撕裂
C. 咬合错乱　　D. 摇动损伤区某一牙时,邻近牙及骨折片随之移动
E. 伴牙折或牙脱位

3. 脑脊液耳漏多见于

A. LeFort Ⅰ型骨折　　B. LeFort Ⅱ型骨折
C. LeFort Ⅲ型骨折　　D. 颧骨骨折
E. 颧弓骨折

4. 颅颌固定法常用于

A. 牙槽突骨折　　B. 髁突骨折
C. 下颌角骨折　　D. 上颌骨骨折
E. 颅骨骨折

(二)问答题

1. 简述口腔颌面部软组织清创术的步骤。
2. 简述舌部挫裂伤的清创原则。
3. 简述颊部贯通伤的处理原则。
4. 简述牙槽突骨折的临床表现和治疗方法。
5. 简述下颌骨骨折的临床表现。
6. 简述上颌骨骨折的临床表现。
7. 下颌骨骨折的常见部位有哪些?
8. 下颌骨发生骨折时,骨折段移位的方向是什么?
9. 上颌骨 LeFort 骨折分型的含义及意义。

10. 颌骨骨折如何进行诊断？
11. 简述颌骨骨折常用的复位方法及其适用范围。
12. 什么是坚强内固定？
13. 简述常用的单颌固定方法。
14. 简述髁状突骨折的治疗原则和常用方法。
15. 简述颧骨颧弓骨折的临床表现。

答案

（一）选择题
1. E 2. D 3. C 4. D
（二）问答题
略

（李武伟 柳忠豪）

第五章 口腔颌面部肿瘤

目标与任务

目标

1. 掌握

（1）口腔颌面部肿瘤的基本概念，包括病理分类、肿瘤分期、肿瘤的发生和发展规律、肿瘤的诊断方法、预防措施和治疗原则。

（2）甲状舌管囊肿、皮样囊肿、表皮样囊肿的诊治原则。

2. 熟悉：鳃裂囊肿、颌骨囊肿、成釉细胞瘤、脉管瘤与脉管畸形、口腔颌面部鳞状细胞癌的临床基本特点。

任务

1. 阅读肿瘤X光片和CT片上的基本特征。
2. 见习临床肿物活检的方法。
3. 见习肿瘤患者的住院治疗过程。
4. 手术室见习肿瘤手术。

第一节 概 述

肿瘤是人体组织细胞由于内在和外界致病因素长期的作用，使细胞的遗传物质-脱氧核糖核酸(DNA)产生突变,对细胞的生长和分裂失去控制而发生异常增生和功能失调所造成的疾病。

口腔颌面部肿瘤是按其生长部位、组织来源和生物学特性进行分类和命名。肿瘤可分为良性肿瘤和恶性肿瘤两类。良性肿瘤一般称“瘤”,来自上皮组织的恶性肿瘤称“癌”,间叶组织来源的恶性肿瘤称为“肉瘤”。某些良性肿瘤(如成釉细胞瘤)形态上属良性,但常浸润生长,切除后易复发。生物学行为介于良性于恶性之间,可能转变为恶性肿瘤,称为“临界瘤”。囊肿和瘤样病变虽不是真性肿瘤,但常具有肿瘤的某些生物学特性和临床表现,故本章一并进行讨论。

一、临床流行病学

(一)发病率和患病率

在我国,目前尚无确切的口腔颌面肿瘤的发病率资料。据 Parkin 1993 年报道,我国口腔及咽部恶性肿瘤的估计标化发病率为 8.7/10 万(男)及 6.0/10 万(女)。根据 1997 年上海市的肿瘤登记资料,头颈部癌瘤的发病率约在 12.7(标化 10.5)/10 万(女性)和 15.4(标化 12.7)/10 万(男性)之间,口腔颌面癌瘤则为 3.3(标化 1.8)/10 万(女性)和 3.8(标化 2.4)/10 万(男性)之间。在患病率方面,新疆地区口腔颌面部肿瘤的调查阿日为 8.10/10 万。广州市的调查表明,口腔癌的患病率为 1.06~1.09/10 万。以上资料说明,我国口腔颌面部癌瘤无论发病率或患病率均不高,但由于我国人口众多,患者的绝对数值却不少。

(二)构成比

口腔癌在欧、美国家及南亚国家中的构成排位都比我国要高,在恶性肿瘤的排位中多均居前 10 位。在我国,口腔颌面部与全身肿瘤的构成比,其排序在全身各部位中却居第 10 位以后。从病理资料统计分析来看,全国 26 个地区、36 个单位的统计,口腔颌面部恶性肿瘤为全身恶性肿瘤的 8.2%。

(三)性别和年龄

口腔颌面部恶性肿瘤多发生于男性。国内统计男女构成比约为 2:1。口腔颌面部恶性肿瘤发生的年龄,国内统计资料均以 40~60 岁为最高峰,而西方国家多发生于 60 岁以上,其发病的最高峰值比我国约大 10 岁。但在 20 世纪 80 年代以来,无论在西方国家或我国,在患病年龄上均有逐渐增长的趋势,其主要原因可能与整体人群平均寿命的延长有关。

(四)组织来源

口腔颌面部恶性肿瘤以上皮组织来源最多,尤其是鳞状上皮细胞癌最为常见,约占口腔颌面部恶性肿瘤的 80%(口腔恶性肿瘤约 90%)以上。其次为腺源性上皮癌及未分化癌,肉瘤发生于口腔颌面部者较少,主要为纤维肉瘤、骨肉瘤等。淋巴和造血组织来源的恶性肿瘤,如恶性淋巴瘤、白血病等也可首发于口腔颌面部。

(五)好发部位

口腔颌面部良性肿瘤多见于牙龈、口腔黏膜、颌骨与颜面部。恶性肿瘤在我国以舌癌、颊黏膜癌、牙龈癌、腭癌、上颌窦癌等为常见。唇癌、颜面皮肤癌较国外为少见。癌瘤的好发部位与地区、气候、种族、生活习惯等均有一定关系。

二、致病因素

肿瘤的病因至今尚未明了,一般认为是外来和内在的多种致病因素综合作用的结果。

（一）外在因素

1.物理因素　如热、紫外线、X线及其他放射性物质和长期慢性刺激。残冠残根、锐利的牙尖、不良修复体等经常刺激的相应部位可导致发生舌癌。放射治疗后可引起继发性放射性癌。

2.化学因素　口腔癌与吸烟有关，乙醇也是致癌因素，并与烟草致癌有协同作用。

3.生物因素　某些恶性肿瘤如鼻咽癌、恶性淋巴瘤等可由病毒引起。人乳头瘤病毒（HPV），特别是HPV16是诱发人口腔黏膜鳞癌的相关病毒。

4.营养因素　营养不良或营养过度与癌瘤的发生有一定关系。维生素A、B、E类缺乏及硒（Se）、锗（Ge）等微量元素在体内的变化，都与口腔癌的发生、发展相关。

（二）内在因素

1.精神因素　某些肿瘤患者起病前有精神创伤史，或发病后仍表现不正常的精神状态。精神过度紧张，心理平衡遭到破坏，造成人体功能失调，可能是肿瘤发生与发展的有利因素。

2.内分泌因素　患乳腺癌及宫颈癌的女性患者，发生口腔癌的危险性明显增加。女性唾液腺癌患者再发生乳腺癌的危险为正常人的8倍。说明内分泌与某些肿瘤的发生、发展也有关。

3.机体免疫状态　患口腔颌面部恶性肿瘤的患者免疫功能下降，尤以晚期为甚。患免疫缺陷病的患者容易发生癌肿。另外，长期使用免疫抑制剂治疗的患者发生恶性肿瘤的几率比正常人增高。

4.遗传因素　癌症患者可有家族史，新代遗传的个体素质可能作为发病的条件。

5.基因突变　人染色体中有癌基因和抗癌基因，在各种外来因素的作用下，癌基因被激活或抗癌基因被抑制时，人体会发生肿瘤。

知识链接

烟草与口腔癌

统计表明，至少有75%的口腔癌与烟草有关。流行病学调查也发现，吸烟者口腔癌的危险性是非吸烟者的5～9倍，在大量吸烟者（80支/天）危险性可增至17倍，口腔癌治疗后如患者继续吸烟，其发生第二原发癌的危险性是戒烟者的2～6倍。在烟草产生的烟雾和吸食者的唾液中发现300余种致癌物质，主要包括苯并芘、烟草特有亚硝胺、亚硝基去甲烟碱等。

此外，地区、民族、职业、环境、风俗、年龄、生活习惯等内外因素与肿瘤的发生也有密切地关系。

三、临床表现

（一）良性肿瘤

多数生长较缓慢，呈膨胀性生长并有包膜，外表多为球形、椭圆形或结节状，与周围组织分界清楚，可被推动。骨肿瘤质地较硬，软组织肿瘤质地中等，若中央有坏死、液化后质地则较软。囊肿因内含液体,故有波动感。一般无自觉症状,当压迫神经、有继发感染或恶变时,可出现麻木、疼痛或感觉异常。

(二)恶性肿瘤

大多生长较快,癌初起时局限于黏膜内或表层中,称为原位癌。口腔癌表现为溃疡型、外生型和浸润型三种。恶性肿瘤一般无包膜,界限不清,与周围组织粘连,肿块固定不能推动。常发生表面坏死、溃烂、出血,并有疼痛、恶臭及功能障碍(如牙松动、张口困难、面瘫、麻木和感觉异常)。可发生淋巴结转移与远处转移。因产生的毒性物质和出血、感染、饥饿等的消耗,晚期时多有消瘦、贫血、机体衰竭等"恶病质"症状。

四、诊断

(一) 病史采集

重点询问最初出现的症状和发现肿瘤的时间、部位、大小、生长速度以及有无功能障碍等。

(二)临床检查

肿瘤的生长部位、形态、大小,有无疼痛、麻木、感觉异常、张口受限、面瘫、舌和眼球运动受限,肿瘤的周界、质地、活动度及触痛情况等。有无淋巴结肿大及触痛,其质地和活动度情况。听诊对血管源性肿瘤的诊断有一定的帮助。触诊检查时,动作应轻柔,不能用力挤压肿瘤,在口底、颊、舌部位应做双合诊检查。同时,对全身重要脏器进行检查,排除肿瘤的远处转移。

(三)影像学检查

1. X 线检查　可了解颌骨肿瘤的性质及范围。造影检查有助于唾液腺肿瘤和血管瘤等的诊断。

2. 超声波检查　对囊性肿瘤和软组织肿瘤的诊断有帮助,有助判断良性或恶性肿瘤。

3. 其他　计算机体层扫描摄片(CT)、放射性核素、磁共振成像(MRI)等,对口腔颌面部肿瘤的早期诊断、有无远处转移、治疗效果判定等都有重要价值。

(四)穿刺及细胞学检查

对触诊有波动感或含液体的肿瘤,可做穿刺检查。如颌骨囊肿可抽出囊液,涂片检查有时可见胆固醇晶体。血管瘤可抽出血液。对唾液腺或某些深部肿瘤也可以用 6 号针头行"细针吸取活检",区别良恶性肿瘤的确诊率可达 95%。

(五)活体组织检查

从病变部位取小块组织后制成病理切片,在显微镜下观察细胞形态和结构,以确定病变的性质、类型和分化程度,是较为准确可靠的诊断方法。

知识链接

术中快速冷冻切片检查常在需要确定肿物良、恶性时采用,可纠正术前错误的诊断,指导手术方法的恰当选择。但还不能完全代替术后常规病理检查。

五、治疗

根据肿瘤的性质、病情发展、临床表现和全身情况,确定相应的治疗原则与方法。尤其第一次治疗方案的合理和准确,对疗效有较大的影响,是治愈肿瘤的关键。良性肿瘤治疗以手术为主。恶性肿瘤采用以手术为主的综合治疗,治疗方法包括手术、放疗、化疗、生物免疫、低温、激光、高温、营养等综合序列治疗。

六、预防

(一)消除或减少致癌因素

除去病因是最好的预防方法。对口腔颌面部肿瘤的预防应着重于消除外来的慢性刺激因素,如及时处理残根、残冠、错位牙,以及磨平锐利的牙尖,去除不良修复体和不良的局部或全口义齿等。注意口腔卫生,不吃过烫和有刺激的食物。在口腔预防保健方面要戒除烟、酒,在户外曝晒或在与有害工业物质接触下工作时,加强防护措施。避免精神过度紧张和抑郁,保持乐观主义精神,对预防口腔肿瘤的发生也有一定的意义。

(二)及时处理癌前病损

严密观察、积极治疗口腔颌面部扁平苔藓、白斑和红斑。在怀疑有恶变的情况下,应及时活检,达到早期发现、早期治疗的目的。

(三)加强防癌宣传

加强公众教育,落实预防措施,特别是戒烟,可大大减少口腔鳞癌的发生率。

(四)开展防癌普查及易感人群的监测

老年患者有时反应迟钝,自觉能力减弱,主观症状不明显,可延误诊断和治疗。因此更需要采取防癌普查,早期发现肿瘤,早期诊断,从而得到早期有效的治疗。

第二节　口腔颌面部软组织囊肿

囊肿是非真性肿瘤,是有上皮衬里的囊壁所形成的囊腔,内含液体或半流体物质的一种疾病。临床上根据其发生的部位,分为软组织囊肿和颌骨囊肿两类。

一、皮脂腺囊肿

中医称“粉瘤”。因皮脂腺导管堵塞,皮脂腺分泌物潴留而形成。囊内含白色凝乳状皮脂腺分泌物。

(一)临床表现

多位于面部皮肤,发展较慢,周界清楚,是与皮肤紧密粘连的肿物。皮肤中央可有一小色素点。

(二)治疗

手术摘除囊肿。切除时包括囊肿及粘连皮肤一并切除。

二、皮样或表皮样囊肿

是胚胎发育期上皮细胞遗留于组织中发展而成的囊肿。表皮样囊肿也可因手术或损伤使上皮细胞植入发展而成。皮样囊肿囊壁较厚,由皮肤和皮肤附件所构成。囊腔内有脱落上皮细胞、皮脂腺、汗腺和毛发等组织。

(一)临床表现与诊断

儿童及青少年多见。表皮样囊肿好发面部皮肤,皮样囊肿好发于口底、颏下的正中线或口底各肌之间。生长缓慢,表面光滑,呈圆形或卵圆形,与周围组织无粘连,质地柔韧似面团样感觉,可推动。一般无自觉症状。位于下颌舌骨肌之上者向口腔内突出,大者可抬高舌体影响语言、吞咽和呼吸。位于下颌舌骨肌之下者向颏下突出。穿刺可抽吸出乳白色豆渣样物质或稠粥状物质,皮样囊肿还含有毛发、脱落的上皮细胞、毛囊及皮脂腺等结构。

(二)治疗

手术治疗摘除囊肿。如囊肿在口底部,手术由口内进路。位于下颌舌骨肌以下者,手术应从口外进路。

三、甲状舌管囊肿

胚胎发育中如甲状舌管不消失,由残存上皮分泌物聚集可形成先天性甲状舌管囊肿。

(一)临床表现

儿童多见,亦可见于成年人。囊肿多发生于颈正中线,从舌盲孔至胸骨切迹之间的任何部位,但以舌骨上下部为最常见。囊肿生长缓慢,呈圆形,常见者多如胡桃大,位于颈正中部位,有时微偏一侧。质软,周界清楚,与表面皮肤及周围组织无粘连。可随吞咽及伸舌等动作而移动。

(二)诊断

甲状舌管囊肿的诊断可根据其部位和随吞咽移动等而作出。有时穿刺检查可抽出透明、微混浊的黄色稀薄或黏稠性液体。对甲状舌管瘘还可行碘油造影以明确其瘘管行径。

(三)治疗

手术彻底切除囊肿或瘘管,舌骨中份应一并切除,防止复发。

四、鳃裂囊肿

鳃裂囊肿多数认为系由胚胎鳃裂残余组织所形成。囊壁厚薄不均,含有淋巴样组织,通常多覆有复层鳞状上皮,少数则被以柱状上皮。

(一)临床表现

鳃裂囊肿可发生于任何年龄,但常见于20~50岁。来自第一鳃裂者,年龄则更小些。

鳃裂囊肿位于面颈部侧方,根据鳃裂来源可将一侧面颈区分为上、中、下三部分。发生于下颌角以上及腮腺区者常为第一鳃裂来源。发生于约相当肩胛舌骨肌水平以上者为中份,多为第二鳃裂来源。发生于颈根区者多为第三、第四鳃裂来源。临床上最多见的是第二鳃裂来源的鳃裂囊肿,其次为第一鳃裂来源,第三、第四鳃裂来源比较少见。

第二鳃裂囊肿常位于颈上部,大多在舌骨水平、胸锁乳突肌上1/3前缘附近。有时附着于颈动脉鞘的后部,或自颈内、外动脉分叉之间突向咽侧壁。囊肿表面光滑,但有时呈分叶状。肿块大小不定,生长缓慢,患者无自觉症状,如发生上呼吸道感染后可以骤然增大,则感觉不适。若有继发感染,可伴发疼痛并放射至腮腺区。触诊时肿块质地软,有波动感,但无搏动。鳃裂囊肿穿破后,可以长期不愈,形成鳃裂瘘。

(二)诊断

根据病史、临床表现及穿刺检查作出诊断。做穿刺抽吸时,可见有黄色或棕色的、清亮的、含或不含胆固醇的液体。

(三) 治疗

外科手术彻底切除,如遗留有残存组织,可导致复发。

第三节 颌骨囊肿

颌骨囊肿是生长于颌骨内的囊肿。由于颌骨内存有牙颌发育时期遗留下的残余上皮,故颌骨囊肿的发生率较人体其他部位骨囊肿为高。

一、分类

根据其组织来源,可分为牙源性颌骨囊肿和非牙源性颌骨囊肿两类,临床上以前者多见。

(一) 牙源性颌骨囊肿

牙源性颌骨囊肿是颌骨内与牙或成牙组织有关的囊肿。按其起源可以是炎症性的,如根尖周囊肿;也可以是发育性的,如始基囊肿、牙源性角化囊肿、含牙囊肿。

1. 根尖周囊肿　是由根尖肉芽肿的慢性炎症刺激,上皮细胞增生形成团块,中央坏死、液化形成囊腔而成。

2. 始基囊肿　是发生于成釉器发育早期阶段。炎症和损伤使成釉器的星形网状层变性,有渗出液蓄积而形成的囊肿。囊内不含牙,内含清亮的囊液。

3. 含牙囊肿　发生于牙冠或牙根形成之后,在缩余上皮与牙冠之间出现液体渗出与聚积,形成囊内含有牙冠的囊肿。

4. 牙源性角化囊肿　是由牙源性上皮(牙板或其残余)起源的,囊壁的上皮表层覆有不全角化或正角化的角化层,囊内含角化物的囊肿。在囊壁的结缔纤维包膜内有时含有子囊(或称卫星囊腔)或上皮岛。

(二) 非牙源性颌骨囊肿

是由胚胎发育过程中残留的上皮发展而来,故亦称非牙源性外胚叶上皮囊肿。

1. 球上颌囊肿　位于上颌侧切牙与尖牙之间,牙常被排挤而移位。X 线片上显示囊肿阴影在牙根之间,而不在根尖部位。牙无龋坏变色,牙髓均有活力。

2. 鼻腭囊肿　位于切牙管内或附近,来自切牙管残余上皮。X 线片上可见到切牙管扩大的囊肿阴影。

3. 正中囊肿　位于切牙孔之后,腭中缝的任何部位。X 线片上可见缝间有圆形囊肿阴影。下颌正中线处亦可发生下颌正中囊肿。

4. 鼻唇囊肿　位于上唇底和鼻前庭内,可能来自鼻泪管上皮残余。囊肿在骨质表面的软组织内,在口腔前庭外侧可扪出囊肿的存在。X 线片上无骨质破坏现象。

二、临床表现和诊断

多发生于青壮年,早期无自觉症状,囊肿逐渐增大使骨质膨隆造成面部畸形,触诊有乒乓球样感觉。囊肿增大后,邻近牙因受压而松动、倾斜、移位。穿刺检查可抽出草黄色常含胆固醇晶体的液体。如有继发感染,囊液呈棕黄色或深褐色。角化囊肿的内容物为黄白色油脂样角化物质。

X 线检查显示,颌骨内见圆形或椭圆形边缘整齐的透光影像,周围包绕细而致密的白色骨质反应线。角化囊肿的边缘可不整齐,呈分叶状或切迹状。

三、治疗

绝大多数囊肿需手术治疗,采用颌骨囊肿摘除术。牙源性角化囊肿以刮除手术为主,若病变范围大或多次复发,需行颌骨切除及植骨手术。颌骨囊肿一定要和颌骨内血管瘤鉴别,以避免术中出现大出血。

第四节 口腔颌面部瘤样病变和良性肿瘤

一、牙龈瘤

(一)临床表现

牙龈瘤属于瘤样病变,以女性多见,青年及中年人发病较多。牙龈瘤多发生于唇颊侧的牙龈乳头部,双尖牙区最常见。肿块较局限,呈圆形或椭圆形,有时呈分叶状,大小不一。肿块有的有蒂如息肉,有的无蒂,基底宽广。肿块一般生长缓慢,但在女性妊娠期可迅速增大。肿块长大可以遮盖部分牙面及牙槽突,表面可见牙压痕,易被咬伤而发生感染。肿块长大可以破坏牙槽骨壁,致使牙松动、移位。X线片可见骨质吸收牙周膜增宽。

(二)治疗原则

可在局麻下手术彻底切除,否则容易复发。一般应将病变所波及的牙同时拔除,并用刮匙或咬骨钳将病变波及的牙周膜、骨膜及邻近的骨组织去除。

二、脉管瘤与脉管畸形

(一)血管瘤

血管瘤多见于婴儿出生时(约1/3)或出生后不久(1个月之内)。它起源于残余的胚胎成血管细胞。大多数发生于面颈部皮肤、皮下组织,极少见于口腔黏膜。

血管瘤的生物学行为是可以自发性消退。其病程可分为增生期、消退期及消退完成期三期。增生期最初表现为毛细血管扩张,随后变为红斑并高出皮肤,高低不平似杨(草)莓状。在婴儿出生后4周和4~5个月时快速增生,1岁后进入消退期,病损由鲜红变为暗紫、棕色,皮肤可呈花斑状,约5年内完全消退。消退完成期一般在10~12岁。

(二)脉管畸形

1. *静脉畸形* 即海绵状血管瘤,好发于颊、颈、眼睑、唇、舌或口底部。位置表浅不一,如果位置较深,则皮肤或黏膜颜色正常,表浅病变则呈现蓝色或紫色。扪之柔软,可以被压缩,有时可触及静脉石。当头低位时,病损区则充血膨大,恢复正常位置后,肿大亦缩小,恢复原状,称为体位移动试验阳性。

2. *微静脉畸形* 即葡萄酒色斑,多发于颜面部皮肤,呈鲜红或紫红色,与皮肤表面平,周界清楚。外形不规则,大小不一。以手指压迫病损,表面颜色退去。解除压力后,血液立即又充满病损区,恢复原有大小和色泽。

3. *动静脉畸形* 即蔓状血管瘤,多见于成年人,发生于颞浅动脉所在的颞部或头皮下组织中。病损高起呈念珠状,患者可能自己感觉到搏动,扪诊有震颤感,听诊有吹风样杂音。

4. 淋巴管畸形　是淋巴管发育异常所形成，常见于儿童及青年，好发于舌、唇、颊及颈部。按其临床特征及组织结构可分为微囊型与大囊型两类。

(1) 微囊型：在皮肤或黏膜上呈现孤立的、多发性、散在的小圆形囊性结节，无色、柔软，一般无压缩性，病损边界不清楚。口腔黏膜的淋巴管畸形有时与微静脉畸形同时存在，出现黄、红色小疱状突起，以前称为淋巴血管瘤。

(2) 大囊型：主要发生于颈部锁骨上区，亦可发生于下颌下区及上颈部。多房性囊腔内有透明、淡黄色水样液体，扪诊柔软，有波动感。体位移动试验阴性，有时透光试验为阳性。

5. 混合型脉管畸形　存在一种类型以上的脉管畸形时都可称为混合型脉管畸形。

(三) 脉管瘤与脉管畸形的诊断

位置表浅脉管瘤与脉管畸形的诊断比较容易，位置深在的脉管畸形可借助体位移动试验和穿刺来确定。对动静脉畸形以及深层组织内的静脉畸形、大囊型淋巴管畸形等，为了确定其部位、大小、范围及吻合支情况，可以采用超声、动脉或瘤腔造影、磁共振血管成像来协助诊断。

(四) 脉管瘤与脉管畸形的治疗

根据病损类型、位置及患者的年龄等因素决定治疗方案。目前的治疗方法有外科切除、放射治疗、激素治疗、低温治疗、激光治疗和硬化剂注射等，一般采用综合疗法。对婴幼儿的血管瘤应行观察，如发展迅速时应给予及时的干预治疗。

三、成釉细胞瘤

是最常见的颌骨中心性上皮源性肿瘤，有浸润性生长的特性。

(一) 临床表现和诊断

多发生在青壮年。多见于下颌，以下颌体、下颌角以及升支部常见。生长缓慢，病程可长达数年至数十年。初起时无任何症状，肿瘤长大可造成面部畸形。侵犯牙槽骨时有牙松动、移位或脱落、咬合关系错乱。肿瘤可为实性或囊性，或两者兼有。肿瘤穿破骨壁侵入周围组织，可影响下颌运动，出现咀嚼、吞咽等功能障碍。表面可有对颌牙压痕、溃疡。如有继发感染，会出现疼痛、化脓、溃烂。当压迫下牙槽神经时可出现下唇麻木，骨质破坏多时，还可发生病理性骨折。

X 线检查显示实性者似蜂窝状低密度影像。囊性者以多房型常见，呈圆形或椭圆形、大小不等、重叠的透光影像，边缘不齐可有半月形切迹。腔内常有钙化点，有时可含牙。波及牙可有不规则的牙根吸收、牙移位。

(二) 治疗

手术治疗行颌骨切除术。因成釉细胞瘤有局部浸润周围骨质的特点，需要在肿瘤外的骨质 0.5 cm 处切除。

第五节　口腔颌面部鳞状细胞癌

在我国，口腔颌面部的恶性肿瘤以癌为最常见，肉瘤较少。在癌瘤中又以鳞状细胞癌为最多见，约占 80% 以上。其次为腺性上皮癌（黏液表皮样癌、腺癌、腺样囊性癌、恶性多形性腺瘤、腺泡细胞癌等）及未分化癌。基底细胞癌及淋巴上皮癌较少见，前者多发生在面部皮肤。

口腔颌面部鳞状细胞癌简称鳞癌，是指发生于口腔黏膜，来自上皮组织的恶性肿瘤。部位以舌、颊黏膜、牙龈、唇、腭、口底为常见。

口腔癌多发生在40～60岁成人，男性多于女性。口腔黏膜鳞状细胞癌原位癌较少，常有癌前病变过程，再发展成乳头型或溃疡型，或为两者兼有的癌瘤，其中以溃疡型最多见。按照病理分化程度，鳞癌一般可分为三级：Ⅰ级分化较好，Ⅱ级中度分化，Ⅲ级分化最差，未分化癌的恶性程度最高。

口腔颌面部鳞状细胞癌可发生颈淋巴结转移，舌癌、口底癌常早期转移且转移率较高。牙龈癌浸润牙槽突及颌骨，可引起牙齿松动和疼痛。颊癌可有明显癌前病损或癌前状态存在，其中最常见的是白斑恶变。唇癌多发生于下唇中外1/3间的唇红缘黏膜，生长缓慢。

口腔颌面部鳞状细胞癌通过活体组织检查可以协助早期诊断，治疗采取以外科手术为主的综合治疗。

案例分析

案例1

患者，女，8岁。颈部正中肿物逐渐增大1年。患者1年前无意间发现颈部正中有一肿物，质软，无不适感，逐渐增大，抗感染治疗无效。临床检查：患者颈部正中舌骨上方可触及一约2.0 cm×2.0 cm大小的圆形肿物，界清，活动，无压痛，质软，随吞咽上下移动。

问题：1. 临床诊断是什么？2. 治疗方案是什么？

分析：

1. 甲状舌管囊肿

2. 入院手术摘除甲状舌管囊肿，并将舌骨中份一并切除。

案例2

患者，男，30岁。左侧面部肿块1年半，无痛，吞咽困难。临床检查：下颌骨升支部可扪及大小为3 cm×3 cm的肿物，乒乓球样感，口内黏膜有溃疡表现，有吞咽功能障碍，张口受限。X线片显示多房性囊肿样阴影，周围囊壁不整齐，呈半月形切迹。

问题：1. 临床诊断是什么？2. 治疗方案是什么？

分析：

1. 成釉细胞瘤。

2. 外科手术治疗，在肿瘤周围骨质0.5 cm处完整切除肿瘤，半年后复诊。

案例3

患者，女，25岁。左耳垂有一时大时小肿块6年，无自觉症状。临床检查：耳垂下见4 mm×4 mm×4 mm大小的肿块，表面皮肤完整，稍偏蓝色。肿块边界不清，质软，可被压缩，头低位时膨大，恢复正常头位时肿块亦恢复原状。

问题：1. 临床诊断是什么？2。治疗方案是什么？

分析：

1. 静脉畸形。

2. 无水乙醇行病变腔内注射，注射时暂时压迫周围组织，阻断血流。1～2周注射1次。如疗效不好可行外科手术切除或低温治疗。

案例4

患者，男，60岁。右下牙龈溃疡2个月，抗感染治疗无效。临床检查见右下牙龈有一约3 cm×3 cm大小的溃疡，溃疡所在区牙略松动。右颈上部触及1.5 cm×2 cm大小的淋巴结一个，质中等偏硬、尚可活动，未发现远处转移。病理检查提示：高分化鳞癌。

问题：1. 临床诊断是什么？2. 治疗方案是什么？

分析：

1. 牙龈癌。
2. 外科手术为主的综合治疗。

达标与评价

(一)选择题

1. 属发育性囊肿的是
A. 甲状舌管囊肿　B. 舌下腺囊肿　C. 唾液腺囊肿
D. 皮脂腺囊肿　E. 根端囊肿

2. 下列属瘤样病变的是
A. 神经鞘膜瘤　B. 颈动脉体瘤　C. 神经纤维瘤
D. 牙龈瘤　E. 纤维瘤

3. 最常见的颌骨上皮性牙源性肿瘤为
A. 成釉细胞瘤　B. 多形性腺瘤　C. 血管瘤
D. 角化囊肿　E. 淋巴管瘤

4. 具有局部浸润性生长的肿瘤为
A. 海绵状血管瘤　B. 囊性水肿　C. 牙龈瘤
D. 成釉细胞瘤　E. 蔓状血管瘤

(二)问答题

1. 什么是原位癌？
2. 简述甲状舌管囊肿的临床特点。
3. 简述鳃裂囊肿的几种来源及每种鳃裂囊肿的解剖位置。
4. 牙源性颌骨囊肿各有什么特点？
5. 简述成釉细胞瘤的临床表现及治疗原则。
6. 常见的口腔颌面部鳞状细胞癌有哪些？

答案

(一)选择题

1. A　2. D　3. A　4. D

(二)问答题

略

(李武伟　马国武)

第六章　颞下颌关节疾病

目标与任务

目标

1. 掌握

(1)颞下颌关节紊乱病的病因、临床表现、诊断和鉴别诊断及治疗原则。

(2)颞下颌关节急性前脱位的诊断和治疗。

2. 熟悉和了解:颞下颌关节强直的诊断、鉴别诊断和治疗原则。

任务

1. 在教师指导下,同学之间进行颞下颌关节疾病检查。

2. 阅读颞下颌关节X光片。

3. 门诊见习颞下颌关节疾病患者,学习诊治原则。

第一节　颞下颌关节紊乱病

颞下颌关节紊乱病(temporomandibular disorders, TMD)是指包括关节区及周围咀嚼肌疼痛、下颌运动异常伴功能障碍、关节运动时出现弹响和杂音等临床症状的一组疾病的总称。并非指单一的疾病,它是有共同发病因素和相似临床症状的一组疾病。

一、病因

颞下颌关节紊乱病的病因复杂,目前尚未完全阐明,一般认为与下列因素有关:

1. 心理、社会因素　患者常有焦虑、易怒、精神紧张、容易激动以及失眠等精神症状,有的患者明显存在精神情绪因素与发病之间的因果关系。

2. 𬌗因素　咬合关系紊乱,包括𬌗干扰、尖牙早接触、严重的锁𬌗、深覆𬌗、多数后牙缺失、𬌗面过度磨耗致垂直距离过低等。

3. 免疫因素　创伤或疾病等原因使关节软骨抗原暴露于免疫系统,引起自身的免疫反应。

4. 关节负荷过重　𬌗创伤可以引起关节内持续微小损伤,偏侧咀嚼习惯、夜磨牙、紧咬牙及其他口腔不良习惯也可使关节内压力增高,增加关节负荷,造成关节的退行性改变甚至关节器官的破坏。

5. 关节的解剖因素　由于人类的进化，颞下颌关节和周围的肌肉、韧带变得薄弱，承重能力降低，容易诱发颞下颌关节紊乱病。

6. 其他因素　寒冷刺激、不良姿势等可造成头颈部肌张力不平衡，引起关节周围肌功能的紊乱。

知识链接

关节紊乱病的免疫因素

正常关节软骨表层是致密的胶原纤维网状结构，其表面尚有一层1~3 μm的凝胶样物质覆盖，对大分子物质进出软骨起到屏障作用。另外，软骨细胞埋藏于基质中，血液供应很差，远离免疫系统的监视。但是，当软骨表面由于创伤、感染等原因发生破损时，软骨基质发生降解，软骨各成分暴露在免疫系统面前，即可引起免疫反应。

二、临床表现

颞下颌关节紊乱病的发展一般有三个阶段：功能紊乱、结构紊乱和器质性破坏。这三个阶段分别显示了疾病的早期、中期和后期。早期的功能紊乱常常是临床前状态，大多经过治疗可以痊愈，少数可发展到中期和后期。颞下颌关节紊乱病的病程一般较长，几年或十几年，经常反复发作。但本病有自限性，一般不发生关节强直。

（一）主要症状

1. 下颌运动异常　包括开口度异常（过大或过小）；开口型异常（偏斜或歪曲）；开闭口运动出现关节绞锁等。

2. 疼痛　主要表现为开口和下颌运动时关节区或关节周围肌群疼痛。一般无自发痛。如有器质性病变或肌痉挛时，相应的关节区和肌组织有压痛。有的患者有疼痛扳机点，压迫扳机点可引起远处牵涉痛。病程迁延的患者常有关节区发沉、酸胀、咀嚼肌容易疲劳，以及面颈部的慢性疼痛和感觉异常。

3. 弹响和杂音　①弹响音：开口运动中有"咔、咔"的声音，多为单音，有时为双音，多出现于翼外肌功能亢进和可复性关节盘前移位；②破碎音：开口运动中有"咔叭、咔叭"的破碎声音，多为双声或多声，关节盘穿孔、破裂或移位可出现这类杂音；③摩擦音：在开口运动中有连续的似揉玻璃纸样的杂音，骨关节病时骨面粗糙可出现这类杂音。

（二）临床分类

1. 咀嚼肌紊乱疾病类　常见以下几种类型：

（1）翼外肌功能亢进：主要症状是弹响和开口过大，开口呈下颌半脱位状。张口末、闭口初有清脆、柔和的关节弹响。

（2）翼外肌痉挛：主要表现是疼痛和开口受限，开口型偏斜向患侧，关节无弹响。

（3）咀嚼肌群痉挛：主要症状是严重开口受限，疼痛不明显，关节无弹响。

（4）筋膜疼痛：表现为一处或多处咀嚼肌出现局部持续性钝痛，有扳机点。晨起疼痛轻微，下午或晚间加重。关节区无压痛，单纯肌筋膜疼痛无关节弹响。

2. 关节结构紊乱疾病类　是关节紊乱病中患病率最高的一类。由于关节囊、关节盘各附着松弛，引起关节盘、髁突和关节窝之间的正常结构紊乱，尤其是关节盘-髁突关系的异常改变。这类疾病常见以下几种类型：

(1)可复性关节盘移位：主要症状为开口初期弹响、开口型偏斜并伴有关节区压痛。

(2)不可复性关节盘前移位：有典型的关节弹响史、间断性的关节绞锁史；继而弹响消失，开口受限，关节区疼痛。

(3)关节囊扩张伴关节盘附着松弛：多为翼外肌功能亢进发展而来，也可由关节急性前脱位治疗不当所致。因关节结构松弛，患者有开口度过大，呈半脱位状，甚至为复发性关节脱位。

3. 炎性疾病类　可以因开口过大可导致关节盘后区损伤，引起滑膜或关节囊的急性炎症；也可以是殆因素引起滑膜或关节囊的慢性炎症。本病的主要症状与翼外肌功能亢进相似，但疼痛点在髁突后方，压痛明显，有时有自发痛。如有关节积液，患者不敢咬合。

4. 骨关节病类　也有称为器质性改变类。为颞下颌关节的器质性破坏，如关节盘穿孔、破裂、关节面破坏等。

表现为关节明显疼痛，咀嚼时尤甚，关节区压痛明显；关节运动时出现杂音，多为连续摩擦音或多声碎裂音，可有张口受限；开口型可偏斜或有绞锁。此期的患者可同时伴有功能紊乱期和结构紊乱期的临床表现。

这类疾病常见以下两种类型：

(1)关节盘穿孔、破裂：常由关节盘移位发展而成。穿孔、破裂的部位多为关节盘双板区。在下颌运动的任何阶段都可有多声碎裂音，开口型歪曲，关节区疼痛。X 线造影检查关节盘穿孔时，可见关节上、下腔连通。

(2)骨关节病：主要症状为开口运动中有连续摩擦音，有的似捻发音，有的似揉玻璃纸音。可兼有其他各类型的临床症状。X 线检查可见关节骨硬化、破坏、囊样变、骨质增生、骨赘形成等。

三、诊断

详细询问病史，并做系统、详细的检查，排除其他疾病。拍摄颞下颌关节许勒位(双侧开、闭口位片)、关节侧位体层片或进行关节上腔造影等检查。有条件时可做关节内镜检查，并可以同时进行治疗。

四、治疗

由于病因复杂，临床表现又分不同的阶段，故治疗方法较多。治疗的原则是以保守治疗为主，采用对症治疗和消除致病因素相结合的综合治疗方法。治疗程序应先用可逆性的保守治疗，如服药、理疗、封闭和殆板等；然后用不可逆性的保守治疗，如调殆、正畸矫治等；最后选用关节镜外科和各种手术治疗。具体的治疗方法如下。

1. 心理治疗　颞下颌关节紊乱病的患者多有神经衰弱基础，设法消除能造成神经衰弱的原因。

2. 药物治疗　咀嚼肌痉挛时，可服用镇静、镇痛剂，如地西泮和肠溶阿司匹林。

3. 物理治疗　可降低神经兴奋性，解除肌痉挛，起到止痛、镇静的作用。常用的有红外线、超短波、激光、生物频谱仪等，也可局部热敷。

4. 封闭治疗　将药物注射于局部以达到治疗的目的。常用 2% 的普鲁卡因 1 ~ 3 ml，1 次/日或 1 次/隔日，5 次为 1 个疗程。咀嚼肌封闭和痛点封闭主要用于功能紊乱期。关节上腔封闭用于结构紊乱期和器质性破坏。关节后区封闭用于关节盘后区损伤。

5. 手术治疗　非手术治疗方法均无效且患者主观症状明显,影响正常工作和生活时才施行手术治疗。

6. 其他　有调𬌗、正畸、修复等治疗方法,可用于因𬌗因素引起的颞下颌关节紊乱病。

知识链接

目前,颞下颌关节关节紊乱病在治疗上还缺乏根治的方法。除消除不利的精神心理因素、避免开口过大和适当服用镇静药外,红外线、超短波、激光、理疗、按摩、局部热敷及针灸等方法也有一定疗效。专科门诊还可以提供药物注射、𬌗板、关节镜和外科手术治疗等。

五、预防

经常作心理调节,保持乐观情绪;纠正偏侧咀嚼、咬硬物等不良习惯。口腔治疗时,应避免长时间大张口,拔牙操作避免使用暴力,正确地治疗错𬌗畸形、牙缺失及牙列缺损。

第二节　颞下颌关节脱位

一、概述

髁状突滑出关节窝以外,超越了关节正常运动的限度而不能自行回复原位者,称为颞下颌关节脱位。

颞下颌关节脱位按部位可分为单侧脱位和双侧脱位。按脱位发生的时间和性质,可分为急性脱位、复发性脱位和陈旧性脱位。急性脱位未及时复位而持续两周以上者称为陈旧性脱位。急性脱位如治疗不当(如复位后未行制动或制动时间不够),使受伤的关节韧带、关节囊未能恢复而变得松弛,可引起关节的复发性脱位。按髁突脱出的方向、位置可分为前方、后方、上方及侧方脱位。临床上以急性和复发性前脱位较常见。

二、急性前脱位

(一)病因

在大开口末,髁突会滑至关节结节的前方,此时升颌肌群会发生反射性痉挛,髁突停留在关节结节的前上方不能自行复位,即颞下颌关节前脱位。关节结节过高或关节结节前斜面过陡是造成前脱位的解剖因素。

(二)临床表现

1. 单侧脱位　一侧髁突脱位而另一侧髁突在正常位置。患者有开闭口困难,颏部及下颌中线偏向健侧。患侧后牙早接触,健侧后牙反𬌗。患侧耳屏前凹陷,不能触及髁突,健侧正常。

2. 双侧脱位　双侧髁突均滑至关节结节的前上方,不能回复到原来位置。表现为下颌运动异常,患者呈开口状,不能闭口,并出现语言不清、咀嚼和吞咽困难及流涎。下颌前伸,两颊变平,脸型变长。双侧后牙早接触,前牙开𬌗或反𬌗。双侧耳屏前均扪不到髁突而呈现凹陷,在颧弓下可触及脱位的髁突。

(三)诊断

根据病史和临床表现,诊断并不困难。

(四)治疗

对颞下颌关节急性前脱位的患者应及时复位。脱位时间过长的患者,可行咀嚼肌神经阻滞麻醉后复位。复位后要限制下颌运动,用颅颌绷带固定20天左右,开口度不宜超过1 cm。

1. *口内复位法* 患者头后部应有支撑。术者位于患者前方,双手拇指先下压下颌,使髁突降到关节结节下方,再向后推送,使髁突回到关节窝内。术者应防止手指被咬伤。

2. *口外复位法* 患者和术者的体位同口内法。术者将双手拇指放在突出于颧弓下方髁突前缘,用力将髁突向下后方挤压,其余各指配合将下颌体部推向前上,使髁突下降并向后滑入关节窝。

第三节 颞下颌关节强直

由于颞下颌关节及及其周围组织发生器质性病变,造成患者长期开口困难或完全不能开口称为颞下颌关节强直。

一、病因和分类

(一)病因

颞下颌关节强直最常见的原因是创伤,关节结构及邻近组织的创伤可引起出血和炎症,继而纤维组织和骨组织形成,引起颞下颌关节运动受限。关节创伤、烧伤瘢痕、牙源性感染或中耳炎扩散、放射治疗、类风湿等可造成颞下颌关节强直。

(二)分类

根据关节强直的病变部位分为三类:

1. *关节内强直* 又称真性强直,是由一侧或两侧关节内部的病变所造成的关节内纤维性或骨性粘连。

2. *关节外强直* 又称颌间挛缩,是由于关节外的病变,如上、下颌间的皮肤、黏膜或深层组织瘢痕引起的关节强直。

3. *混合性强直* 关节内强直和关节外强直同时存在。

知识链接

颞下颌关节强直的病理改变

颞下颌关节强直的病理改变为颞下颌关节的纤维软骨及骨质逐渐受到破坏,结缔组织生长形成纤维性愈合,关节周围可有大量结缔组织增生。纤维组织进一步骨化,使髁状突、关节窝、关节结节和关节盘发生骨性愈合,关节形态逐渐消失融合成致密骨痂,骨痂不断增大可波及乙状切迹,甚至使下颌升支与颞骨、颧弓融合为一体。

二、临床表现

(一)关节内强直

1. 开口困难　主要症状为进行性开口困难，直到完全不能张口。一般病史时间长，有几年以上。纤维性强直时稍有张口度，骨性强直则完全不能张口。

2. 面下部发育障碍畸形　多发生在儿童，是由于咀嚼功能减弱和下颌骨的主要生长发育中心遭到破坏所致。关节强直如发生在成年人，则无面部畸形。

一侧关节强直表现为面部双侧不对称，患侧下颌体、下颌支短小，颏部偏向患侧。患侧面部丰满，健侧扁平。双侧关节强直时，整个下颌发育障碍，颏部后缩呈特有的小颌畸形。有时可引起阻塞性睡眠呼吸暂停低通气综合征。患者下颌角前切迹明显凹陷，下颌角显著向下突出(图9-8-1)。

3. 㸦关系错乱　由于下颌骨发育障碍，造成面下部垂直距离变短，牙弓变小而缩窄。进一步出现牙的排列紊乱。下颌磨牙向舌侧倾斜，下颌磨牙颊尖咬在上颌磨牙舌尖，甚至无接触；下颌前牙向唇侧倾斜并呈扇形分离。关节强直如发生在青春期后，则无明显㸦关系紊乱。

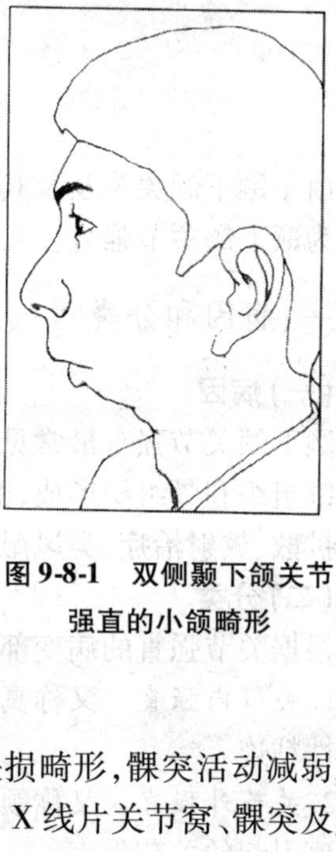

图9-8-1　双侧颞下颌关节强直的小颌畸形

4. 髁突活动度减弱或消失　患侧如为骨性强直则无动度，健侧可有极小动度。纤维性强直者患侧可稍有动度，健侧活动明显。

5. X线检查　拍摄颞下颌关节许勒位片，显示正常的关节解剖结构消失，关节间隙模糊，髁突及关节窝骨质有不规则破坏；关节间隙消失，髁突和关节窝相互融合成骨球状的致密团块，可波及下颌切迹，呈"T"形，使正常冠突、颧弓、下颌切迹影像消失。

(二)关节外强直

多数是由于创伤、烧伤、放疗及感染等引起的组织粘连所致。其临床表现与关节内强直相似。口腔或颌面部可见瘢痕或缺损畸形，髁突活动减弱或消失。开口困难、面下部发育畸形和㸦关系错乱均较关节内强直轻。X线片关节窝、髁突及关节间隙清晰可见。

(三)混合性强直

关节内强直和关节外强直同时存在，症状亦为两者表现的综合。

三、诊断和鉴别诊断

依据病史、临床表现和X线检查可作出诊断。关节内和关节外强直的鉴别诊断见表9-8-1。

表 9-8-1　关节内和关节外强直的鉴别诊断

鉴别要点	关节内强直	关节外强直
病史	有化脓性炎症病史或损伤史	有口腔溃疡,上、下颌骨骨折,烧伤或放疗史
颌间瘢痕	无	有
面下部发育畸形	儿童患病畸形严重,不明显	儿童患病畸形较轻,成年患病无影响
咬合关系	儿童患病咬合错乱严重	儿童患病有轻度错乱,成年患病无影响
X 线表现	关节间隙消失,关节融合呈骨球状;纤维性强直的关节间隙尚存,但模糊不清	关节结构正常,上、下颌间可见骨性或纤维粘连的影像,颌间间隙变窄

四、治疗

关节内强直和关节外强直一般都需要采用外科手术治疗,以解除对关节运动的限制,恢复开口度。

知识链接

颞下颌关节强直的手术年龄问题

对于颞下颌关节强直手术时间的选择存在不同意见。以往多数学者主张青春发育期以后进行手术,认为早期手术会影响下颌骨的生长发育,且儿童的成骨能力旺盛,又难以配合术后功能训练,使术后强直复发率增加。目前,多数学者认为颞下颌关节强直后髁状突即失去发育生长能力,早期手术可刺激下颌骨生长发育并恢复下颌功能,减轻继发畸形。近年来手术的年龄有提前的趋势。

五、预防

应及时而有效地治疗颌骨骨折,特别是颞下颌关节区的损伤。颌间牵引固定时间一般不应超过 3 周,需早期进行张口训练,可避免颞下颌关节强直的发生。儿童化脓性中耳炎、腮腺炎等感染性疾病应及时治疗,防止感染扩散引起颞下颌关节强直的发生。

案例分析

患者,男,40 岁。双侧颞下颌关节弹响 1 年。临床检查:开口初期有弹响,开口型在弹响发生前偏向患侧,弹响发生后回到中线。关节区有压痛,无张口受限。X 线片显示关节后间隙变窄,前间隙变宽。关节造影和 MRI 检查可见闭口位关节盘后带位于髁突横嵴的前方;开口位时,关节盘与髁突关系恢复正常。

问题:1. 临床诊断是什么? 2. 治疗方案是什么?

分析:

1. 可复性关节盘前移位。

2. 双侧关节区热敷，殆垫治疗，避免食用坚果等不易咀嚼的食物。

达标与评价

(一)选择题

1. 颞下颌关节紊乱病的特殊检查中不包括
A. 双侧许勒位(张口位)
B. 双侧许勒位(闭口位)
C. 关节上腔造影
D. 关节内镜检查
E. 关节内穿刺活检
2. 颞下颌关节紊乱病的主要致病因素是
A. 免疫因素
B. 关节内微小创伤与精神心理因素
C. 两侧关节发育不对称和关节囊薄弱
D. 夜磨牙和偏侧咀嚼
E. 不良充填体和修复体
3. 预防颞下颌关节紊乱病的措施中，错误的是
A. 保持乐观情绪
B. 注意关节保护
C. 纠正不良咀嚼习惯
D. 多食质硬食物
E. 避免长时间大张口
4. 颞下颌关节内强直的常见病因是
A. 类风湿关节炎和颞下颌关节紊乱病
B. 坏疽性口炎和鼻咽部肿瘤放疗
C. 冠突肥大和化脓性关节炎
D. 腮腺炎和咬肌间隙感染
E. 化脓性中耳炎和创伤

(二)问答题

1. 什么是颞下颌关节紊乱病？
2. 试述颞下颌关节急性前脱位的临床表现。
3. 简述颞下颌关节前脱位的口内手法复位的方法步骤。
4. 简述关节内强直的常见原因及临床表现。
5. 简述真性关节强直和假性关节强直的鉴别诊断。
6. 为什么可复性关节盘前移位的开口初期有弹响？

答案

(一)选择题
1. E　2. B　3. D　4. E
(二)问答题
略

（李武伟　刘慧颖）

参考文献

[1] 孔维佳.耳鼻咽喉头颈外科学[M].北京:人民卫生出版社,2006.

[2] 田勇泉.耳鼻咽喉头颈外科学[M].第6版.北京:人民卫生出版社,2005.

[3] 李翠兰.口腔临床护理操作技术[M].北京:军事医学科学出版社,2002.

[4] 王振义.临床医学概要[M].北京:人民卫生出版社,2001.

[5] 李葛洪.口腔疾病概要[M].北京:人民卫生出版社,2002:105-128.

[6] 邱蔚六,张震康.口腔颌面外科学[M].第6版.北京:人民卫生出版社,2008.

[7] 顾浅川.口腔外科学[M].第4版.北京:人民卫生出版社,1998.

[8] 于世凤.口腔组织病理学[M].第5版.北京:人民卫生出版社,2004.

[9] 刘宝林.口腔颌面外科学[M].沈阳:辽宁科学技术出版社,1999.

[10] 谢洪.口腔颌面外科学[M].北京:人民卫生出版社,2003.

[11] 汪承宗.口腔科晋级考试复习题解[M].郑州:河南科学技术出版社,1988.

[12] 董琪,刘绍仁,陈潮.唇腭裂手术治疗图解[M].郑州:郑州大学出版社,2002.

[13] 傅豫川.唇腭裂畸形的治疗[M].武汉:湖北科学技术出版社,2002.

[14] 宋儒耀.唇裂与腭裂的修复[M].北京:人民卫生出版社,1980.

[15] 马绪臣.颞下颌关节病的基础与临床[M].北京:人民卫生出版社,2004.

[16] 医师资格考试历年真题解析编写组.口腔执业助理医师资格考试历年真题解析[M].北京:中国医药科技出版社,2011.

[17] 颐恒.口腔助理医师资格考试历年真题解析[M].西安:第四军医大学出版社,2007.

[18] 佚名.美籍华人王嘉廉先生的“微笑列车”停靠巴中.巴中网.2008年05月08日.

[19] 鲁扬,胡娟娟.减肥对肥胖合并OSAHS患者的疗效分析[J].浙江临床医学,2006,8(2).

[20] Kathy.面神经麻痹患者眼睛护理方法.健康中国网.2011年9月13日,17:09:49.